长寿的奥秘
——祛病延年 1000 法

刘康德　林海芬　编

复旦大学出版社

内 容 提 要

本书为历代相传的有效验且又简便易行的祛病延年法的汇编和今译。全书分为十七类：食物调理、饮食宜忌、饮馔箴言、服食医鉴、自然摄生、居室要录、坐立行走、衣着要领、洗澡沐浴、睡眠摄养、按摩导引、气功打坐、人体护理、婚媾房事、养胎育婴、性情调养、娱乐养生。共收录重要的养生方法 343 则，连同子目及附见，总计 452 条。另外，在《附录》中还收录了医治内科、妇科、儿科、外科、伤科和五官科的常见病的民间单方、验方和秘方 979 种。资料选自先秦至现代的一百多种典籍，叙致有源，独特实用。

前　言

在中国，古言训条强调的就是"天地间惟人为贵"；社会发展到今天，人们似乎更注意起这一古言训条，更关心起主体自我来。这种日益强化起来的自我关心和保护有时要超出人对客观对象的关心和把握。于是乎，关心人之寿数、研究人之养生的现象也就随之产生。本书就是在这种时代潮流下与广大读者见面的。

关于人之寿数问题，东汉王充在《论衡·气寿篇》中说到："人年以百为寿"。《尚书·洪范篇》中也说到："以百二十为寿"。这就是说，人的自然寿命在百岁以上，而有些高寿者可达一百二十岁。这种对人之寿数的看法与现代人对人的寿命的认识相一致。

然而，遗憾的是，在实际生活中真正能将人的自然寿命延长至百岁以上是不多见的。对于这种理论和实际上的反差，有人解释为世界越发展，事物也就越繁杂，机巧也就越稠密，再加上人有时以妄为常，以反为正，逆转天地阴阳，颠倒时间空间，这就造成人生砍伐过甚，元气耗尽，真精散竭。这种犹如置烛于风中的逆道做法，哪能会使人寿过百岁？于是也就有了如何真正保身延寿这一养生问题。好在中国传统就强调"天地间惟人为贵"，所以就养生来说，几千年间它在上至帝王，下至平民的普遍关注下，源源不断地汇集了无数思想家、学者文人乃至平民百姓所提供的养生方法和经验，由此形成一个内容丰富、风格独特的知识体系——养生学。这种养生学既见于医学诸家的有关著作中，也散见于儒道释、诸子百家的典籍里，更散见于文人学者的笔记、诗文中，是中国传统文化精粹中的一枝芬芳独放的奇葩。现在看来，它完全可以为我们当代人健康长寿再放光芒。本书就是从这些浩瀚的文献资料中辑录先秦至明清近代各家养生的精粹论述而成的，以符合现代人养生的需要。

人之延年高寿并不多见，但并不是没有。精于养生学的中国在汇集无数养生学说之同时，也还记载下不少古稀寿星。如清人陈康祺在《郎潜纪闻·初笔》卷一《寿民寿妇》中说道："凡寿民寿妇年登百岁者，由本省督府题清恩赏，奉旨给匾建坊，以昭人瑞。考乾隆二十六年，广东南海县民杨能启，年一百岁，某妻黄氏，年一百一岁。三十五年，安徽太湖县民朱宪章同妻刘氏，年俱一百岁。四十五年，安徽亳州县民陈洪如，年一百六岁，妻王氏年一百一岁。……"

这些古稀寿星引起了无数欲寿者的慕叹和对寿星修养之道的讨教。明人徐充在《暖姝由笔》中就说到："竹鹤老人何太守，享年九十有九。徐子书南尝问曰：'老大人有何修养之道而致寿若此？'答曰：'无。只是好吃的不要多吃，不好吃的全不吃'。"这种"好吃的不要多吃，不好吃的全不吃"的饮食经验，本书为使人便于掌握，而将它分成《食物调理》、《饮食宜忌》、《饮馔箴言》和《服食医鉴》四类。

人要延年益寿肯定不单单限于节饮食这一点。所以，清朝养生学家曹廷栋根据自己享年九十余岁的养生经验在其著作——《老老恒言》中，除提到"节饮食"外，还提到"慎起居"，说："惟以自然为宗，故能颐养天年"（金安清《〈老老恒言〉序》）。对于这种顺应自然、天人调谐的"起居作息"养生之道，本书以《自然摄生》、《居室要录》、《坐立行走》、《衣着要领》、《洗澡沐浴》、《睡眠摄养》这六类来辑录。

在这些被讨教的寿星修养之道中，还有"精思练气"、"按摩运动"。《宋史·苏澄隐传》就讲到苏澄隐八十余岁，气貌益壮不衰老，被讨教其养生之术时，回答曰："不过精思练气尔。"同样，宋诗人陆游在《老学庵笔记》中说到七十余岁的张廷老"凤兴必拜起数十"，"拜则肢体屈伸，气血流畅，可终身无手足之疾"。对于这些，本书以《按摩导引》、《气功打坐》两类来辑录古代流传下来的卓有成效的人体自身按摩导引法。

与人体自身按摩导引相联系的是人体自身保养。宋人王辟之在《渑水燕谈录》中讲到:"前青州录事参军麻希梦,年九十六,居临淄,台至阙下,延见便殿,赐坐,语次从容。询及人间利害,对之尤详,多蒙听纳。他日访以养生之理,对曰:'臣无他术,惟寡情欲,节声色'。"这种"寡情欲,节声色",换成另一种摄养之道就是"少年不放纵,将老绝欲早"。对此,本书以《人体护理》、《婚姻房事》、《养胎育婴》这三类来汇集这种摄养方法。

另外,凡能长寿的,大都是充沛的生理机能和和谐的心理状态的结合所致,如近代步翼鹏在《养寿诗歌》中就提到一位一百四十岁的高僧的养生信条就是:"一生淡泊养天机"。这种"一生淡泊养天机"是指对人的性情的调养,也即"养性"。这些长寿者于养性来说,既能做到"荣辱名利不系心,狗马声色不乱神";也能做到"和喜怒,勿忧虑",即便明日无饭也不忧,更能做到"慈、俭、和、静";还能常将自己置身于山林田野、园林池馆,时而耳倾风涛,时而手操古琴,使人神志旷远……有了这些,人的"养生"也就成为现实,延年益寿才不虚妄。基于此,本书特辑录《性情调养》和《娱乐养生》两类,以配合养生者们的"养性"。

这林林总总的辑录,使本书对传统养生延年方法分编归纳为十七类。这十七类除按上述的情况辑录外,还根据传统养生学家说的"养生方法愈浅而愈适于用者"的原则而辑录。所以,这十七类中所反映的养生延年方法大都是浅易的,便于操作的,这种浅是"深入浅出"的"浅"。因为是"深入浅出"之"浅",所以是"越平浅处越神奇",人们如果能将这些浅近易行的养生方法生活化,定能收到意想不到的效果。

因为要根据"愈浅而愈适于用者"的原则辑录汇编,所以全书还对有些脍炙人口却含意隽永的养生铭、卫生歌也作适当辑录,附于各类之中。并将全书所引的古文资料全部译成白话文,使它能真正走进我们的生活。

　　本书就是按这些目的和原则辑录成的，所以当它被您置于案头，放于枕边，真正溶入您的生活中，它也必定能成为您的健康顾问、益寿良友。真可谓"造化在我手，宇宙便我心"。愿本书常伴随着您。

编　者

1994 年 6 月

目　　录

附　录

单方、验方、秘方汇集（总 979 种）

一、食物调理

1. 米谷助精气

古代的"精"字,"气"字都从"米"字;所以人以谷气为主,是以得谷者昌,绝谷者亡。

——[明]王文禄:《医先》

《晁道经》曰:"骨涌面白,血涌面赤,髓涌面黄,肌涌面黑,精涌面光,气涌面泽。"光泽的来源是精与气,这种精与气会在面色上反映出来。既然"精"、"气"二字俱从"米"字,所以"精气"必资于饮食;这样就需要人调停粥饭,饥饱适时,做到这点就能生精益气。

——[清]曹廷栋:《老老恒言》卷2

2. 粳米补气壮精

粳米的补益功效在于能止烦止渴止泄,并能和胃气、长肌肉、壮精骨,益肠胃。粳米如和芡实(亦称"鸡头";种子称"芡实"。供食用或酿酒。中医学用作健脾、涩精药)作粥食,能益精强志,聪耳明目;通血脉,和五脏。

——[明]李时珍:《本草纲目》卷22《谷部·粳》

3. 面粉补虚养气

面粉对人有补虚养气功能,久食可厚肠胃,增强气力,补人体不足,有助体内五脏。

——[明]李时珍:《本草纲目》卷22《谷部·小麦》

4. 大麦补虚劳、壮血脉

大麦有消渴除热,益气调中的功效,所以农民到夏天爱喝大麦茶。大麦还对人体有补虚劳、壮血脉的作用,久食可以滑润肌肤。如果将其制成面,有些功效超过小麦,不会使人燥热,可以平胃止渴,消食疗胀。吃大麦时间长,还可使人头发不白。

——[明]李时珍:《本草纲目》卷22《谷部·大麦》

5. 花生舒脾润肺

花生性味甘辛,体润气香,按医学书说这种气香可以舒脾,而这种甘辛可以润肺,这确实是佳品。但有些书说花生炒了吃没有害处,这种话大概不怎么正确的。当然,炒花生气味也很纯香,吃起来清香可口,有时配以茶水,就再好也没有了;但这种吃法对于那些体质壮实的人来说是可以的,对那些体内有湿滞的人来说就不怎么好了。所以那些中气不运的人绝对不可对炒花生恣啖不休。

——[清]黄宫绣:《本草求真》卷9《食物》

6. 绿豆益气消渴

将绿豆煮熟吃可以消肿下气,清热解毒,补益正气,调和五脏,还可润皮肤,去浮风。饮服绿豆汤,可以消渴,还能解除一切药草、金石之毒。

——[明]李时珍:《本草纲目》卷24《谷部·绿豆》

7. 黑豆补肾活血

豆有五种颜色,可以各补五脏。其中的黑大豆属水性寒,按中医说是肾之谷,入肾的功效多。所以服黑大豆可以消胀下气,活血解毒。如将黑豆入盐煮熟,平时常吃,可以补肾。《养性老》一书还记载有人常吃黑大豆而到老不衰。

——[明]李时珍:《本草纲目》卷24《谷部·大豆》

8. 葱蒜通气散寒

葱性味温辛,将葱炒热可以贴熨肚脐下治疗阴症腹痛;葱放入粥中煮后,吃了可治痢,发汗,通气,散寒邪,并治耳鸣。葱放入鱼肉中烧可以解腥去毒。

葱不能和蜜同食,也不能和枣同食。

蒜性味也是温辛。蒜和猪肚同食,能消臌胀。

蒜的功效是通五脏,去寒湿,解暑气,辟瘟疫,消肿毒,破积化食,解蛇虫诸毒。有些独头无瓣蒜对治疮的效果很好。

但蒜的食用掌握不好能伤肝,损目,生痰,助火,散气,昏神,耗血。

9. 米醋消食解毒

米醋味酸苦。酸有主敛的作用,所以医书上都讲米醋可以散淤解毒,有下气消食的功效。

米醋和木香磨服,可以治心腹血气痛;以火淬醋入鼻,可以治产后血晕症;用米醋作外科药敷,可以治痈黄痈肿;用米醋漱口可以治舌疮;米醋放入鱼肉等菜里可以解毒。

但米醋不能食用过多,多了伤筋软齿。这按医家的话来说是:以酸入筋,过敛则于筋有伤;过酸则木强水弱而齿多软。

米醋要越陈越好。

——〔清〕黄宫绣:《本草求真》卷 7《平泻》

10. 生姜去秽宣肺

生姜性温。生姜的食用,如用生能逐寒散邪,如用热则能除胃冷。生姜的一般功效是:去秽恶,宣肺气,解郁调中,开痰下食。

生姜不能食用过多,过多损目。

——〔清〕徐文弼:《寿世传真》卷 6

11. 食笋化热消痰

冬天生的笋性味温和,其余的笋都是性冷难化。

食笋对人是通利九窍,爽胃化热,还能消痰。尤其多痰者宜食。

——〔清〕徐文弼:《寿世传真》卷 6

12. 吃藕养神补气

藕，在医家看来性寒，对人可起养神，补力气，除百病的作用。医家还认为长吃藕可以耐寒，轻身，不饥，延年。

将藕蒸熟了吃可以补益五脏。如果与蜜同食，可以使腹中不生虫。对于男子尽可能不吃生藕，生吃损血。

如果生吃藕，可以治疗霍乱后虚渴，烦闷，胃口不好。还有产妇禁忌生冷食物，但对于生藕倒可不禁。

——[唐]孟诜:《食疗本草》

13. 萝卜消食通气

萝卜对人体来说，可以轻身益气，有利内脏器官。

萝卜的根可以消食下气，去除人体内的恶气。食用萝卜还可白净肌肤。

——[唐]孟诜:《食疗本草》

14. 韭菜益胃助肾

韭菜性温味辛咸。韭叶和京墨能止血。食用韭菜可以益胃，助肾，还可以补肺停痰。春天里吃韭菜最好。春后多食韭菜使人昏神。

韭菜籽性温，可以暖膝，治阳痿，补命门。

——[清]徐文弼:《寿世传真》卷6

15. 菠菜利五脏,通肠胃

菠菜性冷滑味甘涩,食用菠菜可以通肠胃,有利五脏;还可解酒毒,热毒。但多食菠菜要滑肠,动冷气。

——[清]徐文弼:《寿世传真》卷6

16. 食苋菜能通九窍

医家认为,苋菜性冷味咸,食用苋菜能通九窍。食用苋菜禁忌的地方是,不能和鳖同食;多食苋菜要损腹,动气。

——[清]徐文弼:《寿世传真》卷6

17. 豇豆补肾健胃

豇豆性味平和,长豇豆为豇豆中最好的。食用豇豆可以补肾,益气,健胃,生精消渴,还可治疗吐逆泄痢。

——[清]徐文弼:《寿世传真》卷6

18. 胡荽通心脾,健四肢

胡荽也称为芫荽。胡荽性味温和。食用胡荽可以通心脾,健四肢,还能消除一切邪气。但长期食用胡荽会令人健忘。

——[清]徐文弼:《寿世传真》卷6

19. 山药清虚热,补不足

食用山药可以清虚热,补不足。长期食用山药可以清健耳目。食用山药还可以固人之肠胃,化肺之痰涎,止人之泻痢。人如患健忘症,也可食山药。

将山药捣碎后敷疮、敷肿块,能消毒散肿。

——[清]徐文弼:《寿世传真》卷 6

20. 黄鸡适老人,乌鸡宜产妇

元代医家李鹏飞说过:黄鸡适宜老人,乌鸡适宜产妇。医家马益卿还讲到:妊妇最宜吃雄鸡,这可以帮助胎儿取阳精。

对于产妇,可将鸡煮烂而取汁和粥,吃了可以补益人体。

——[明]李时珍:《本草纲目》卷 48

21. 食猪肉能丰人肌肤

猪肉是我们平常食用较多的一种肉。猪肉不但味美,而且食用之后能润肠胃,生津液,丰泽肌肤,可为人补形补肉。

但是,性属阴的猪肉对人的功效不一样的。如果这人脏气纯阳、火盛水衰,吃了则有益于人体血脉周流,自会有丰体泽肌之妙用。如果这人脏体纯阴,少吃一些猪肉无妨,多吃必定会有阻滞不消化,生痰作湿之危害。尤其那些初患风寒、血脉不和的人一定要少吃;等病愈后也应少吃为妙。

——[清]黄宫绣:《本草求真》卷 2

22. 吃狗肉补肾壮阳

狗肉温暖,能治脾胃虚寒之症。吃狗肉能益气,壮阳补肾,黄狗肉尤其有这样的功效。

食狗肉不应去血,如将狗的血放去后食狗肉,就于人不利。

平时那些气壮多火的人,不宜多食狗肉。

——[明]李时珍:《本草纲目》卷50

23. 服牛乳膏补虚劳

用牛乳二斤、淮山药一斤(研成粉)、杏仁一斤(滚水泡,去皮尖)。先将山药、杏仁细研成粉,拌入牛乳中,然后倒入新磁罐封固久煮。每天用酒调服。

这种牛乳膏的功效是:牛乳补虚劳;山药补肺脾不足,又可益肾强阴,治健忘、化痰、止遗精泻痢;而杏仁可除风散寒,顺气行痰,润燥消积。所以服用牛乳膏于人大有益处。

——[清]徐文弼:《寿世传真》卷8

24. 饮牛骨髓膏活筋血,补虚损

用牛骨髓一斤、炼过的白蜜一斤,将它们拌和在一起,磁罐收贮。另用炒熟麦面,每三匙面加二匙髓蜜拌匀,滚水或酒冲服。

此膏专补虚损,活血荣筋,润泽肌肤,返老还童。

——[清]徐文弼:《寿世传真》卷8

25. 食鱼虾调养疗补

鳗鱼性平味甘。食用鳗鱼可补虚损,除消劳瘵。

黄鳝性温味甘。食用黄鳝能除风湿,补五脏。黄鳝尾血可以治疗口眼㖞斜。

泥鳅又名鳅鱼,性平味甘。食用鳅鱼可暖中益气,解消渴,以及酒病,还可收痔兴阳。

虾性热味甘。食虾可以壮阳,但多食易发疮。

——[清]徐文弼:《寿世传真》卷6

26. 龟鳖滋阴益肾

龟性温味甘微咸。食龟可以补心,益肾,滋阴。吃龟时不能同食人参。

鳖性味平甘。食鳖于人可以凉血滋阴,补肾除热,患疟疾者宜食用,不能和苋菜同食。

蟹性寒味甘。食蟹能除热,解结,散淤血,通经络续筋骨。蟹多吃寒胃引起泄泻。

——[清]徐文弼:《寿世传真》卷6

27. 饮牛乳补血益心

牛乳性平,可以补人血脉,益心,润滋肌肉,光悦面目,所以牛乳应作为人的长期补益品。人要一天都不缺地饮用牛乳,时间一长,这牛乳的补益功效就超过其他肉类食品的功效。

28. 蜂蜜生饮清热,熟食补中

　　蜂蜜的蜜来自花木精英,由春气露气嘘酿而成。所以蜂蜜生饮则性凉清热,熟食则性温补中,这味道是十分纯美的。凡是人内脏不足,燥结不便,营卫不调,心腹急痛,肌肉疮疡,咳嗽热痢,眼目眩花,都要饮用蜂蜜来治疗。如张仲景治疗阳明燥结、大便不解时,就用蜂蜜煎汤,乘热饮用而进入胃肠道,这样既可通大便又可不伤脾胃。同样,凡滋补药也都用白蜜为丸,以便和胃润肺。

　　但是,饮食蜂蜜也要注意,如白蜜虽然可以补脾润肺,但由于白蜜性凉质润,如脾肾功能不正常者、湿热痰多者不能饮食白蜜。

　　服蜂蜜不能和葱、鲜莴苣同食。

29. 龙眼益脾长智,荔枝助气养血

　　龙眼性味温甘,有似大枣,但比大枣甘味更足,所以对人有润气、补气、补血作用。医学书中都讲到龙眼于人能益脾长智、养心葆血,可以专治心脾疾病。还有,如人心思劳伤、健忘惊悸和肠风下血,都可以用它来治疗。

　　鉴于此,所以古代的归脾汤中就有龙眼,以治疗心脾损伤。医书中还讲到久服归脾汤可以使人轻身不老,辟邪去病,保养神智,杀除蛊虫。但那些中满气壅、肠滑泄利者不能服用。

　　龙眼于桂产者为最好,粤东产的龙眼性热,不利做药。

　　荔枝性温气味甘酸。食用荔枝可以入脾助气,入肝可以益血养营。所以,对于那些血虚火衰者来说,食荔枝尤其适宜。而那些火

气表现得比较足的人不能食用,食用反致助火发热,会使人有鼻衄、齿痛等症状。

荔枝终究热性,用起来一定要当心。荔枝不如龙眼性温,所以不像龙眼对人有益的地方来得多。

——[清]黄宫绣:《本草求真》卷1《补剂》

30. 枇杷止渴下气

家果中的枇杷味甘而酸,呈黄色。医书记载,枇杷能止渴下气,滋润五脏。枇杷如果还没熟透就吃,会助肝伐脾,吃了使人泄泻。而枇杷熟透后吃,枇杷中的水湿被吸收,就有下气滋润五脏的功效。所以,熟透了的枇杷于人有好处,其中最适宜解酒热。

——[清]黄宫绣:《本草求真》卷9《食物》

31. 大枣益气补中

大枣味甘性温,呈赤色,是补脾胃的好食物。因为大枣甘甜,所以《内经》说:"里不足者,以甘补之;形不足者,温之以气。"这样,这大枣的甘就能补中,温就能益气。脾胃一旦得到补益,身上的十二经脉就能通畅,四肢和达,九窍(口、耳、鼻、目、前后一阴)利通,人的正气足,神气安。所以凡是人心腹邪气,心下悬急,都用大枣来调养。一旦得到补益,人的气力就增强,肠胃就清畅。

同时,鉴于"甘"能解毒,所以中药中都用到"甘",来协助补药发散风寒,升发神气。大枣与山药不一样,与白术也不一样,大枣对人的益处都要超过它们。

大枣不能多食。多食大枣容易损坏牙齿。

北方产的枣子最肥润,金华的南枣也不错。食大枣切忌与葱、鱼同吃。

——〔清〕黄宫绣：《本草求真》卷1《补剂》

32. 山楂消食通淤

山楂性味甘酸。这种性味甘酸的山楂对于脾弱食物不化，胸腹胀闷的人有疗效，即患胸腹胀闷、食物不化症的人可以在每顿饭后吃少许山楂，就能起到通淤化运的功效。

吃人参过多的人，还可用山楂来缓解。还有，有些老鸡硬肉煮不烂，可以放几枚山楂，这老鸡硬肉就容易煮烂了。山楂也不能多吃，多吃使人嘈烦易饥，还会损坏人的牙齿；齿龋者尤其要注意，不可多吃。

山楂产于北方；一般讲，山楂以大为好。

——〔清〕黄宫绣：《本草求真》卷7《平泻》

33. 核桃补肾固精（附核桃处方）

核桃味甘微温，按医书讲具有补肾固精，益气健脾，温肺定喘润肠的功能。核桃还具有润肌肤、黑须发、毛落再生的功能。除此之外，核桃还可治虚寒喘咳，腰脚疼痛之症，并对神经衰弱有辅助治疗功能。

但性温的核桃，对于那些痰火积热的人不适宜。同时稀便、腹泻的人也应少用。

吃核桃应初日服一颗，以后每五天加一颗，到食二十颗终止，周而复始，能使人骨肉细腻、须发黑泽、血脉通润。老年人保养尤其适合。

——〔唐〕孟诜：《食疗本草》

附：核桃处方

用白蜜二斤,公猪腰子油四两,核桃肉二斤,鸡蛋二十只。先将蜜熬好,将猪油切细放入,又将核桃肉用水泡去皮,捣碎放下,然后将鸡蛋二十只打开放入,滚烧好贮盛在碗缸里,早晚各一次用汤、水化开饮服。这样饮服一段时间,可以使人精力不衰。

——[清]徐文弼:《寿世传真》卷8

34. 吃栗子补肾壮气

栗子性温味咸,果实肥厚体重。食用栗子能入肾而补气。凡人表现为肾气亏损,腰脚软弱,胃气不足,肠鸣泄泻都可食用栗子。传说有人患腰脚软弱症,在栗树下食有栗子数斤,便能站起行走,这足以表现出栗子补肾的作用。

栗子要用风风干,若栗子没有风干就食用,其中的生水气就于人体有害。李时珍说:风干的栗子胜过晒干的栗子,而用火煨油炒的栗子又胜过蒸煮的栗子。这种风干的栗子磨成粉食用胜过菱角。

栗子与猪脚、猪肚同煮食,为极好的滋补品。

栗子多食容易滞脾阻隔,脾湿症者忌食。小儿多食,易使牙齿生长慢。

——[清]黄宫绣:《本草求真》卷9《食物》

35. 黄芪乌鸡汤补虚益中

用黄芪、乌鸡(要用骨、毛、肉俱是黑的)放入锅中烧煮成汤饮用,达到的效果是:黄芪补气固表,益元气.生血。乌鸡能补虚温中,益肝肾。

——[清]徐文弼:《寿世传真》卷8

36. 鸡肉馄饨补脾胃

如人痿黄瘦,可用黄雌鸡肉切成馄饨馅,包成馄饨,下五味煮熟,空腹食用,可以宜颜色,补脏腑。

——［明］李时珍:《本草纲目》卷 48

37. 米粥利小便

元代医学家罗天益说:粳、粟米粥是气薄味淡,阳中有阴。所以能淡渗下行,能利小便。

北宋诗人张耒说:每天早晨起来,食粥一碗,空腹胃虚,谷气便用,所补不细。这时极其柔腻的粥与肠胃最相适,所以也是这时最好的饮食。

妙齐和尚还讲到:每天早晨如没有吃到粥,就一天感到脏腑燥涸。这是因为粥能顺畅胃气,可生津液。

——［明］李时珍:《本草纲目》卷 25《谷部·粥》

(1)老人食粥长寿

粥于人有好处,对老年人尤其如此。粥的香美适口,气味轻清可以调养老人。

老年人如果每天食粥,做到不讲顿数,饥了就食,也能强健体格,享受长寿。

就老年人食粥来说,最好是空腹食粥;或者在晚上吃粥。吃食时不要过饱,过饱也要伤胃。吃粥后不要再吃其他食物。吃粥最好吃热粥,能使人在吃粥时有些微汗,也可以通利血脉。吃粥时少许

咸味沾唇以解淡粥即可,不能同吃过多的小菜,否则不能收到益
处。

——[清]曹廷栋:《老老恒言》卷5

(2) 病人宜食淡粥

病中吃粥以清淡为宜,这样能清火利水,使五脏安和。这对患
泄泻的病人来说尤其重要。

——[清]曹廷栋:《老老恒言》卷2

38. 粥　　谱

(1) 莲 肉 粥

《圣惠方》说,莲肉粥能补中强志,还能益脾,养神,固精,除百
病。做法是,将莲子去皮心,与新鲜粳米煮成粥。或者粥煮成时,将
干莲子磨成粉放入粥中。

(2) 藕　　粥

藕粥可以治热渴,止泄,开胃消食。藕粥做法是,将藕切成片与
米煮成粥,这粥既香又甘,久服藕粥使人高兴。

(3) 扁 豆 粥

《延年秘旨》中说,扁豆粥可以中补五脏,还可消暑除湿解毒,
久饮服扁豆粥可以使发须不白。

(4) 胡 桃 粥

《海上方》说,胡桃粥可以治疗阳虚腰痛。还可滋润肌肤,令须
发不白,利畅小便,润肺止嗽。胡桃粥的做法是,将胡桃肉去皮,待
米粥熟时才加入。

(5) 杏 仁 粥

《食医心镜》中说，杏仁粥可以治五痔出血，治疗风热咳嗽。杏仁粥的做法是，在米粥中加入杏仁，有时在这杏仁粥中再加入少许冰糖更好。

(6) 薄 荷 粥

《医余录》讲，薄荷粥能通关格，利咽喉，令人口香不绝。还能治痰咳，治头痛脑风，发汗，消食。

(7) 绿 豆 粥

《普济方》中说，饮绿豆粥可以消渴，还可以利小便，清暑解毒。

(8) 山 药 粥

《经验方》说，山药粥可以固肠胃，补肾精。做法是，糯米浸水放过夜，山药则炒熟，加砂糖胡椒一起煮熬成粥。

(9) 赤 豆 粥

《日用举要》说，赤豆粥能消水肿，利小便，治脚气。还能消渴，止泄痢，治腹胀吐逆。

(10) 蚕 豆 粥

《山居清供》说，蚕豆粥能益胃和脾，有利脏腑。《万表积善堂方》说到，如果误吞针，可用蚕豆和韭菜同食，以后针就会自大便解出。煮蚕豆粥，可以用一些鲜嫩的蚕豆，将皮剥去，放入粥中煮熬。

(11) 面 粥

《外台秘要》说，面粥可以治疗寒痢白泻，还可增气力，补不足。做面粥是将麦面炒黄，同米一起煮熟，即可。

（12）大 枣 粥

枣在医家看来是最好的食品,与粳米放在一起煮成枣粥,可以养胃脾,润肺止嗽,补益五脏。

（13）柿 饼 粥

《食疗本草》说,柿饼粥能治疗秋痢,还可治鼻窒不通,能健脾涩肠,止血止嗽。柿饼粥是将带有白霜的柿饼放入米中煮粥。

（14）菱 粥

《纲目方》说,菱粥于人益肠胃,解内热。这菱最好选用壳硬而小,晒干煮粥,香气袭人。

（15）牛 乳 粥

《千金翼方》中说,取牛乳煮粥,令人肥健,还可除疸黄,健脾。这牛乳,按《本草拾遗》说来:水牛胜过黄牛。

（16）鸡 汁 粥

《食医心镜》说,如果治疗狂疾,就用白雄鸡汁熬粥。如治疗脚气,《奉亲养老书》说,用乌骨雄鸡汁煮粥。但不管用什么鸡汁煮粥,总可以补虚养血。野鸡汁煮粥于人无补。

（17）酸 枣 仁 粥

《圣惠方》说,酸枣仁粥可以治疗骨蒸不眠。其做法是将酸枣仁煮粥候熟,然后加地黄汁再煮,这样的酸枣仁粥可以治心烦,安五脏,补中益气。

（18）菠 菜 粥

《纲目方》说,菠菜粥可和中润燥,还可解酒毒,下气止渴。菠菜粥煮时,菠菜留根须入粥。

(19) 甜 菜 粥

《唐本草》说,夏天煮甜菜粥食用,可以解毒,治热毒痢。还可益胃健脾。

(20) 荠 菜 粥

荠菜粥照《纲目方》说来,可以豁痰辟恶,还可温中止咳,开窍。用荠菜煮粥,不能用细叶有毛的荠菜。

(21) 葱 白 粥

《小品方》说,葱白粥可治发热头痛。葱白可留经,放入粥中煮,有时可少许加些醋,这样的粥能发汗解肌。吃葱白粥时不可和蜜同食。

(22) 苋 菜 粥

《奉亲养老书》说,治疗痢疾,用苋菜粥。

(23) 羊 肾 粥

将羊肾和葱白、枸杞叶煮成汁,放入粥中煮,这样的羊肾粥可以治阳气衰败,腰脚痛。

(24) 猪 肚 粥

用雄猪肚煮成浓汁,加豉和米煮粥,照《食医心镜》说来,可以治消渴饮水。还可补虚损,止暴痢,消积聚。

(25) 羊 肉 粥

将山药蒸熟而后研成泥,和羊肉下米锅煮粥,照《饮膳正要》说来,可以补中益气,开胃健脾,壮阳滋肾,治疗寒疝。这样的羊肉粥中,放些杏仁同煮可使羊肉酥软可口。煮粥时尽可能不用铜器。

(26) 羊　肝　粥

羊肝能明目。将羊肝切碎，加韭子炒研，煎汁下米煮成粥。照《多能鄙事》说来，羊肝粥能治肝风虚热、目赤及病后失明。这羊肝，最好用青羊肝。

(27) 狗肉粥

将黄狗肉和米煮烂，空腹时食用，这样可以治水气臌胀，安五脏，补绝伤，益阳事，填精髓，还可暖腰膝，厚肠胃。

(28) 麻　雀　粥

将麻雀炒熟，放酒稍煮，再加葱和米下锅煮成粥。《食治通说》说，吃麻雀粥可以治老年羸瘦，阳气乏弱，还可暖腰膝，益精髓。《食疗本草》说，吃麻雀粥三个月，可以起阳道，壮房事。

(29) 鲤　鱼　粥

鲤鱼和糯米煮熬成粥，照《食医心镜》说，可以治咳嗽气喘，还兼治水肿黄疸，利畅小便。

——［清］曹廷栋:《老老恒言》卷 5

二、饮食宜忌

39. 肉要新鲜

平时吃肉，不注意肉的新鲜与否是不对的。即是说肉一定要新鲜，若有气味，千万不可食用。一旦食用有气味的肉，会烂脏损气，于养生不利。

——〔唐〕孙思邈:《千金翼方》卷 14《饮食》

40. 鱼宜鲜肥

对于鱼，首先在于新鲜，其次才是肥。如果一条鱼既新鲜又肥美，这鱼就肯定很好。但实际上，对具体的鱼也有侧重点，鳊鱼、白鱼、鲥鱼、鲢鱼以肥为主;鲟鱼、鲫鱼、鲤鱼以鲜为主。鲜的鱼宜清煮成汤;肥的鱼以烹作脍。其烹煮之法，全在于火候得宜。如果火候不到，鱼则肉生;火候过头，鱼则肉死。这肉死与肉生都会使你食之无味。

如以鱼招待客人，必须待客到来之时，将鱼活杀，然后烹脍，而且要使鱼鲜美还必须把握初熟离锅的火候，所以，待客上鱼，也要掌握好时机。有些地方在招待客人时，先将鱼煮熟等待，客人一到即将鱼再加热，这种做法犹如冷饭复炊，残酒再温一样，早已使鱼的至美味道挥发尽了，是有其形而无其质。

烧鱼时，切忌水多，因为多一口水，即少一分鱼味。有些厨师烧鱼时反复加汤水，这做法实际上使鱼味减之又减。好的厨师就要在烧鱼时使鱼不失真味,突出鲜肥,据火候而上鱼得宜。对于这些,一般人不易做到,所以比较好的方法是对新鲜的鱼施以清蒸,即将鱼放入碗内,再放入陈酒、姜、笋、蕈诸物,紧火蒸之,待熟后可随时供客食用,这鱼的鲜味都在其中,并无一物外侵,也无一物外泄。

——[清]李渔:《笠翁一家言全集·笠翁偶集》卷5《鱼》

41. 菜须洗净

世上对于菜的制作法,可以讲是千奇百怪,五花八门:从新鲜到腌糟的,无一不尽其所能,达到至善至美的程度。但有时却忽视了对菜的根本要求,即:"摘之务鲜,洗之务净"。对于菜的新鲜,暂且不说,就此讲菜的清净问题。

菜中最清洁的为"笋"、"豆芽"、"蕈";而最脏秽的要数田里种的小菜,这是因为人在种菜之际,必要灌水施肥,而在施肥中,也一定要将这菜连根带叶而浇之。然后又随摘随食,这其中的清浊却无人过问;即便是洗菜,也不过浸入河水中左右数漉,这样日积月累的粪便也随之带进,而吃这样的菜,会对人有好处吗?所以,洗菜切忌性急,偷懒,洗菜之法必将菜入水许久,时间一长,这菜中的秽物被浸透而易除;对于有些难洗之菜还不妨用刷,刷尽这菜中的高高低低、曲曲折折中的秽物(包括农药残留部分),这样方可食用。

——[清]李渔:《笠翁一家言全集·笠翁偶集》卷5

42. 饭宜颗粒软糯,粥要水米交融

汉王莽曾说:"盐者,百肴之将"。我则说:"饭者,百味之本"。这也就是《诗经》说的:"释之溲溲,蒸之浮浮。"但古人吃的蒸饭,我总感到似乎这米汁不在饭中,饭显得无味。善于煮饭的人能做到虽煮

如蒸，煮好后颗粒分明，入口软糯。煮出这种入味的饭，有四大要诀：第一米要好，或者是香稻，或者是冬霜晚米，或是观音籼，或是桃花籼，都必须做到舂之极熟，霉雨天不使之惹霉发疹；第二是善淘，淘米时要用力合理，用手揉擦而使水从箩筐中淋出清一色；第三要在煮时先武后文，用火得当，焖起得宜；第四要相米放水，不多不少，燥湿得宜。这样煮出来的饭必好吃，好吃得可以不用菜而知百味。可惜，人们常常只强调菜而不讲究饭，看来这是逐末忘本，甚为好笑。

饭是这样，粥也是如此。一般说来，见水不见米，就不是粥；见米不见水，也不是粥。这粥一定要水米交融、柔腻如一。煮粥时，一定要遵循这一原则："宁人等粥，毋粥等人。"同时，烧粥时千万不能中途停顿，如停顿，粥汤就会变味。有时，人在烧粥时喜欢放进一些荤腥的食品，名为"八宝粥"等，实际上这些做法都使粥失去正宗味道。当然，在夏天放入一些绿豆，做成绿豆粥还是不错的。

——［清］袁枚：《随园食单·饭粥单》

43.面粉：北方做饼，南方制面

常言道：南人饭米，北人饭面。这种米、面对人的好处就是："米能养脾，麦能补心。"米、面于人来说各有益处。但是，如果长年累月终吃一种，这又怎么能使人受得了，受不了又怎能补心益脾呢？这样也使人互相学习，即北人南相，南人北相；如南人而北相，在一日三餐之中二米一面，界南北之中，这样似乎能处心脾之道。但就是在这二米一面中的食面来说，其方法与北方人不一样，北方人喜欢食面而作饼，南方人喜欢食面而作"切面"。而就是这"切面"，南方人也有自己的特点，就是将这油、盐、酱、醋等作料都下于面汤之中，做的面条是汤有味而面无味。这大概是南方人所重视的是汤而不是面。

实际上，完全可以变化些花样来食面。这里有二种制面法：一是五香面，二是八珍面。五香面和八珍面与上述的面条不一样处是在于将一些食品调和于面中，使面具五味而汤却无味和独清，这样起到的目的则是食面而不是饮汤。

　　"五香面"的做法是将酱、醋、花椒末、芝麻屑和虾汁（或笋汤）和入面中；在将这些物和入面的过程中，可先放花椒末和芝麻屑，后放酱、醋、鲜汁。这酱、醋、鲜汁就起到拌面之水的作用。然后在拌面和面时一定要拌和得极匀；到擀面条时又一定要擀得极薄；切成条时又一定要切得细。等到下锅于滚水中，这精粹的花椒末、芝麻屑尽和面一起，经得起人的细嚼。这样，人吃面条，才算得上吃面条，而不必像上述讲的饮汤食面。

　　"八珍面"的做法，是将鸡、鱼、虾三种肉晒成干，与鲜笋、香蕈、芝麻、花椒四物共研成极细之末，和入面中，再加鲜汁入面；其中将酱、醋也放入面中，只因这里的酱醋算平常之物，不算"八珍"。对于"八珍"中的鸡肉和鱼肉，一定取极精的，稍有一些肥腻就不能用，因为面性见油即散，擀不成面条，也切不成丝。这与用面做成饼不一样，做饼时可放一些油，可使做成的饼松脆。对于"八珍"中的鲜汁，一定要用笋、蕈或虾汤汁，不可用油汤。拌面时加些鸡蛋清就更好。以后的具体操作法与上述一样。等面条下锅，捞起吃时，其味无穷。

　　——[清]李渔：《笠翁一家言全集·笠翁偶集》卷5《面》

44．人不宜过分摄入五味食物

　　人的饮食要谨慎注意调节食物中的五味与人体中的气的关系。其中的道理是：多饮酒则会使气上升，多饮茶则会使气下降，多食肉会使气滞，多食辛物会使气散，多食咸物会使气坠，多食甘物会使气积，多食酸物会使气结，多食苦物则会使气抑。所以，会养生的人就能调谐它们之间的关系,酌量五味,约省食物,不使它们的比例过分,这样就可保健康。

——[明]陈继儒:《养生肤语》

45. 食物于人的损益关系

医家说,每一种食物对人来说都有损益关系,如枣对人有百益,却也有一损;如梨对人有百损,却也有一益。所以可以这样推知,即便是一些性味平和之物,如参、莲子、龙眼等,于人也是百益而有一损;而有些峻削性味的食物,如槟榔、豆蔻仁、烟草、酒等,于人也是百损而有一益。食物中于人有益而无损的只有五谷;反之,于人有损而无益的唯有毒品(如鸦片)

——[清]陆以湉:《冷庐杂识》卷5《常识之物》

46. 食物禁忌

馒头多吃使人闭气;尽可能不使馄饨与饭同食。

夏天也要吃温暖食物;吃生冷食物,会在秋季发病。

凡食物上有蜘蛛或蜂蝇行走,有毒而不能吃。饮用的食物不能放在露天,防止飞尘蛛丝堕落其上。老鼠吃过的残物不能吃,吃了会生瘰疬;夏天经过太阳暴晒的瓷器不可盛饭吃。有伤寒症的人不吃过热的食物。

天气阴沉,淫雨连绵,不吃生鲙鲊,恐在腹肚里生虫。

五味过分食用会有这样的结果:咸伤心,酸伤脾,辛伤肝,苦伤肺,甘伤肾,时间一长会犯病。

——[明]周履靖:《益龄单》

47. 兽禽肉食用禁忌

饮食滋味可以养生,但如食用方法不对,反而害人。这是因为食品的性味与人本身有关系,如得宜则有益,得害则成疾。所以一定要知道食物的禁忌处。

凡禽兽的肝脏都不可轻易吃,那些自己死去的动物肝脏更不能吃。

凡是家禽的肉或肝落地不粘着灰尘,也不可吃。

猪肉落在水里能浮起来,也不可吃。

凡家禽的肉或鱼掉在地上不粘着尘土,均不可食用。

诸多的肉和鱼,连狗不吃、鸟不啄的,千万不能食用。

吃肥肉和热汤羹,不能接下饮冷水。

秽饭、馁肉、臭鱼,吃了要伤人。

自己死去的家禽,或因瘟疫死去的家禽,有毒,不能食用。

如肉脯藏在米瓮中,受了湿热郁蒸之气后,吃了会将肉中的腐气引入肾里,会发肾疾

因瘟疫而死的牛,其眼或黄或赤,切不可食用。

牛肉与猪肉不宜同食。

青牛肠不能和狗肉一同吃。

三月份——五月份的牛肺不能轻易吃。

吃酸马肉,不饮酒,会害人。

马肉不可热吃,要冷了再吃。

马鞍下的肉,因久经汗渍,所以有毒,绝对不可食用。

白身黑头的马肉不能吃。身白蹄青的马肉也不能吃。

驴马肉不可和猪肉一起吃,吃了容易发霍乱。

有些火气很大的人不能吃羊肉。

羊肝和生椒一起食用,会损坏人的五脏。

猪肉和羊肝一起吃,会令人心闷。因为猪肉滞,羊肝腻,共食使人气滞而心闷。

猪脂不能和梅子共吃;因为猪脂滑利,梅子酸满,性味相反,所以不能合吃。

鹿肉不能和蒲白一起做羹,吃了会发恶疮。

狗死必吐舌,如狗中毒而死,舌头不吐,毒无法外泄,吃了人也自己中毒。

狗与鼠吃过的余物,人绝对不能吃。因为狗、鼠吃过的余物,其余物必留下有毒的狗或鼠的涎滴,涎滴有毒,人吃这余物就会发瘘疮。

兔肉不可与白鸡肉一起吃,吃了使人面发黄。

酸寒的兔肉不能和辛热的干姜同食;吃了,因性味相反易患霍乱。

凡是因自己死去的鸟,不会合翅,不闭口,这样的鸟不能吃。因为鸟自死,必定闭口敛翅,若开口张翅,恐怕有毒,不能吃。

凡肝脏发青黑,恐怕其中有毒,如食用必伤人。

家禽有形状怪异的,不可食用。

鸡不能和蒜同食;如食,使人风痰发动,气滞。

山鸡不可和鸟兽肉一起吃。

雉肉吃多了、吃久了,会使人消瘦。

鸭蛋不能和鳖肉共吃,因为二物性寒,合吃伤人。

雀肉性温,李子性寒,温得寒而使人气滞,所以不能合在一起吃。

为了胎教,所以怀孕妇人不能食雀肉饮酒,否则会使小孩性乱。

凡鸟禽中有中毒箭死的,其肉也有毒,不能吃。

鱼头中无腮,不可吃这样的鱼,吃了伤人。

鱼中无肠胆的，也不可吃，吃了于人有害。

鱼头上长有角似的东西，这样的鱼不可吃。

鱼的眼睛合在一起，这样的鱼不可吃。总之，凡鱼形奇异的，都不能吃。

鱼不能和鸡肉同食；因为鱼属火，善动，鸡属木，生风。风火相煽动，故不能合食。

鱼不能和鸬鹚肉合吃；因为鸬鹚吃鱼，凡物相制相犯者，都不能合食。

鱼籽不可和猪肝同食。

鲤鱼不可合狗肉一起吃。

鲫鱼不可和猴肉、雉肉合食。

醍鱼和鹿肉生食，会使人筋甲收缩。

龟肉不能和酒、果子共食。

鳖目如凹陷，及腹部有王字形，这样的鳖有毒，不能吃。鳖肉性与鸡鸭相反，不能合食。

龟鳖肉不能和苋菜合吃。

鳖如无须，及腹下通黑，烧煮之后返白，不能吃。

蟹没经过霜，有毒，经霜则毒无。

凡食物落有蜘蛛，不可食用。

——［汉］张仲景：《金匮要略》

48. 菜谷果实食用禁忌

《内经》说："天食人以五气，地食人以五味。果实菜谷皆地产也"，"五谷为养，五果为助，五菜为充，是以草实曰蓏，木实曰果。"但对于这些可以充实养人的果实菜谷，也要注意其对人的适宜与不适宜。这也就是我们说的禁忌处。

凡果实还没熟，大都带有湿热和毒，所以不能吃，吃了会生疮。

凡果子熟后落地,经过夜宿和虫蚁爬食,人千万不能吃。

放了数天的食物,或隔夜的食物,人不能吃。

桃子吃多了,令人热,因为桃子性味甘热。吃过热性的桃子不能马上洗浴,因为湿热相搏,不能宣散,令人患寒热淋沥病。

杏子、酪酿不熟,不能吃。

梅子性味酸苦,多吃伤害人的牙齿。

李子性味涩酸,多吃使人气不舒顺,有腹胀感。

桔柚味酸性寒,多吃虽然使人口爽,但会不知五味。

梨味甘酸性寒,吃多了令人中焦寒。产妇及患金疮者不宜食用。

樱桃、杏子味酸性寒,吃多会伤人筋骨;因为《内经》讲"酸则伤筋"。

胡桃原本润肺消痰,但吃多了反而使人火动痰饮。

安石榴性味酸涩,酸涩使人气滞,而肺不宜滞,滞则伤,所以安石榴不能多吃。多吃损肺。

枣性热生渴,多吃令人热渴气胀;一些体质原很虚弱的人内热必盛,脾胃必虚,尤其不可多吃生枣

如木耳仰卷而生,非覆卷而长,加之形色变异,就不能食用。

蜀椒性味辛辣,有毒,如闭口更有毒,误食刺人咽喉,气病欲绝。

正月里不能吃葱,因为葱味辛散,通阳气而走头面,吃了过于发散,会使人面生游风。

二月人肾主张闭藏,所以不能吃性味辛散的蓼。吃了,辛能通肾,与原本主张闭藏的肾矛盾,故伤人肾。

三月阳气盛炽,不能吃性味辛热的小蒜,否则会夺气伤神。

四月和八月分别是阳气盛和阴气敛,不能吃性味辛散的胡荽。如吃了会伤人神气。

五月不能吃韭菜,吃了使人气乏。

五月五日天中节,讲究人养纯阳以顺时,如吃生菜伐其和,会使人生百病。

六月、七月不宜吃辛热的茱萸,否则伤人神气。

八、九月份不能吃性味辛辣的姜,吃了容易伤神。

十月份阳气收敛,不能吃性味辛热的椒,吃了损心伤脉。

十月份不吃被霜生菜,吃了这性冷经霜的生菜会使人面无光、目涩、心痛、腰疼。

十一月、十二月勿吃性味辛散的薤,吃了使人走肺气,人多涕唾。

一年四季不可吃生葵。吃了这滑利的生葵伤脾及饮食不化,引发百病。

不能吃初生芽的韭、葱。吃了这含郁未透发的葱、韭要伤人心气。

饮白酒再食生韭,会使人百病生。

生葱不能和蜜共食,吃了伤人,独颗蒜更不能和蜜共食。

枣不能和葱共食,吃了使人生病。

蜜与葱、韭性味相反,所以不能一起吃。吃了使人心痛。

生葱、雄鸡、狗肉都是发火的,共吃令人长期七窍流血。

夜里不宜吃那些性味辛辣的姜、葱、蒜。吃了伤人心。

多吃芜菁根会使人气满腹胀。

薤、韭不能和牛肉共食,共食难以消化,令人得病。

莼菜性滑有毒,滑而易下,多吃令人发痔病。

野苣味苦性寒,故不可与蜜同食。

白苣味苦性寒,而乳酪味甘性热,一寒一热同吃会使人不舒服。

黄瓜不可多食,多食使人发热病。

葵心不可吃,吃了伤人。

胡荽性味辛温开窍,多吃耗人心血,引起健忘。

生病人不能吃胡荽和黄花菜。

芋不能多吃，多吃则脾困而胀饱。

蓼和生鱼食用会夺人气，致人病。

芥菜和兔肉物性相反，不能同食。吃了会使人生邪病。

小蒜不能多吃。

扁豆性滞而补，患寒热者不能吃。

赤豆多吃令人枯燥。

大麦面吃久了，使人生疥。

荞麦面多吃，会使人头发落下来。

盐多吃伤肺，发嗽哮喘病。

吃冷的食物，伤人牙齿。

饮酒吃生苍耳，使带苦毒的生苍耳在人体中流行，引起心痛。

醉后不能饱食。

酒性多温多热，饮酒食肉，使人湿热交蒸，然后卧在秫稻穰中会使人发病。

酪性粘滞，醋性酸收，二物同食使人发血瘕。

吃白米粥时不吃生苍耳。

已食甜粥，不可吃盐。

——[汉]张仲景：《金匮要略》

49.酒之宜忌

酒性热，比较适合温服，少饮对人体有益。对人体有益的地方是：和血行气，御寒壮神，去忧消愁，能通一身之表。少饮对人有好处。

酒多饮伤肺，伤脾，伤胃，动火致呕血，积湿生痰，以致丧命不可救药。切忌多饮酒。

——[清]徐文弼：《寿世传真》卷6

（1）酒不能酸，不能混

酒愈陈愈好，暴酒不可饮，饮了伤人，最好饮陈酒，这是第一。酒不能酸，不能混，不能冷，饮酒强调酒清洁能和人的中气，这是第二。酒应当是不苦、不甜、不咸、不酸、不辣，这是最好的酒，这也是第三要点。

——［清］顾仲：《养小录》卷上《饮之属·论酒》

（2）戒　酒　色

酒色之类，会使人意志消沉，昏酣荒耗，败德伤身。所以为了保养身体，心清欲寡，戒酒色，这样可以使人心宽气平体胖。

——［明］龙遵叙：《饮食绅言》

（3）酒能损寿

有位道士饮酒过多，在卧床休息时要吸气吹灯，谁知吸气时引火入喉中，竟然烧死。这也大概平时说的烧酒。反之有位老翁年纪九十，但步履轻快，人问长寿健康原因，老翁说：酒涓滴不进。可见酒能损寿。

——［明］龙遵叙：《饮食绅言》

（4）酒宜作药引

因为酒性大热，所以酒能避风寒，宣血脉，消邪气，作药引唯酒而已。但如果饮酒过量，盆倾碗倒必定使人毒气攻心，穿肠腐胁，神昏志谬，伤中和，损营卫，耗精神，夺寿夭亡。所以要戒酗酒。

——［明］龚居中：《红炉点雪·戒酗酒》

（5）定量饮酒

要戒去酒大概不容易，但饮少量的酒以养血未尝不可。但绝对不可过量过多。

——[清]曾国藩：《曾文正公家书》

(6) **酒不宜冷饮**

酒饮过量，于人体危害尤甚；如果还饮冷酒，对人体的伤害就更重了；这饮冷酒刺激人胃，使致郁结其气而犯病。所以酒应不冷不热，适其中和。这也就有了温酒、暖酒的做法了。

——[明]陆容：《菽园杂记》卷8

(7) **饮酒不宜过快过粗**

酒虽然通血脉，但如饮酒不当，可以招风败肾，烂肠腐胁。所以一般讲来，饱食之后，绝对不能饮酒。饮酒时不宜过快过粗，否则会引起五脏损坏。当酒未醒而大渴之际，不能多喝水或茶；多喝就会被酒引入肾脏，使之腰脚重坠，膀胱冷痛。

——[明]龙遵叙：《饮食绅言》

(8) **饮酒及酒醉须知**

酒不可过热饮用；如过热饮酒，损神。

酒不能过量饮用，这会引起人生病。人大怒时不饮酒，冬天早上赶路，饮用少许热酒，可御风寒。

饮酒时宜自温至热；到酒席散时，可以饮杯热酒。

饮酒后可以嚼鸡舌香，不会醉。

酒应当慢慢饮。

铜器不能久贮酒，时间长有毒。

饮酒后不可多饮冷水；饮冷水会腐坏肠胃。

酒后勿用冷水洗面，醉后勿强食，醉后勿卧湿地，醉后勿露卧，醉后勿打扇，醉后勿原地跳跃，醉后勿作劳力事，醉后勿高歌，醉后要吐就吐，但不能再饮酒。

——[明]周履靖:《益龄单》

50. 饮茶宜忌

一般说,茶性微寒。新茶性热,陈茶性凉。

茶的饮用后功效是:消食下气,除烦止渴,解食物油腻。能和生姜煎成姜茶饮;茶助阴,姜助阳,使人体寒热平,治疗小伤风寒。

茶的饮用不当带来的不好处:多饮茶会寒胃,酒后饮茶会引起癞疝水肿;腹空、早起不能饮茶。

每顿饭后用浓茶漱口,能去烦腻,将留在牙齿间的余物涤去,使牙齿坚密。

——[清]徐文弼:《寿世传真》卷6

茶宜常饮,不宜多饮。常饮使人心肺清凉,烦释郁散;多饮使人损伤脾胃,或泄或寒。……饮茶强调色香味备,有了这点就可以了,不必多饮。

——[明]许次纾:《茶疏·宜节》

(1) 茶能解渴,也能致渴

茶饮用适宜除消食下气,还除烦止渴;但有时会越饮越渴,所以饮茶者要注意。茶多饮以后还会使人面色变黄,睡觉变少,所以士人魏仲先在《谢友人惠茶》中说道:"不敢频尝无别意,只愁睡少梦君稀。"

——[清]曹廷栋:《老老恒言》卷1《食物》

(2) 饮 茶 长 寿

是时为大中三年,京都有一位高僧,年纪一百二十岁,皇帝问他服用何种药才能如此长寿,高僧说:"平时从不知药为何物,只是爱好饮茶,唯茶是求"。于是皇帝赐给高僧五十斤茶叶,并命名高僧住的地方为"保寿寺"。

——[宋]钱易:《南部新书》卷8

51. 泉水宜忌

泉水即曰山水。一般而言,山厚则泉厚,山奇则泉奇,山清则泉清,山幽则泉幽,这些都是最佳泉水。因为不厚这泉水就薄,不奇这泉水就蠢,不清这泉水就浊,不幽这泉水就喧,这些泉水就不是好泉。

泉水出于山,这山还一定要有石;无石,这泉水就不香。因为要有石,才能有泉水,所以这泉水又称为"石流","石泉"。如楚词说:"饮石泉兮荫松树";皇甫曾送陆羽诗云:"幽期山寺远,野饭石泉清";梅尧臣碧霄峰茗诗:"烹处石泉佳",又说:"小石冷泉留早饭"。

这泉水要在沙上山石之中,而且人挖泉时,这泉应是挹之不竭,这样的泉水可以食用。这泉水应当源渊流长,还必须有深潭给予停蓄,这样的泉水可以饮用。泉水不流者,不可食用,食用泉之不流者多患瘿肿疾病。

一般讲来,作为喷涌而出的喷泉不可食用,因为这喷泉气盛而脉涌;用它来酿酒是很好的。

还有,作为瀑布而泻的泉水也不可饮用,因为这泉水物性诡激纷矫。这样的泉水以供人观赏静听是不错的。

——[明]高濂:《遵生八笺·饱馔服食笺》

(1)饮水须精洁

人无饮食不生;这生又以水、谷为主,而肴与蔬也只是辅助的。这水、谷却一定要洁而精。就天来说,一生下水来就使人禀有;这也就是说,人也就一点水而已。水正因为这样重要,所以凡浊水、污水、池塘之水、雷霆霹雳时所下雨水、冰雪水都不可饮用。这种饮水务必精洁的做法,就如《周礼》中说的"饮以养阳,食以养阴。水属阴,故滋阳,谷属阳,故滋阴。"

——[清]朱尊彝:《食宪鸿秘》上卷《论水》

(2)取水饮用原则

煮饭烹调用的水以江湖水为好,茗茶酿酒用水以山泉水为好。江湖水尽管带有源流之性,但唯一不好的是带有泥土气味。水一定要无土气无土滓。江湖水一定要流活水大,这样带的太阳多,是养生用水中最好的。水也一定要取湖心中的水,因为旁边的水由人家洗濯而弄脏了。

山泉以源远流长的水为好,若深潭停蓄之水,既无来源,又无流出,这样的水绝对不能用。反之,如从多山上聚入而成的水潭,也不能饮用,防有毒。黄梅天暴雨水不可饮用,饮了损人。有人用这种水制画绢,没多长时间就碎裂了。凡作画书字,研墨着色,必用长流好湖水,若用雨水、梅水,则胶墨即散。

——[清]朱尊彝:《食宪鸿秘》上卷《论水》

(3)早晨饮水法

每天早晨,取汲井里的水,放入干净的器具中煮沸,然后待水稍凉就一边作嗽口用,一边作饮水用,但在喝啜时,须用意念引下,这在传统的养生方法中称为"真一饮子"。这为什么能保养人体?是因为早上起来,胃脏空虚,并没有承受任何谷物,这时服饮干净的井水有利冲带一些宿滞的秽物或浊气,有利人体本身的滋化。

——[清]林春溥:《闲居杂录》

三、饮馔箴言

52. 用餐要点

善于养生的人,总是先饥而食,先渴而饮;食做到顿数多而少,不是吃一顿饭而数量过多。因为吃得过饱就难以消化。所以常言道:"欲令如饱中饥,饥中饱耳。"反之,过分饥渴也不行,这道理是饱则伤肺,饥则伤气。同时,尽可能习惯淡食,因为过咸则要伤筋;醋也不能吃得过多,多则伤骨。在吃饭时还要对食物咀嚼,不能使米、脂之类的东西不经咀嚼而直接入肚肠。

人在吃饭时一定要去烦恼,保持心情愉快。人对五味俱全的食物,一定要控制好,不可过分暴食,因为吃得过多,会使你坐立不安、夜卧神惊、乱梦飞扬的。每次吃饭对肉类的食物不可进食过多,过多会引起疾病的。对那些腌菜或酢菜,尽可能少吃。不吃那些生菜、生米、陈臭的小菜,还不能饮浊酒。一切肉类应当烧熟煮烂方能吃;肉类的食物如果已凉,就不能吃。

人吃罢饭,应当用水嗽口,这样可保护牙齿,使口腔清洁。但这漱口一定要知道:熟热食物吃过后,不能以冷酢浆漱口;如这样做会使人的口气常臭,并会引出牙病来。同时,吃罢热的食物之后,不能马上饮冷酢浆水,饮了会使你声音不正常。吃罢热的食物后出汗,千万不能吹风,吹了风要患头痛痉挛疾病的。吃罢饭,要用手摩按腹肚部位,这样可胃肠畅通;并可用手按摩面部少许,这样可使津液多生,有助食物消化。人吃过饭,最好能行步数里;行步完,还可用手摩腹部数百遍,这样既可使食物容易消化,还能使人百病不生。

最忌的是,饱食之后就睡卧,这样无病也会生出病来。人还不能在夜里吃食物,同样不能在夜里酒醉过饱,否则都会损伤人的健康的。

——[唐]孙思邈:《千金要方》卷27《道林养性》

53. 老人之食：温热熟软

常言道:"食者,生民之天,活人之本也。"所以只有饮食正常才能使人谷气充盈,谷气在人体中一充盈,人的气血就强盛了,气血一强盛,人的筋力就强壮了;而能做到这点,就全靠脾胃,所以称脾胃为人体五脏之本是一点也不错的。这就是《生气通天论》说的:"一身之中阴阳运行,五行相生,莫不由于饮食。"但这饮食于不同的人来说,也是有区别的。一般说来,少年之人由于真元气壮,少许有些饥饱还不致于患病。但高年之人,由于真气耗竭,五脏功能衰弱,若生冷过度,饥饱失宜,就会生病。所以老人之食,首先要做到温热熟软,绝对不能吃粘硬生冷的食物。……同时,老年人的每顿饭,不可吃得过饱,做到多顿少食,使脾胃容易消化食物;过饱过多都会伤害原本就虚薄的老年胃肠,导致患病。老年人吃罢饭后,尽可能行走数十步,使运动来消散肠胃食物。这些道理,不仅老年人自己要知道,就是做人儿子的人也要知道。

——[宋]陈直:《寿亲养老新书》卷1

54. 温比冷好，少比多好，熟比生好，淡比咸好

平时不可到了极饿时才进食,也不可在吃饭时到极饱才撤馔。这就是常说的"欲先饥而后食、先渴而后饮"。同时要注意不能强食

强饮;不要在吃食物时热食冷物一同进,因为冷热相攻会使人患病的。一般说来,先进热食,其次进温食,最后才可餐冷食。凡是吃食物,热的食物以不灼唇为原则,冷的食物以不冻牙齿为准则;因为过热要伤胃,过冷要伤筋。吃食物应掌握的原则,要点是:温比冷好,少比多好,熟比生好,淡比咸好。吃罢食物有汗时不能洗面,洗了要失颜色。凡是对自己偏好的食物,不可进食过多,凡是对自己偏恶的食物,也不可一点都不进,因为偏食容易导致人体脏气不足。人有五脏,食有五味,人对食物也要注意五味与五脏的相生原则,只有做到五脏不伤,五气增益,饮食合度,寒暑得宜,就能保持自己的身体健康。

——[宋]蒲虔贯:《保生要录》

55. 人到中年:吃得三碗,只吃两碗

人到中年,肾气衰弱,加上其他原因,会使人变得虚损起来。这时有人就讲究服兴阳补剂或滋降之药,但要知道,你服了兴阳补剂,带来的则是潮热不胜;而未服滋降之药,尽管暂时得到气爽,但时间一长却使中气愈虚,血无生化。所以比较好的中年调养法倒是在饮食上调节,要做到尽可能少吃煎炒、糟浆、燥热之食物;也要尽可能少吃生冷时果或时菜,防止伤脾胃。……同时对于饭粥也不可吃得过饱,这就是平时说:"吃得三碗,只吃两碗"。并且对于酒之类的饮料,也不可不自其量而乱饮。

[明]李梴:《医学入门·保养说》

56. 细 嚼 慢 咽

有位老人年纪九十,但身体还很健壮。讨教他的养生方法,则

是在吃食物时做到细嚼慢咽,这样人体的津液也可随之送下,其食物的精味也能散于脾胃,华色充肌。所以吃饭切忌粗快,粗快只是以糟粕填塞肠胃而已。

——[明]郑瑄:《昨非庵日纂》卷7《颐真》

57. 食不过饱

古人语:"不多食",又语:"食无求饱"。这是说食物不必过分求饱,而贵在节制,这样就能起到保身颐养的作用。若有的人贪食过饱,就会淤塞难消,时间一长就会引出毛病来。

食物过饱,有时引起呕吐而消耗人的元气;有时吃下去的食物不易消化而消耗人的津液;有时引起大便次数过多而影响人的谷气化生。总之,有不少反常的表现都是食过饱而引起的。

反之,如能控制饮食,做到顿顿无伤于人,物物有益于身,时间一长就能起到保养人身的目的。同时每天的大便都应当按时;人体中的津液都应藏蓄;这样疾病也无法侵犯。这些就是古人留给我们的养生经验。

——[宋]娄居中:《食治通说》

58. 宽舒肠胃

古代人常说养生二大要点是睡与食,这话一点不错。如果脏腑胃肠能常保持宽舒,留有余地则使人体真气流畅,这疾病肯定少。我故乡有位长者身体很好,问他健康的原因,他说:"我从不饱食,病又从何侵入?"这就是食忌过饱的明证。

这香甘肥腻之物尽管可口,但最不适宜肠胃了。因为肥腻之物容易粘滞于人的肠胃里,积久引起人的腹痛气塞,再加上冷热不当心,于是就引起疾病.对于这点,老年人尤其要注意:饮食中的饭一定要软熟,肉类一定要新鲜,蔬菜一定要鲜洁。

饭要吃八分饱;劳顿饥饿时不可马上食物,可先喝些茶水以开胃。上酒水席,一定要节制,饮食适宜即可。

——[清]张英:《文端集》卷45《聪训斋语》

59.早饭可饱,午后少食

一般而言,人在午前生气勃勃,午后就开始有暮气了,所以对人的饭食来说,早饭可饱,午后少食。这就是《内经》说的:"日中而阳气隆,日西而阳气虚";亦即是道家说的过午后可不食的理论。

——[清]曹廷栋:《老老恒言》卷1《饮食》

60.夜饭减口

"人欲寿长久,夜饭须减口。"这是说晚上吃得过饱,就会昏睡,容易引起色心。所以,晚饭只可吃三二分饭,这样就气顺。

——[明]龙遵叙:《饮食绅言》

61.饥饱适宜

要调理饮食,一定要掌握好饥饱的关系。大约在感到饥饿七分时就进食物;如果过早或过晚进食都将违反适中的原则。这就像对田里的庄稼灌水一样:太多水和太少水都对庄稼不利;平时的养生火候之掌握也是如此。有时由于工作繁冗,饥过七分还不得进食,这就导致过分饥饿,而这时进食就千万不能过饱;如过饱,就会导致过饥过饱相矛盾而使脾胃受伤,一旦受伤,就需要几个月来调理。

——[清]李渔：《笠翁一家言全集·闲清偶集》卷6

62. 愉快饮食

人在喜、怒、哀、乐之际，对饮食要注意。一般讲来，人在喜乐之际尚可饮食，但在怒哀之时是万万不可进食的。因为，人在怒时进食，这食物尽管容易吃下去，但不容易消化；而人在哀时吃饭，这食物不但难以吃下去，而且还难以消化。所以人一旦有怒哀之情时，就应当暂过一时，等怒哀之情消失之后才吃饭。

同时，这饮食的迟早也需根据肠胃消化如何为原则。早食不消不如迟食即消，因为不消化就会导致疾病发生。

——[清]李渔：《笠翁一家言全集·闲情偶集》卷6

63. 倦闷时不要进食

人在十分疲倦时不能进食，这时如进食，食物停于人的肠胃中而不易下去。同时人在烦闷时也不能进食，这时如进食就可能导致恶心呕吐。因为人吃食物，是想使这些食物于人有益，如在人的倦闷心情下吃饭而导致于人有害后果，还不如不进食为好。

——[清]李渔：《笠翁一家言全集·闲情偶集》卷6

64. 勿吃生冷杂乱食物

老年人的养生之道，要注意的是尽管能吃到水陆百品，但不可贪食过分，也不可吃得过杂；吃了一杂，食物五味就会在人肠胃中互相干扰，为人作患犯病。这是因为老年人的肠胃功能退化，食多不消化,必带来疾病。所以老年人进食要注意新鲜而且一定要简少。

每年夏至到秋分这段时间,老年人尽可能少食肥浓羹藿酥油酪之类的食品;如能做到这点,可以保持健康。有些老人疾病不断,这由于是他少年时代在春夏季节里吃过分的生冷食物引起的。所以一定要忌生菜、腥冷食物;即使是乳酪酥蜜之类的食物,也应少作温热之后才可吃,这因为对老年人特别有益。

——[唐]孙思邈:《千金翼方》12《养老食疗》

65. 吃饭备羹汤

古代人在吃饭时已经知道要备汤羹。这种汤羹利于人的补益,所以古人说:"饭而以汤沃之"。对于老年人来说,在吃饭时备以汤羹更好,因为老年人容易哽咽。

——[清]张英:《文端集》卷44《饭有十二合说》

66. 饮食三化

东汉华佗在《食论》中说道:食物有三化:第一是火化,即将食物烂煮熟烧;第二是口化,即对食物细嚼慢咽;第三是腹化,即使食物入胃自化。这"三化",对老年人来说只有借助"火化",这样能使烂熟食物容易消化;但老年人还须注意不可频繁过多进食,这样要削弱胃的正常功能的。

——[清]曹廷栋:《老老恒言》卷1《饮食》

67. 淡食补身

　　人体五脏对食物五味是各有相宜的地方,若饮食不节制,必定会对人体五脏有所损亏,鉴于此,医家强调食淡于养生有好处。这食淡不是指弃绝五味,弃绝五味则食之无味,这就如古人说的:"断盐不是道,饮食无滋味"。可见,这食淡是相对食浓而言的,只有吃得淡些,才能于身有益。

——[明]冷谦:《修龄要指》

(1) 食物茹淡论

　　传统医家说的食物之味,往往是指来自于天然的食物之味,如谷、菽、菜、果都禀有自然冲和之味,所以《内经》讲"精不足者,补之以味",是指食用这些自然之物可补益人体。但是后来,人在烹制食物过程中增加了些人为的因素,即在烹饪时加入过多的偏厚的盐、醋等,这种做法实际上是有害于身体的;按医家说来有:"致疾伐命之毒"。为什么这样说呢?因为如人食物安于冲和自然之味,这样就能收敛心火,但如果偏好厚味食物,则令放纵心火,有损健康。

——[元]朱震亨:《格致余论·茹淡论》

(2) 咸淡适宜

　　凡食物是绝对不能废除"咸"的,但正确的做法是少加盐而使之淡,淡则使食物之真味真性得以保存,并于人身有益。

——[清]曹廷栋:《老老恒言》卷1《饮食》

68. 食毕不宜马上卧睡

一些有养生知识的人说：即使你常常服补药，但由于你缺乏养生知识，所以还是难以保持长寿。善于养生的人，在吃饱之后是绝对不马上去卧睡的，也从来不是终日打坐的，因为这有损人的健康；相反这些善养生者在吃饱之后就行步踌躇，有时还作少许劳动，当然这劳动不是要做得疲劳至极，这样人倒反而长寿。这也是古人说的："流水不腐，户枢不蠹"。

所以，食毕不可马上卧睡，这种积聚不消化使人生病患疾。懂此道理的人就饭后百步。同时，这些善养生的人还做到多餐少食，还经常做到饥中饱，饱中饥；并且还做到不过分的饥渴，因为饥过分乃食，食必过多，盛渴乃饮，饮必过分，这当然是不利人的养生的。

——［南朝］陶弘景：《养性延命录》卷上《食诫》

69. 饭后散步

早晨吃过点心之后，即用热手摩腹，出门行走六七十步即可。中饭之后，还是用热手摩腹，出门行走二三百步；这散步要做到缓慢地，不可气急行步。行散罢了，可回家在床上卧睡片刻，四肢舒展，当然不可睡着，等人的呼吸气定之后便坐起，吃五六颗苏煎枣，再喝几口人参或茯苓之类的饮料。这于人的养生十分有益。

——［唐］孙思邈：《千金翼方》卷14《饮食》

附：曾国藩饭后散步治脾困

曾国藩说：我近日总是在早饭、中饭后，感到十分乏困，原因是在于脾为食物所困，不能鼓荡阳气运行，即使闲适地下些围棋，等脾气稍醒之后又疲困如故，所以整天看书会客十分勉强。后来听医生说饭后行步数千步可以医疗脾困，于是我每日饭后也必遵嘱行走数千步，有时早饭后有事耽搁，就在中饭后补上，中饭后因事耽搁就在傍晚补上，这样坚持一段时间，果然觉得身体轻适。

——[清]曾国藩：《曾国藩全集·日记二》

70. 饱不急行

人在吃饱之后，不可以快步急行，因为快步急行引起人体气逆，继而引起壅塞。这就是《内经》说的："浊气在上，则生䐜胀"。同样，人在饥饱时，不可以大呼小叫，因为人在饥饿时腹空气怯，大呼大叫必定伤肺胃。这就是医家说的："五脏皆禀气于胃，诸气皆属于肺也。"

——[清]曹廷栋：《老老恒言》卷2《防疾》

71. 饭后静坐

《太上日用经》讲到：人在用餐完毕，也可禁口端坐，这时心中不生杂念，存神定意，做到眼不视物，耳不听声，息心内守，呼吸绵绵，似有如无，这样就会引致人的心火下降，肾水上升，口生津液，从而也能保生长寿。

——[明]高濂：《遵生八笺》卷1《清修妙论笺上》

72. 呵气消积法

所谓"积",有食积和气积,一旦积久而脾胃受伤,医药难治。所以一定要节制饮食,戒嗔节怒,不使有积聚为好。但真的气滞食不消,患者可以正身闭息,鼓动胸腹使其气满,然后慢慢呵(哈)气。如此重复五——七次,就可通快,等到疾退之后不可劳累。

——《逍遥子·导引诀》

73. 食罢修行

食罢漱口,可以使人牙齿坚健。吃过热的食物不喝冷水。食后尽可能不饮茶。吃罢后出汗不可吹风,如吹风会得头痛症。

食罢后百步走,可以助消化。食后用手摩肚腹,并仰面哈气,可以助消化。食罢打几个喷嚏,可以通食气,还可以祛痰。吃饱后不能饮酒。吃饱则立而尿,饥则蹲而作尿;吃饱后不做跳踯动作,饥饿时不大喊大叫。

——[明]周履靖:《益龄单》

四、服食医鉴

74. 水煮山楂助消化

用山楂肉四两①，放水煮，将山楂和汁一起饮食，可以帮助消化肉食。

——［清］陈梦雷：《古今图书集成》卷335

75. 萝卜汁治初痢

凡痢疾初起，腹肠中必有积滞；如用生萝卜洗净捣汁内服，十岁以内小儿每日吃一饭碗，大人每日吃二三饭碗，就可以排出肠间淤积秽物。忌吃荤腥杂味。

——［清］赵学敏：《串雅内编》

76. 藕汁生蜜治烦渴

如遇时气烦渴，可用生藕汁一盏，生蜜少许，拌和匀后服食，可解烦渴。

——［宋］王怀隐：《太平圣惠方》

---

① 两，旧制，相当于今125克。

77. 葱姜粥治感冒

这里有粥方，专门治疗感冒寒风之邪的，并还能治疗四时疫气流行、头痛、骨痛、恶寒等症。初得之时就服用葱粥即可缓解。

用糯米、生姜少许，河水放入砂锅内煮一二滚。然后放入带须的大葱白五—七个，煮至米熟粥成，再放入少许米醋拌匀；取起即乘热吃下，或喝粥汤也可以，然后就在无风地方卧睡，等出汗散发风寒。

这是利用糯米补养，姜葱发散，酸醋收敛的道理来治感冒。

——[明]李诩：《戒庵老人漫笔》卷3

78. 凤髓汤治咳嗽

用松子仁、胡桃肉各一两，汤浸去皮；再用蜜半两。松子仁、胡桃肉研烂，用蜜和匀，每次用沸水冲服。可以润肺，治疗咳嗽。

——[明]无名氏：《居家必用事类全集》巳集《诸品汤》

79. 核桃生姜治痰疾

南宋洪迈自述：平时一向患有痰疾。一次在晚上被宋孝宗召见，孝宗皇帝告诉说，用核桃三颗，生姜三片，每晚临睡前服下，服毕饮汤三两口，接着再嚼核桃三颗，生姜三片，再饮汤。然后马上躺下。洪迈回到家以后，按孝宗皇帝介绍的方法服下核桃和姜片，第二天早晨果然咳嗽停止，以后也没有复发过。

——[宋]洪迈：《夷坚志》再补

80. 麻油炒菠菜治便秘

有位老人年纪八十,脏腑肠胃涩滞,几天没有大便。就是临大便时,也眼冒金星,头昏目眩,鼻塞腰痛。以后就只得减少食物;而一吃食物,又马上大便结燥坚硬。一天,友人来访,告诉他食用油渫菠菜。老人听后遂顿食用,天天不乏,果然吃了后通大便,活到九十岁后无疾而终。这道理按《图经》说来:菠菜性寒,是利畅肠胃的;而用芝麻油炒而食用,就利大便了。年老者有便秘的,可以用这方法来缓解。

——[宋]张从正:《儒门事亲》卷2《偶有所遇厥疾获瘳记》

81. 大枣、葱白疗失眠

用大枣二十七枚,葱白七根,放入三碗水中煮成一碗汤,服用后可以治疗虚劳烦闷失眠之症。

——[唐]孙思邈:《千金要方》

82. 驴肉去忧郁

医家说驴肉主风狂、忧愁不乐;食驴肉能安心气。还可将驴肉煮成汁汤和入粥中食用。

——[唐]孟诜:《食疗本草》

83. 葱蜜合食治疟疾

有位读书人犯疟疾,每天发作一次。其时正好遇考试日子,读书人心里十分忧愁,误以葱蜜合食,食后大吐,肠胃中的食物连同淤血都吐尽,使同房间的人都感到很害怕,谁知第二天到考场后却不发疟疾了。

——[宋]张从正:《儒门事亲》卷2《偶有所遇厥疾获瘳记》

84. 葱白生姜疗伤寒头痛

用连须的葱白半斤,生姜二两,水煮后温服,可治疗伤寒头痛。

——[宋]朱肱:《伤寒类证活人书》

85. 饮醋止吐泄

霍乱吐泄不止的,可以饮米醋半盏就能使吐泄停止。

——[明]周履靖:《群物奇制·疾病》

86. 鲤鱼头治水肿

晋朝医学家范汪说,用大鲤鱼头一只,醋三升,煮干食,可以消水肿。

《外台秘要》讲:用一条鲤鱼,赤小豆一升,水二斗,煮食饮汁,一顿吃光,可以利水肿。

——[明]李时珍:《本草纲目》卷44

87. 莴苣生乳

产后无乳,可用三五根莴苣煎服,马上会生乳。

——[清]赵学敏:《串雅内编》

88. 鸡与百合饭可补产后虚弱

用雌鸡一只,开膛破肚,将百合少许,粳米半升放入鸡肚内缝合,用五味汁煮熟,开腹取出百合饭,并和汁作羹叫产妇食之,还可食用肉,可以治产后虚弱。

——[明]李时珍:《本草纲目》卷48

89. 粥面汤生精

将煮粥时浮在面上的一层粥油(粥面汤)取起,然后加少许盐,空腹饮用,可以使人的精液变浓、变厚、变不孕为受孕。这就是《纲目拾遗》中说的"米液"能实毛窍,滋阴之力胜于熟地。但这"粥油"、"米液"乃是粥将煮成时浮在面上的一团厚汁。

——[清]赵学敏:《串雅内编》

90. 蒜泥止鼻血

如果出鼻血不止,可以用此方法:取蒜一枚,去皮后捣碎如泥,做成硬币大小,左鼻出血贴右足心,右鼻出血贴左足心;两鼻都出血,就将蒜泥饼贴两足心。鼻血马上能止住。

——[清]赵学敏:《串雅内编》

91. 黑豆汁愈牙肿

周密的《志雅堂杂抄》讲到治愈牙齿肿痛的方法:用黑豆以酒煮成汁,用汁漱口能治愈牙齿肿痛。对于这方法,有人尝试用过,应验的。

——[清]魏之绣:《续名医类案》卷17《齿》

92.赤小豆粉敷腮

江邻几《杂志》说:对于腮帮肿痛,可用赤小豆研磨成粉细末,将水调拌匀后敷于腮肿处,慢慢地能使痛肿消退。

——[明]焦竑:《焦氏笔记》卷5

93.麦粉消肿

用麦粉和陈醋熬成膏,贴于肿处,有神效。

——[清]赵翼:《檐曝杂记》卷6

94.葱白愈损伤

张声道的《经验方》讲到:如遇人打架,有伤的话,可将葱白热锅炒熟,敷于伤口处,能愈解损伤处。

——[宋]宋慈:《洗冤集录·救死方》

95.胎毛鸡治骨折

如遇有人骨折,可取未退胎毛鸡,和骨生捣如泥,做成饼大小,放入五加皮,敷于伤处,可达到接骨如神的效果。

——[清]赵翼:《檐曝杂记》卷6

96. 生姜汁治疯狗咬

遇疯狗咬人，可服用生姜汁；也可以姜灸热熨伤口处。

——[清]陈梦雷:《古今图书集成》卷400

97. 藕解蟹毒

如食蟹中毒，可饮食生藕汁。

——[宋]王怀隐:《太平圣惠方》

98. 冬瓜解鱼毒

如食鱼中毒，可饮冬瓜汁，会解鱼毒。

——[清]陈梦雷:《古今图书集成》卷347

99. 葱白汁解金银毒

将葱白煮成汁汤，饮服后可缓解金银毒。

——[唐]王焘:《外台秘要》

100. 麻油解河豚、砒石毒

如中河豚毒或砒石毒，一时无药，可以麻油灌下，多灌使毒物吐出即可缓解毒性。

101. 麻油能解一切毒

芝麻油能解一切饮食毒，这作为养生保健来说，是不能不知的。有些地方烧任何菜，都用麻油，所以这地方也很少有中毒现象发生。反之，如遇谁饮食中毒，即用麻油灌下，使食物吐出而释解毒性。这方法是非常有效的。

——［明］张介宾：《景岳全书》卷35《诸毒》

102. 甘草解毒

用甘草三两，水五升，煮取二升，去掉渣后放入一两黍米粉及三两白蜜，将此煎如薄粥，食后能解一切毒：毒药、毒酒。

——［唐］王焘：《外台秘要》

103. 食疗与药补

所用药物都应充分贮备，如有益于人的山药、地黄、枸杞、甘菊、人参、苍术、胡麻、石菖蒲、防风苗、何首乌之类，在能收购到的时候应多收藏，平时食用可益元阳助真气。

对于一些食物也应适当收贮，如绿豆、紫苏、芝麻能助下气，薄荷能解毒，在适当时机也可收贮些。

——［明］朱权：《神隐书·摄生之道》

补脾气不足的可用白术；补肝气损虚的可用鸡肉；补肺气痿弱的可用人参、黄芪；补心血欠缺的可用当归；这些可谓药补。而用食疗的话，这些食品有牛肉、大枣、饴糖、蜂蜜、龙眼、荔枝、鲫鱼等；其中蜂蜜、饴糖可补肺而润燥,龙眼补心而安神,荔枝补营以养血,牛肉补脾以固中,大枣补脾以助胃,鲫鱼补土以制水。

——[清]黄宫绣:《本草求真》卷1《补剂》

五、自然摄生

104. 顺应自然

　　春夏秋冬和日夜阴阳的变化是万物生长的根本。鉴于自然变化，那些深明养生之道的人是春夏养阳，秋冬养阴，从而取得人体与自然变化的和谐一致。如果违反了这种变化规律，就会失去生命的根本、败坏机体的元气。所以，阴阳四时的变化，人一定要顺应它而不可违反它。

　　　　　　　　　　　　——[黄帝内经·素问·四气调神大论》

105. 四季摄生法

　　农历正月时天地俱生，万物化生。这时人不可泄真气。农历二月时人要心志平和，不要极寒、极热，安神养气；可以出些微汗，以散去冬伏温之气。农历三月时万物发陈，人应当早卧早起，不可出大汗以养脏气，宜益肝补肾。

　　农历四月时万物交荣，人要夜卧早起，勿怒和不可泄大汗，农历五月，是月万物以成，人当不可极热，不可大汗当风，勿日晒夜露。勿吃鸡肉，适宜补肾助肺，调养胃气。农历六月时万物生荣，人当滋养肾脏，不要用冷水浸手足，不受东来邪风；如受东来邪风，使人手足瘫缓、体重、气短、四肢无力。

　　农历七月时应当早起早卧，与鸡俱兴。农历八月人应安宁志性，收敛神气，养益肝气，补筋养脾；勿多吃肥腥物，防止霍乱。农历九月草木凋落，人要注意防生冷。

农历十月天地闭藏,水冻地圻,人不可犯冰冻,要温养神气。农历十一月,是时寒气方盛,人不可受风寒,要安神养肺,补理脾胃。农历十二月时阳潜阴施,万物伏藏;人必须去冻就温,勿泄大汗,也不犯大寒大雪,以助胃气;还应慎风邪,勿针刺,勿伤筋骨。

——[宋]姚称:《摄生月令》

106. 四季起居饮食

春阳初升,尤其在乍寒乍热的早春二月,老年人要注意起居饮食;春日融和,可在园林亭阁处畅怀生气,但不坐得过久;饮酒也不可过多;切不可饥腹多食,以快一时而使食物难消,脾胃受伤。天气寒暄不一,老年人不可马上脱去棉衣,以防风冷伤腠理,因为老人气弱骨疏体怯;这时可以防备些夹衣,遇暖可换。老年人的衣裳在此时绝不可暴去。

夏天不可在过道、弄堂、檐下纳凉,防止风入腠理而患病;不可在星月下露卧,贪凉而卧患风痹。乘凉宜在虚堂净室,水亭木阴、空气洁净处,使人自然清凉。饮食温暖,不可过饱;肥腻的东西少吃。

秋季饮食应减辛增酸,以养肝气。立秋前后须安养平和,防止此时疾病发起。秋间不可吐泄和发大汗。秋季每清晨睡醒,宜闭目叩齿二十一下,咽津液;还可以搓热双手熨眼,这样可以明目。秋季宜早卧早起,还应收敛神气,以顺应秋天收养之道。

冬季应早卧晚起以得阳光,尽可能去寒就温,有时可服些补酒和山药酒。冬天来临,寒风来时应渐加棉衣,不可一下子添加过多的衣裳;冬天也不适宜过份地用火烤烘炙。烤火时不能用手心迎火,如手心烤火过分,引火入心,使人烦躁。居处宜温密,衣衾要温暖、饮食要调养;此时人要适其寒温。人不可冒触风寒,老年人尤要注意;受风寒容易感冒、咳嗽。冬天阳气在内,阴气在外,老年人不宜沐浴,防止受风寒。冬天,人不可早起早出以犯风霜;早起早出宜服一杯醇酒以御寒。老年人可晚服消痰凉膈之药，以平和心气。老年人不可多食过饱，少吃那些馄饨、肉面之类的食物；不可有房事。

——[元]丘处机：《摄生消息论》

107. 一天功课

辰（早上七点至九点）

此时夙兴，应正襟整衣端坐于明窗下调息；然后饮白汤一碗，此时不宜饮茶。梳栉头发百遍，这样能疏风清肝明目，去脑中秽热。待盥漱完毕，即进早餐；早餐应食粥，宜淡、宜素、宜饱。饮食完毕宜徐行百步，以手摩腹，使之下食消化。这时的空气环境要静而清。

巳（上午九点到十一点）

读书，可以读《楞严》，也可以读《南华》，或者看《易》一卦。读书要循序渐进而勿滥；读书时要专心。此时不宜妄想，或聚众畅谈。读书倦时可闭目咽津数十口，会见宾客少说话以养气。

午（上午十一点到下午一点）

稍坐一息，使神气安顿准备吃午饭；用饭时最好有素汤。对中午饭应是这样的态度：当饥而食，未饱先止。饭后用茶涤口腻，漱过口后饮茶。饭后少坐，多散步；感到胸中闷烦可哈（呵）气二三口。中饭应是饥节其满，饱留其虚。

未（下午一点到三点）

此时可读史观看古代时局，穷察事理，阅览时务。这样能遇事遇物有个正确的应对方法。这种读史、阅览是读书人的一大乐趣。这时不宜作昼卧。

申（下午三点到五点）

可朗诵一些古人做得比较好的诗文一二篇，少许饮酌，但勿多饮；或吟些古人作的好诗；或弄些帖来模仿儿字，感到疲倦就停止。

酉（下午五点到七点）

坐香一线，动静一番到适意为止。晚饭宜早，晚饭可少许饮些酒，但不可沉醉陶然。用热水洗足，可降火除温。晚上应漱涤口腔，以除一日饮食留在牙齿里的秽物、毒气。

戌（下午七点到九点）

灯下默坐些时间，此时不多思想，不多阅览书籍。因为多思伤心，多阅伤目。坐默时间不可过二更。这时应安眠以培养元气。卧睡时应侧身弓屈一腿。睡觉应是先睡心，后睡眼；睡心是正法，睡眼是观法。

亥、子（夜间九点到十一点又到一点）

一天中的亥末子初，就如婴儿一样，一身元气发动。此时应虚心静宁，无为而行。如要固其命门，增其元气，可在此时机，起坐拥衾作调息，这样可以长寿而难老。

丑、寅（夜间一点到三点又到五点）

丑寅时间，人体精气发生，不可酣睡，静守令精住其宅；或转卧侧身如弓，使气同流体内而不外漏，以迎外界精气。

卯（早晨五点到七点）

醒来以后，披衣端坐床边，叩齿三百下，转动两肩，以调节筋骨，以和阴阳，然而束衣下榻。

——［明］程羽文：《二六功课》

108. 起居养生八勿

勿冲热而饮冷水；勿凌盛寒而逼火炉；勿在沐浴后马上迎风吹；勿在汗出以后解衣服；勿冲热身而后马上入冷水；大小便勿能在星辰月光下；赤身露体勿能在霜雾之下；淋浴身体勿对准日月及南、北斗星。

如果违反了这些原则，就会伤人脏腑及神魂。

——《彭祖摄生养性论》

109. 动静有序

世界上的动物,有的是以静而长寿,如龟和蟾;有的是以动而长寿,如猿和鹿。反之,牛和马却以一静一动而不能长寿。所以,以前人讲人能静默而长寿的理论也未必一定有道理,因为有些人也以好动而长寿的。

这样,动静对人来说,不可勉强;人如喜静就静,人如好动就动。但就动静对人来说,要做到的是"动中思静,静中思动",即如古人说的:"静中亦动观书,动中亦静垂钓"。也就是说,动与静总归要合于自然、本性才可。而在这动静中,心情开旷是关键;如心情不开旷,即便是静,即便是动,都不能达到长寿的。所以最好的动静是:最静的人也要在饭后散步,以舒调气血;最动的人,也要有片刻静坐,以凝形神。这样即使不做气功,不居山林,却也能长寿。

——[清]黄凯钧:《一览延龄》

110. 息力以养气

人看到身体强壮者,总称谓"有气力"。可见,"力"与"气"是相通的,"力"是从"气"那里生出的。凡是叫喊、跳跃、狂舞、奔逸、狂走这些从事于"力"的工作者都是要消耗"气"的。正因为这样,所以古代善于养生的人是"呼不出声,行不扬尘",这样能息力而生气,来保养身体。

——[明]陈继儒:《养生肤语》

111. 人的勤与惰

世界上的人都以为"惰"则安逸而身体强壮，"勤"则劳碌而身体衰弱。实际上这种看法是不对的。这人和物是不一样的，物会因使用过勤过多而过早损坏；人的精神和气力却因经常磨砺、练习而日益强壮充盈起来。所以对人来说，"勤"是有好处的。如能勤于职事，勤于工作，勤于操持则使精神充足、气力强壮、疾病不生，年高泰和。反之，如终日闲荡，滥散怠惰，无所事事则使精神委顿、气力衰退、疾病不断。

总之，人会因勤劳而运动多，运动多则血脉通流；人会因惰逸而运动少，运动少则血脉凝滞。所以古代武士日夜练习艺术而使自己力能扛鼎、破壁；工人农民终日勤作而身壮无病。而那些娇弱弟子，闺中弱女因终年闲坐而手不缚鸡，足不行路，就是会无病呻吟，一辈子也离不开药罐子。

——［清］徐仲虎：《勤惰辨》

112. 夙兴夜寐箴

这里引的陈茂卿《夙兴夜寐箴》，是我们每天的修行规矩，应当熟读牢记：

> 鸡鸣而寤，思虑渐驰。盍于其间，澹以整之。或省旧愆，或细新得。次弟条理，了然默识。本既立矣，昧爽乃兴。盥栉衣裳，端坐敛形。提掇此心，皎如出日。严肃整齐，虚明静一。乃启方策，对越圣贤。夫子在坐，颜曾后先。圣师所言，亲切敬听。弟子问辨，反复参订。事至斯应，则验于

为。明命赫然,常目在之。事去既已,我则如故。方寸湛然,凝神息虑。动静循环,惟心之监。静存动察,勿贰勿叁。读书之余,间以游咏。发舒精神,休养情性。日暮人倦,昏气易乘。斋庄恭敬,振拔精明。夜久斯寝,齐手敛足,不作思惟,心神归宿。养以夜气,贞则复元。念兹在兹,日夕乾乾。

——[明]高濂:《遵生八笺》卷2《清修妙论笺》引

113. 默坐摄生

平时起居无事,可以入室默坐,坐时以目视鼻,以鼻对脐,调匀呼吸;勿间断,勿矜持。这样能降心火入于气海,觉得遍身和畅,舒泰。

——[清]曹廷栋:《老老恒言》卷2《燕居》

114. 静坐自得

过去北宋哲学家程颢说过,观鱼可悟得万物自得之乐趣。我认为,不但在观鱼这点上,人只要静坐,在静坐中可观察到鸟啼蝉鸣中都有物质自得自乐。但是,今人太过分于对名利的追逐,荣辱的得失,终身劳役,所以也无法做到静坐中观万物自得的乐趣,也就无法使自己在静坐中养生。

——[清]孙宝瑄:《忘山庐日记》下册第 1222 页

115. 起居摄生之道

要有一间清洁的房间,南面有八扇通明的窗。房间内不要多设列古玩器，恐怕引起人的心乱，房内设置长榻，长几各一，长几上放着楚楚笔砚；房内挂字画一幅，最好根据外界季节和人的心境随时更换；长几上除有笔砚外，还应放一二部常读的书，并放古帖一本，放置古琴一张。在房间的任何地方要做到一尘不染；只有一尘不染，才能使人的心目一尘不染。

晨起可以入园林，种植些蔬菜果树；然后可芟草，灌花，莳药。归回房间后就闭目定神；时读好书可悦恬神情，吟好诗可畅发出情。接下来可以临写一会古帖，抚弹一息古琴，到感到疲劳就停止。

有客来访，可聚谈议论，但不能谈及时事，不能论及权势，不能臧否人物，不能争辩是非。或者可约知已散步，不至于劳苦为散步目的。或与友饮些酒，但不能醉。这样，真是无限的乐趣。

我当时在球阳（地方名称）时，日里步行到空潭、碧涧、长松、茂竹等处，夜上则挑灯读白香山、陆放翁的诗，真正感到愉悦万分。有时和一位胸襟宽广的知心朋友在一起，焚香煮茶，弃万事于胸外，以诚相对，也感到襟怀坦荡。

冬夏二个季节以日出为起床的标准；这在夏天尤其这样。那时天地间清旭空气充盈，不可失去外出活动爽神的机会。我当时居住在山寺的时候，在夏天就外出收水草清香之味，感到特别舒畅快乐。中午睡觉时可焚香垂幙，睡觉以睡足为止。这真像天际真人的生活。

————[清]沈复：《浮生六记》卷6《养生记逍》

116. 起居山林间

古诗说："山静似太古，日长如小年。"我家居住在深山之中，每年春夏之际山上苍藓盈阶，落花满径，禽声斥耳松影参差，充满着情趣。我总是在午睡之后去汲些山泉，拾些松枝回来煮茶吃。然后读《周易》、《国风》、《离骚》及陶杜诗、韩苏文数篇。又弄笔于窗下，随意临帖数十字;并翻阅一些古代留下的墨迹、画卷,感到十分适意。接下又步出小屋,从容地行步在山径上、小溪边;有时与牧童牛羊共偃息于长林丰草间;有时遇山友谈桑麻、粳稻,探讨节气、物候。将到黄昏时归家,这时靠倚在柴门旁,看着夕阳将下时的紫绿色彩,令人遐想无限。远处能看听到的是牛背笛声。这种情形十分玄妙,是那些追逐名利场的人所无法领悟到的。这种生活也像苏东坡说的"若活七十年,便是百四十"。

——[宋]罗大经:《鹤林玉露》丙编卷4

117. 独 宿 丸

南宋大臣包恢,年纪已到八十八岁,有一次跟着别人一起参加郊祀典礼活动,显得精神极好,贾似道见了问:"包恢高寿,步履如此轻快,必有独到的养生之道,谨问方法是什么?"

包恢回答说:"我有一祖传秘方"。贾似道紧问是什么处方,包恢笑着说:"我已服了五十年的独睡丸了"。[1]

——[元]吴莱:《三朝野史》

附:独 宿 诗 吟

> 服药千裹,不如一宵独卧。
> 服药千朝,不如独卧一宵。

——[明]杨慎:《古今谚》

胡仲彝以梓有《独宿吟》

> 孤鹤清寒,霜天独宿。紧揾肩,暖覆足。
> 被拥炉香香馥馥,心兵不起媚出独。

---

[1] 独睡丸:指不近女色,单独睡眠栖息。

这眠到晓日烘窗,也算人生自在福。

——[清]褚人获:《坚瓠集》卷2

118. 养老起居摄生法

养老之要点是:耳不妄听,口不妄言,身无妄动,心无妄念。

养老之道是:不参加一种赌博游戏,勿强用力气;无喜怒,无极听极视,无悲愁哀恸,没有迎宾接客的应酬活动。

养老要注意的起居事项是:避大风、大雨、大寒、大暑、大露、霜、雪、旋风、恶气等。所居住的地方,必须周密,无致风隙。

老人要常不饥、不饱、不寒、不热。行坐起卧适中,言谈语笑适宜,这样可长寿。

——[唐]孙思邈:《千金翼方》卷12

老人应鸡鸣时起,在卧席上调息一下气;然后起床栉漱完毕,根据寒温、饥饱吃些食物;入静烧香静念,洗 清心里烦虑之事。等此事结束,徐徐步出房间入庭院散步,如外庭院潮湿过分就不必散步,只在房内行步以使气散气舒。所有家事交小辈处理,老人不必关心挂念。

——[唐]孙思邈:《千金翼方》卷14

高龄老人心力倦怠,精神耗短,对事情处理已懒差,需要子孙来孝养护持了。

高龄老人的住行坐卧却要特别设制,以助老人娱乐兴高。

高龄老人的房室必须洁雅,夏要虚敞,冬要温密。床榻一定不可过高,要比常设的低;低则便于升降、坐卧;床榻不必太广宽,太宽可能漏漫风,于老人睡卧不利。床榻下褥务必平软;床榻三面设屏,以防风冷漏气。枕头以用夹熟帛绵为好,要做得长些,这样可以使老人转身翻卧不落枕。坐椅要做得矮低些,像禅床那样,坐椅左 右要有护栏,因为老人多困,坐则成眠,可防闪侧。坐椅前可放茶几。

老人衣服不须宽长过份，长容易蹴绊，宽容易不贴身。老人骨肉疏冷，风寒易着，若穿衣贴身，暖气着体，可使老人血气流畅，四肢和宜。一般而言，老人于盛夏也不可袒露身体，冬天要常用软帛围巾围着颈后连背部分，以护膝理。

若遇兵荒马乱，水火灾害时，应先护老人于安稳处避一避，千万不可惊动老人；高龄老人一惊，必生疾病。凡家有丧葬凶祸，不必让高龄老人知道；粘硬生冷食物，不可让高龄老人食用；敝漏卑湿居处，不可让高龄老人居住。

——［明］王象晋：《清寤斋心编·佚老成说》

119. 起居口诀

行住坐卧处，手摩胁与肚。

心腹通快时，两手肠下踞①。

踞之彻膀腰，背拳摩肾部。

才觉力倦来，即使家人助。

行之不厌频，昼夜无穷数。

岁久积功成，渐入神仙路。

——［五代］杨凝式：《神仙起居法》帖

---

① 踞：靠住、护凭的意思。

六、居室要录

120. 择 居 处

对于选择居处来说，山林深处固然是居住的好地方，但进出不方便；而选择进出方便的地方居住，又显得太喧闹。所以选择居住地应对这两方面都要作考虑。一般而言，选择地偏远些，可使心安静；加上选择背山临水、气候高爽、泉水清美、土地肥沃为最好。然后构房建屋，使左右映带山水，这样的居处于人养生最佳。当然，购置地势好的土地不宜太多，太多的土地房屋使人要广为关心这些房产，影响人的静心养生。

——[唐]孙思邈：《千金翼方》卷14《择地》

121. 房舍大小适宜

人如没有房舍居住，就如身体没有衣穿一样。人对衣服的标准是冬燠夏凉，所以对居住的房舍也是如此。有些贵人房舍太堂皇壮宽，使人进入房舍有不寒而栗之感，这样的房舍适宜夏天而不宜冬天。但反过来房舍只够主人居住，只能容下肩膝，这样的房舍俭节是俭节的，但不适宜夏天居住，所以只是寒士之舍。

总之，房舍与人的关系是有一定比例的，否则就达不到冬暖夏凉的要求标准。这种比例就像画家画山水一样：丈山尺树，寸马豆人。小堂宽身，人如何居住？同样，堂高地宽的话，人又显得矮瘠、卑低，这样的房舍又如何居住？总之，房舍与人在冬暖夏凉的标准下要相称。

——[清]李渔:《笠翁一家言全集·闲情偶集》卷4

122. 居 室 方 向

房舍以面南为正宗,这样能充分满足人的冬暖夏凉的要求。但这样的房子在居住地是不可多得的。所以也必有一些面东、面西、面北的房屋。对这些房屋应须知:如面北房屋,要在后面留虚处,宜受南薰;如面东房屋,要在右面留虚处;如面西房屋,要在左面留空处;这样都使它们能相通。如有些房舍东、西、北面都无空余处,就只能开天窗以借天补房舍之不足。这天窗的大小、高低也按需要来决定。

——[清]李渔:《笠翁一家言全集·闲情偶集》卷4

123. 居舍宜干燥高朗

凡是风寒暑湿,在外界环境下表现为气,若人中这气,就会中毒,或发痈疽,或为疟痢,所以人不能不注意这些。落实到人的居住房舍就必须高朗干燥,这样人才可安然无恙。

——[明]陈继儒:《养生肤语》

124. 人宜居住楼房

如果人能居住楼房,即将楼上的房舍作卧室,可以杜绝湿潮气对人的侵袭。同时,以楼房作卧室,还可使人舒展筋骨。这就是华佗《导引论》中说的:"老年筋缩是疲,缓步阶段,以展舒之"。这种将楼房作卧室,符合医家说的"寒暑不登楼",于人养生保命大有好处。

——[清]曹廷栋:《老老恒言》卷 4《卧房》

125. 卧室不可放置香花

陈颂平说:"凡是芳香之花,无论是哪种花,都容易败坏空气,不可放置卧室内。"

——[民国]步翼鹏:《养寿诗歌》卷 4

126. 居室要明暗相半,素雅洁净

人的居室不一定要富丽堂皇,而必须雅素洁净;人必须南向而坐,东首而寝。

人的居室要阴阳适中,明暗相半,居室不必过份高,过高则阳盛而明多;居室还不必过份低,过低则阴盛而暗多。明多要伤人魂,暗多要伤人魄。人如一伤魂魄,就要犯疾病。

人的居室应当四面有窗。有窗可在无风时开启,以集户外空气和阳光;如有风,可关窗以防风邪。人的居室为防太明太暗,有时可添置些帘和屏;居室太明可下帘以和其内映,太暗可卷帘以通其外曜。内外相安,人则静心平目,静心平目则人身保安。

——[明]周臣:《厚生训纂》卷 5《治家》

127. 居处宜有庭院

居舍前应有庭院,这样人可举目开朗,心情舒畅。当然庭院里的树木花草要布置得疏密有序,以便阴阳和合,明暗适宜。庭院里的树木花草过密,就有一种逼窒感,导致阳光少而阴气多,使滋湿

蒸气侵入室内。

——[清]曹廷栋:《老老恒言》卷3《书室》

128. 庭院内宜种松柏杉竹

陈颂平说:庭院内多种些松柏杉树可以免生肺病。还有人讲到:在留学德国时候,有位女生患初期肺病,入一医院求医;此医院在山上,四周皆是松柏。病房卧室到晚上也不关窗。到白天,女生也到松林中安坐休息,吸清新空气,同时在阳光下浴日光;又配以饮食牛奶及易消化滋养食物,过不了多少时候,女生的肺病就痊愈了。

——[民国]步翼鹏:《养寿诗歌》卷4

曾国藩还讲到:居舍前后须有庭院,庭院内还须种竹树,这样家里有一种生气,也有一股清气,这附合卫生之道。

——[民国]步翼鹏:《养寿诗歌》卷4

129. 居室中应空气流动

清凉而流动的空气于人大有益处,当人类早期处于大自然时,日浴阳光空气,很少有生病的。而到了现在深居楼舍,所吸收的空气都是沉浊不动的,人也无法感受到一种新清的吸呼感,这样人的体质日益弱衰,肺脏抵抗外界邪气的能力也日益低弱,于是肺结核等病日见多起来。而要解决这一难题也不难:唯有使你居室也常常空气流动。

——[民国]步翼鹏:《养寿诗歌》卷4

七、坐立行走

130. 坐　　向

　　清晨在吃过早饭之后,如果这天日晴风定,阳光明媚,你就可在南窗背阳而坐,使自己的背脊有微暖感,这样达到全身遍体和畅;这也就是列子说的:"负日之暄"。因为太阳之精就为日光,这日光能壮人阳气,于人有补益处,所以在清早可作这项养生活动。当然,过了中午日光减暖,阴气渐长后,就不宜久坐了。

　　　　　　　　　　——[清]曹廷栋:《老老恒言》卷1《晨兴》

131. 选择坐处

　　坐的地方不能太阴暗,因为太暗则伤人魄;同样,坐的地方也不能太明亮,因为太明则伤人魂。那些湿潮地方就更不能坐了,坐了会受风寒。

　　　　　　　　　　　　——[明]杜巽才:《霞外杂俎》

132. 坐欲端庄

　　人的坐相是这样的:背要直,容貌要端庄,手要自然拱胸,这样就显得人沉静如山,有恒德。坐时绝对不可过分仰俯,如仰则显得骄横,如俯则显得悲戚;这些坐相都是要杜绝的。

　　　　　　　　　　——[明]方孝孺:《逊志斋集》卷1

133. 坐 地 禁 忌

人们常说：久坐伤肉，除此之处，还要知道，人绝对不可坐在背日的阴暗处，人还不能坐在坟墓旁，坐在这些地方都容易使人精神自散，患风湿病。

——[明]沈仕：《摄生要录》

134. 立 勿 长 久

一般而言，人的立分暂时和长久两种。暂时站立一会，问题不大；如长久站立，人就要注意了。这种长久独立，偶尔来一次问题不大，如经常如此，就会使人的筋骨悬沉，脚跟酸痛，导致人的血脉滞凝。所以长久站立是万万不可的。因为久立伤人，所以有时站立必须倚凭些树、栏什么的。

——[清]李渔：《笠翁一家言全集·闲情偶集》卷6

135. 行 立 宜 忌

医学书说，久行伤筋劳于肝，久立伤骨损于肾。所以养生学家强调：行而不作疾步，宜步履舒适；立而不至于疲。除了这些，医学家和养生学家还根据日常经验规定：夜晚行步可以常啄齿，这样可以去邪扶正；行路以后出汗，不能马上悬脚坐于床沿，这样容易患血痹，使人腰足痛疼；天有大雾不宜远行赶路；行路时可饮少许酒，以御瘴气。

——[明]沈仕：《摄生要录》

136. 举止行为不可骤起骤落

医家认为,人的气态失去平衡就容易生病,所以善于养生的人是很注意保持人体的平衡的,不使身中之气有所反常运行。这样,表现在行为上,如行久欲坐,想使人从动到静,就先慢慢行走数步,稍息体内之动气,然后渐渐放松身体坐下,使体内的静气上升。这样,对人就没有害处。

同样,坐久欲行,也是先活动活动身体,摩按摩按手足,作徐徐散步,使人身体内的静气渐散,动气上升。这样,对人也没害处。

——[明]袁黄:《祈嗣真诠·养气》

137. 坐卧、行立、视听注意事项

久视则伤心损血,所以不能久视;久坐则伤脾损肉,所以不能久坐;久卧则伤肺损气,所以不能久卧;久行则伤肝损筋,所以不能久行;久立则伤肾损骨,所以不能久立;久听则伤精损神,所以不能久听。

——[明]周履靖:《益龄单》

石头经过日晒,不能坐;坐了可能会发臀疮。冰冷的石头不能坐,坐了会患疝气。衣着汗衣不要曝晒,如曝晒会使身上长汗斑。酒后切忌饮茶,恐怕会伤脾。耳朵受冻伤,不能用火烘,如火烘马上会生冻疮。

——[清]曹廷栋:《老老恒言》卷2《防疾》

138. 言行适当

《遵生笺》认为:"人凡是在行路时,千万不能和人说话;想说话就停下来,否则使人消耗精气数倍。"这是因为,人在行路走时已经在消耗人的精气了,如果再加上说话,就更加消耗人的精气,使人气遂断续而失调。所以行路不宜说话也是养生起居中要掌握的一点。

——[清]曹廷栋:《老老恒言》卷1《散步》

139. 散步须安闲自如

人坐得久了,会导致气血在络脉沉滞,则可在室内作缓步数十下,使人筋骸活动,气血在络脉流通。散步时间长了,有了足力就可到户外散步。

散步,不可拘束,且行且立,且立且行,需要有一种安闲自如的态度,这就是古诗里说的:"白云流水如闲步"。这样的散步可以养神,所以医家说散步是养神之道。

——[清]曹廷栋:《老老恒言》卷1《散步》

八、衣 着 要 领

140. 衣着与气候

人穿的衣服厚薄，是要根据季节时间、温度天气来决定的。但是，这里还有一条要点须掌握，那就是，尽管是盛夏酷暑，人着衣服也不可全无；尽管是寒冬腊月，人着衣服也不可极温。即是说，盛热也要披着单衣，卧睡时也宜被覆腰膝足胫；同样，寒冬着衣不要过厚。总之做到不使人骤寒骤暑，使人寒热平和而形体恬静，这样疾病就无法侵入，人的寿年就可保存。

除此之外，还有一条要点须把握。那就是，人着衣服要做到寒时而热则减，但减少衣服又不至于伤温；热时而寒则添，但添加衣服又不至于伤寒。而当天气多变，忽寒忽暑，忽冷忽热时，切勿图一时快乐而盲目脱着衣服，这样就不易伤人寒热平和。

还有一条要点，那就是，寒冬来临与热暑降至时，人的衣服都要渐慢地增添和减少，不可脱着明显而感到季节分明。

人着衣服的要点还有，腰腹以下到足胫部位，需要常保温，但这温又不能温到使人烦燥；胸腔以上到头部，需要常凉，但这凉又不能凉到冰凉。

人着衣服如被汗水、雨水弄湿，要马上更换，不可捂在身上，否则会使潮气侵身；同样，熏衣烤干时，不可马上穿着身上，否则会使燥气贴身，使人不舒服。

——［宋］蒲虔贯：《保生要录》

141. 食取称意,衣取适体

衣食二事,是人养生中最主要的事。总的说来,食物于人只要有益,称意,就不必一定要购置山珍海味;只要随心所欲,淡泊适口,这肥腻浓汁也就不一定好。同样,衣着只要于体适合,就不必一定要添置鲜衣华服;这鲜衣华服有时反而使人举止不便,感觉乖别。所以养生之原则,保身上之妙药是:食取称意,衣取适体。

——[清]曹廷栋:《老老恒言》卷2《省心》

142. 若要安乐,频脱频着

身上出大汗,不可马上脱衣服;如脱衣,要得偏风症,引起半身不遂;如饮酒汗出,马上脱衣脱靴,乘风取凉,要引起脚气病。所以,《琐碎录》讲:"若要安乐,不脱不着。"这些道理见于明代的沈仁著的《摄生要录》中。

这种"若要安乐,不脱不着"是中国北方养生的格言,而到中国南方,这养生的格言变成了"若要安乐,频脱频着",即随着天气温度的变化,频脱频着衣服。

——[清]曹廷栋:《老老恒言》卷2《燕居》

143. 湿衣汗衫不可久着

医家养生法认为:湿衣、汗衫不可久穿,如久穿会使人发疮。大汗出过,一是洗浴一番,二是换去湿衣,否则会使人小便不利畅。大汗之后,不能脱衣,吹风而引起偏风半身不遂。春天即便趋暖,衣着也不可过份单薄,否则容易引起食物不消化,头痛难熬。

——[唐]孙思邈:《千金要方》卷 27《道林养性》

144. 衣 欲 勤 洗

衣服粗缦些倒无妨,需要的倒是勤洗;衣服勤洗,加上身体勤浴,这样就使人神安、气和,再加上无物、无事相扰,自然闲适,心身平和就能颐真养生。

——[明]郑瑄:《昨非庵日纂》卷 7《颐真》

145. 鞋履宽紧适当

鞋子对人来说,应取宽紧适当的;人要远行,应取跟脚的鞋子,这样行步起来轻便而快速。老年人在家穿的鞋子、应取宽适的,做到足与鞋两相忘,这样于人养生有利,这道理也就像《南华经》说的:"忘足,履之适也。"

——[清]曹廷栋:《老老恒言》卷 3《鞋》

九、洗澡沐浴

146. 沐　浴

　　在盛夏季节,最舒服的事莫过于沐浴;只有沐浴才能除去身上的潮垢,也只有沐浴才能除去身上的浊汗,而酷暑之下的毒气也只有靠沐浴来解除。实际上这洗浴不仅仅局限于盛夏,在春秋季节也可以进行。大概只有严冬避冷才不宜多沐浴。

　　然而这些在养生学家看来是不行的,认为洗浴容易损耗元气精神。这种看法是没有根据的。以我看来,说沐浴要损耗神气是在于没把握好这洗浴的方法,身体没经过温浇而突然进入到水中,确有以热投冷,以湿犯燥之表现;这样的水浴尤如水攻,是要耗损人的精气,冲散人的元神的。

　　而我是这样处理的:考虑到水过热过激则避其太热太激而调和水性,使之略带温和,再加上对自身的腹胸、肩背也作适当按摩,使之能和水温一致起来;然后入水,使人的感受是"有水似无水"、"已浴同未浴",这样边浴边搅,水乳交融而不觉,渐入佳境而不知,这样在浴盆中逆灌顺浇,纵横其体,正反其身,就会达到一种很愉快的境地,这样也就达到了养生的目的了。至于有些富贵人家,澡盆又大,自动注水于盆中,又能做到冷则加火,热则去薪,这样的沐浴更能消除劳累,达到养性保身的作用了。

　　　　　　　——[清]李渔:《笠翁一家言全集·闲情偶集》卷6

147. 热浴去风寒

如有人患感冒风寒,可用热汤沐浴,这样可以散发人体内的风寒。这就是《内经》中说的:"可汤熨,可浴"及"摩之,浴之"的意思。

——[清]汪昂:《勿药玄铨》

148. 洗浴禁忌

医学书讲:才洗好澡,不可当风雨吹,才洗好澡,不可就湿挽发,才洗好澡,头湿不可就卧睡,这样的话可防头风眩闷,可防多生头发屑。

不能用炊饭的汤水洗头,如洗头会使头生头癣。《闲览》一书还讲到:目患疾切忌洗澡,否则使人目盲。

——[明]沈仕:《摄生要录》

切勿当风沐浴,切勿洗后头发没干就睡;不用冷水洗沐,肚子饥饱时不沐浴,肚子吃得太饱也不沐浴。洗头绝对不用冷水。有眼疾不洗浴。午后勿洗头,汗出不洗澡。勿以大热汤漱口。

——[明]高濂:《遵生八笺·起居安乐笺》

149. 洗脚梳头是乐事

医家说:"除导引、服饵之外,梳头、洗脚就是养生的愉快之事了。"所以有人就每天临睡之前必梳头洗脚,认为这样可以保长生。这在宋温革的《琐碎录》中有诗曰:"发是血之余,一日一次梳;足是人之底,一夜一次洗。"

——[宋]陶谷:《清异录》

十、睡眠摄养

150. 睡眠为养生之要

　　一般而言,天地自然与人的关系是:人是动静各半,每天早晨开始,人就以动为主;每天日暮来临,人就以息为主。如果人日夜不休息,就会耗尽人的精神,离死期不远。所以,正确的养生是,动静各半,动则要求人行起坐立,静则要求人睡眠安息。这就是上述讲的"睡眠为养生之要"。这是因为,睡能给人还精,睡能给人养气,睡能健脾益胃,睡能坚骨强筋。如果不信这话,可以试试:以无疾人不睡为例,无疾人劳以继夜,时间一长,眼眶渐落,精气日衰,虽本无疾,但病情马上出现。反之,有疾之人一旦动静有序,酣睡醒来就有一种舒服感。所以,睡觉已不单是睡觉,它实际上是一种养生妙药,不仅单治一疾,而能治百病、救万民,是无试不验的神药。

　　　　　　——[清]李渔:《笠翁一家言全集·闲情偶集》卷6《睡》

151. 睡 要 适 时

　　一般讲来,由戌到卯(由晚上七点到早晨七点)这一时辰是睡觉的时间;如未戌而睡,就称为先时,这种先时的表现是说明想睡者患有疾病。同样,过卯还睡,就称为后时,这种后时的表现也是说明酣睡者犯有疾病。

　　因为人总是在晚上七点到早晨七点睡觉休息,所以人生一世,夜居一半。有人就以诗来戏谑:"便活七十年,止当三十五"。

除此之外，在夏天这一季节中作一些午睡也是一件乐事。这时的夏天一日可抵上残冬的两天，夏天的一夜也不抵冬天之半夜，所以这时的夏天可以稍作午睡。再加上夏天暑气逼人，使人都有一种疲倦感，这时的夏天有午睡也是合理合情的。这种午睡大致是这样的：午饭过后一些时间，得到食物有所消化，就徘徊于床榻而稍息。但午睡时的心态一定要勿有心觅睡，如果存心想睡，这样的睡一定不甜；应是闲躺在榻上稍处一些事，或闲躺在榻上翻阅些闲书，得事未处理完，书没翻阅完，倦意就至，然后入睡，这样的午睡是非常适意的。这也就是古诗中说的："手倦抛书午梦长"，即"手书而眠，意不在睡；抛书而寝，意不在书"。

——［清］李渔：《笠翁一家言全集·闲情偶集》卷 6《睡》

152. 择 地 安 寝

医家认为，睡觉又必须选择地方。这地方有两种：一是静，二是凉；不安静，人是睡不着觉的，人是闭不上眼的；在不清凉的地方，人是不会睡得安魂定心的。在这种不适宜的地方睡觉是与养生相矛盾的。

——［清］李渔《笠翁一家言全集·闲情偶集》卷 6《睡》

153. 睡 须 心 闲

一个人的睡觉，与闲、忙相联系。如使大忙人安寝，这人只能睡眼，不能睡心安神。这种心不睡而眼睡，犹如没有睡。所以，在临睡之时，绝对不可突然想起某事、某物来了。如睡时想起某事来了，即使睡着了，也是魂趋梦绕、胆怯心惊，比未睡更觉心神不定、紧张烦躁。所以，忙人不宜睡。

反过来,闲人临睡,眼未阖而心先合,醒过以后较之未睡更快乐。所以闲人是适宜睡觉的。正因为这样,人要养生,就须睡眼,而要睡好,就须心闲。

然而,天地间哪有如此之闲的人呢?总有些琐事绕身的。为了解决这一矛盾,可在临睡之前安逸心神;而对一些琐事,尽可能在一天之内完成,使事事有着落后才寻床觅枕。同时,为使睡觉安稳,平时千万不做坏事或对不起人的事,这样夜间遇人敲门也不会吃惊,安然酣睡。

——[清]李渔:《笠翁一家言全集·闲情偶集》卷6《睡》

154. 睡 觉 三 法

苏东坡讲到:我平生睡觉时有三个方法。第一,临睡时先看睡处是否安稳,如有不稳处,可安排稳当。第二,上床休息时可按摩身上某些部位,然后瞑目听息,使呼吸匀稳,心定神安。第三,早晨醒时,梳发百遍,摩面数次;有时衣裳整肃完毕还在床上假寝数分钟,这样的感觉真是无比奇妙。

——[宋]李廌:《师友谈记》

155. 蜷 曲 睡 法

常言道:"睡不厌蜷,觉不厌舒。"这种"蜷"是指"曲膝蜷腹",表现为左右侧卧。这也就是养生学家说的"狮子眠"。这样睡法,可使气海深满,丹田常暖,肾水益生,所以于人养生十分有好处。

——[明]龚廷贤:《寿世保元·睡法》

156. 侧 卧 法

医家说:"寝不尸。"这是说睡觉不作仰卧式。同时,传说道家陈希夷的睡法是:左侧卧,屈左足,屈左臂,以手上承头,伸右足,以右手放置右股间。如作右侧卧,其手足与上述相反。按照这种侧卧法来睡,于人大有好处。当然,还可灵活些,不必拘泥于这些方法。但强调勿仰卧则是对的。

——[清]曹廷栋:《老老恒言》卷1《安寝》

157. 四季睡眠法

一般说来,春天要夜卧早起,如果违反这一原则,就会伤肝;夏天的睡眠与春天相仿,如果违反这一原则,这要伤心;秋天适宜早卧早起,违反这一原则要伤肺;冬天则要早卧晚起,如果违反这一原则,就会伤肾。这些原则都在《黄帝内经》中讲到过,现在成为养生学家的经典。所以明朝的杜巽才在《霞外杂俎》中这样吟道:"春夏宜早起,秋冬宜宴眠。宴忌日出后,早忌鸡鸣前。"

睡觉还要避免"倦欲卧而勿卧,醒欲起而勿起",这样带来的是难受不舒服。

——[清]曹廷栋:《老老恒言》卷1《晨兴》

158. 老人宜午睡

老年人体衰气弱,活动一久就气短神涩,所以要在白天作一小息,以接接力气。尤其是每天时到中午,老年人阳气渐消,稍息可以养阳；而到子时，阳气渐长，又要熟睡以养阴。对于老年人来说，一昼夜间，睡寝可分为二部分。

——[清]曹廷栋：《老老恒言》卷1《昼卧》

159. 夜坐以求寐和行步以安寝

"日未出而即醒，夜方阑而不寐"，这是老年人常有的事。对于这些晚上不能很快入睡的老年人来说，可以夜坐片刻，以调息定气，同时屏除杂想，塞聪掩明，或者行坐功，运动一番，这样就能入睡了。

这种夜坐是以静求静，为的当然是能安睡。这道理符合《亢仓子》里说的："体合于心，心合于气，气合于神，神合于无"。

与这种以静求静的夜坐来达到入睡方法相反的是：以动求静，即如《紫岩隐书》里说的："每夜欲睡时，绕室行千步始就枕"。这以动求静的道理是："行则身劳，劳则思息，动极而返于静"。所以为了安寝求寐，不妨用夜坐与行步这二种方法。

——[清]曹廷栋：《老老恒言》卷1《夜坐》

160. 以操、纵二方求寐

要想安然入睡，方法有操法与纵法。这操法是：临睡之时默数鼻息，心想头顶，再是返观丹田；这样做法是使心有所着落，不纷乱驰奔，然后能安然入睡。

这纵法是：临睡之时，任其心游思于杳渺茫然区域，然后入朦胧境地，这样也就渐渐入睡。这里的操、纵两方都是使你的心不想在求寐上面，而只有忘却寐，才能真正入梦乡。

——[清]曹廷栋：《老老恒言》卷1《安寝》

晚上睡不着的毛病,是由于思虑过度而伤脾脏,劳累过度而伤心脏;一旦患有不寐之症,是很难用药来治愈的。这里的《老老恒言》提出的操纵二方不失为治不寐的好方法。而其中的纵法尤其奇妙,因为操法使心还停留在矜持,未极恬愉之境。而纵法却将心游行自在。按我的理解,每晚就枕之时,即收敛心思,勿萌生杂念,唯一思念的是平生所经历的幽雅宁静山水,心一旦驻情于此形,就渐渐深入朦胧之中,不期寐而自寐,这一夜必定睡得十分甜熟。

——[清]陆以湉:《冷庐医话》

161. 睡 眠 方 向

即使盛夏酷暑也不可露天而卧。睡卧的方向,在立春到立秋之一段时间里,头可朝东;从立秋后到第二年的立春这段时间里,头可朝西。

——[宋]蒲虔贯:《保生要录》

162. 睡 卧 宜 忌

春夏这段时节,要晚卧早起;秋冬这段时光,要晚起早眠。但早起和晚起也有一个原则:"早起鸡鸣后,晚在日出前。"

春夏季节,卧睡时头可朝东;秋冬季节,卧睡时头可朝西。如一年四季睡卧时头朝北,这是不好的。

卧睡的床要高地三尺,低则鬼神因地吹人。

夏不取极凉,凉则肾有沉滞之气。冬天也不取极热,热必然导致壅塞疾病。

每晚临睡,用温水洗足。冬天尤其要用温水濯脚,这样可以和暖通身。

切勿夜卧星月之下，这样容易生病。按传统说来，卧睡时不能唱歌。卧睡时不能留灯烛；如留灯烛，睡时心神不宁。切勿卧睡当风，这容易生病。勿睡卧湿潮之处，否则气散血注而成疾。

　　枕头不可过高。照洪平斋说来，最好是平卧。方法是可以头枕一刀纸，每天去减一张，直到平卧为止。

　　睡卧宜侧身屈膝，这样可以盖人心气。

　　夜半不可不睡，如过三更还不睡，明于必定面黄色燥，精神恍惚；这是因为夜半不睡，血不归于肝而面色黄燥。

　　睡卧时可以握固①，这样可以魂魄安定，邪物不侵。

　　睡卧时不要以手掩心，掩心容易做梦，说梦话。

　　睡前不可饮冷水，因为水在此时饮用容易成疾。

　　睡醒早起宜念咒语。下床时先下左足，然后右足，咒语是"乾之亨利贞，日月保长生。"这样，可保吉祥。

　　睡醒早起不可讲恶事，要讲善事善言。

　　睡醒早起不可发大怒，呼大声。

——[明]周履靖：《益龄单》

　　半夜里不宜哭泣，不宜惊呼，不宜发怒，否则令人神魂不安。半夜里还不宜大乐大喜，不宜多笑，否则使人忘错昏乱，伤人脏腑。夜半里也不宜多思多念，否则使人神怠思乱，神志恍惚。夜卧时防止床头有隙风吹进；夜眠时不能将脚悬于高处；冬夜睡卧不宜用被覆盖头部。睡醒觉得热，不能饮水又睡。

——[明]高濂：《遵生八笺·起居安乐笺》

---

　　① 握固是指以四指围住大拇指，捏成拳头的一种手势。

163. 枕的制作与宜忌

《释名》讲到："枕,检也,所以检项也。"后来人们就解释"侧为颈,后为项"。所以枕头太低就会使项低垂,阳气从而不达,导致头目昏眩;反之枕头太高就会使项屈弯,从而导致酸痛,不能转动。这样,枕头的最佳高度是与侧卧时的肩平。这样即使是仰卧也很舒服。

枕头的制作,其枕头的充填物最好用绿豆皮,这样对人可清热,但就嫌得枕头重了些;同样,枕头的充填物也可用茶叶,于人可去除烦闷,但茶叶容易被头碾成粉末。有时,枕头的充填物还可用通草,这种枕头既轻松和软,又不蔽耳聪。在这里,枕头总以轻软为宜,这就是《千金方》中说的:"软枕头,暖盖足;能息心,自瞑目。"

——[清]曹廷栋:《老老恒言》卷 4《枕》

附:枕头的类型

菊枕

陆游有诗曰:"头风便菊枕。"这是说用菊枕可以清香明目治疗头痛。但应防止菊枕生蠹虫。

柳絮枕

《清异录》中讲到有人枕骨比较高,不可用坚硬的枕头,于是就将柳絮充缝其内。照《本草》说来:柳絮性凉,可以作枕,功效有时可超过菊枕,但容易生虫。

藤枕

藤枕是将粗藤疏编而成的,这样于人枕头可有凉爽感。藤枕切忌编织太密,密了就不通风,不收汗,不适宜作枕头。编得密的藤枕是可当作观饰物。

藤枕编得疏之外,枕中还应空。枕中空可放些东西,但不可放香花之类的东西,这样于人没好处;藤枕中倒可放些麝香之类的药物,麝香可镇心安神。当然这也是偶然用一下,放麝香的藤枕用长于人没好处。

——[清]曹廷栋:《老老恒言》卷 4《枕》

药枕

医家认为,长枕药枕,胜过长佩宝玉,因为宝玉太清凉。当然,这药枕所用的药要用平和些的药为好;如药枕性太热则热气冲上,如药枕性太冷则冷气伤脑。这里介绍一个药枕方:久枕治头风目眩。

用药是:蔓荆子八分,甘菊花八分,细辛八分,香白芷六分,芎藭六分,白术四分,通草八分,防风八方,藁本六分,羚羊角八分,犀角八分,石上菖蒲八分,黑豆五合(拣择干净)。

药枕的做法是:药(如上述这些药)要细研成碎末相拌匀和,然后用生绢囊或碧罗袋盛之;这种生绢囊和碧罗袋要缝合严密,使之保全药气,然后每晚枕在头下。枕久了药气渐歇,可更换药或再放些药进去。

——[宋]蒲虔贯:《保生要录》

164. 被褥卧席

要想睡得安稳,必定要有厚褥。老年人体弱骨瘦,就尤其需要厚褥。这种厚褥是指多准备些,随着天气转冷,渐冷渐加。老年人最好每年换条新的棉花絮,这样紧着身铺,就可保养生息。

一般性的褥底最好铺上毡,这样可以收湿气;因为人卧褥子上面,热气必定下注,带有微潮,如铺毡就可收湿。褥底铺油布只可防湿气上侵,不可收热气下注的潮气。古代人说的"湿寝而腰疾偏死"是由于没有注意到褥底铺毡这一点。

还要注意，人的被和褥宜经常日晒，这是因为阳光益人，同时还可使被褥松软。经过日晒的被褥每到夜晚还留有余热，在冬天的晚上对人特别有好处。同时要注意，黄梅时节，尤须多晒被褥。只有在夏天时间，不可多晒，否则会使暑气伏内而伤人。

——［清］曹廷栋：《老老恒言》卷 4《褥》

十一、按摩导引

165. 按摩导引可延年却病

从医学理论上讲，人身流畅就是指一气在体内的流通；如气流则形体健和，反之气塞则人体患病。所以《元道经》说："元气难积而易散，关节易闭而难开。"如使人体气荡欲动，就会使血脉疏通流利，谷物易消；这个意义上说，按摩导引可行血气，利关节，辟邪气。这也就是常言说的："户枢不蠹，流水不腐。"

——[明]高濂：《遵生八笺》卷9《延年却病笺》

166. 延 年 九 转 法

先平席正身，仰卧齐足，凝神静虑；依次用两手中三指在心窝部位顺时针旋摩二十一次；由心窝部位直线向下旋摩到耻骨联合部；由耻骨联合部处两手分开，顺对称弧形线旋摩向上，在心窝部位会合；由心窝部两手直摩到耻骨联合部，这样操作二十一次。

右手掌顺时针旋摩脐腹二十一次；右手掌逆时针旋摩脐腹二十一次。左手反插腰（大拇指在前）轻捏左软肋下，右手中三指从左乳下直推向下及腹股沟处，如此重复二十一次；按上述方法左右手相反进行二十一次。上述几种方式重复七次后盘坐于席上，然后两手屈拳，分别按于两膝头；同时，十趾微跐屈，上身逆时针环摆二十一次，又顺时针环摆二十一次；这动作在操作时要缓慢进行，不可用拙力，但环转的幅度尽可能大，注意在环摆中，逆摆一定要使胸肩出左膝外,顺摆一定要出右膝外,经过前方时,必须摇伏膝上,向后则必须使腰脊反弓。这种方式操作是每天三次,即睡起时、中午、临睡前各一次。初学者,每次三遍。三天后,每次五遍。无论忙闲,不可间断。若外出工作,中午不能坚持操作,但早晚两次必不可少。

——[清]颜伟:《延年九转法》

167. 保 真 十 法

古代传说的王乔、赤松的长寿仙术果然是好,但修丹、练功等方法不易掌握,并且也无详细的书籍介绍,所以光羡慕也没有用。我这里只需独卧一床,操作简易,真可谓近取诸身,法约功倍,行久没有不带来好处的。这又何必去求哪些异方奇术呢?

一、静坐,将两手指击头后枕骨九次,以鸣天鼓。

二、用嘻嘘呼吸各九次,以调元气。

三、叩齿三十六,以集元神。

四、将两手大拇指摩热,各拭眼二十四下,以元明目。

五、将两手大拇指摩热,试鼻两旁各二十四下,以培元息。

六、将两手摩热,擦两耳腔二十四下,以达元聪。

七、将两手摩热,摩按面孔三十六下,以润元颜。

八、用两手摩热,顺摩① 腰眼肾处二十四下,以固元精。

九、用两手擦脚底涌泉穴,左右交互,各二十四下,以壮元力。

十、将两肩胁肋耸动数次,以运元筋。

上述十功法结束,口中会生出津液,然后分三次咽下,意想这津液已流入丹田,以养元真。

——[明]李诩:《戒庵老人漫笔》卷8《导引保真法》

---

① 顺摩是指按顺时针方向按摩。

168. 却 病 八 则

平坐,用一手握脚指,用另一手摩擦足底心的赤肉,不计数目,摩擦到发热为止。然后,即将脚指略略转动;又将左右足心更换手来摩擦,擦了疲倦可休息一会。此法名"擦涌泉穴"。能除湿气,固真元神。

临睡之前,坐床沿垂足解衣,然后以舌头抵拄上腭,目视顶门,提缩肛门谷道,用两手摩擦两肾腧,各一百二十次。一般讲,多多益善,这能生精固阳,治疗腰痛。

搓手使热,摩熨两目及耳根,次数也为二十七下,能使人耳目聪明,夜可读书。

并足立于暗处墙壁,用左手从项颈后紧攀右眼,连头用力反顾亮处,这种做法连续九遍。然后也按上述做法,用右手从项颈后紧攀左眼,连头用力反顾亮处,做九遍。这样的做法能治双目赤涩火痛。

静坐闭息,纳气猛送下而鼓动胸腹①,两手作挽弓状,左右数四,气满之后缓缓呵出。这能治疗四肢不舒,背急停滞。

覆卧去枕,壁立两足,以鼻吸气四下,复以鼻呼气四下。这能除身中热燥、背痛之疾。

端坐伸腰,举左手,仰掌,用右手承右胁,用鼻纳气,这能除淤血结气。端坐伸腰,仰掌,用左手承左胁,以鼻吸气,这能消除寒食不化之疾病。

人如果要经过危险的地方,或庙宇之间,心有疑忌的话,可用舌抵拄上腭,咽吞口中津液一二遍,左手第二,第三指按捏两鼻孔

---

① 纳:吸、收进来的意思。

中间所膈之际,能抑遏百邪。

——[明]冷谦:《修龄要指·却病八则》

169. 干 浴 法

清早起来,将两手摩擦发热,然后摩擦面孔,从上到下十四次,这样可以去汗气,使面有光颜。又可将摩擦热的手按摩身体,由上到下十四次。这种方法叫"干浴"。可以使人抵御风寒,头痛,百病皆愈。

——[唐]王焘:《外台秘要》卷3《养生方》

170. 开 关 法

先以左手髀骨(现代解剖学称肱骨)并肩向前圆转九次;又以右手髀骨并肩向前圆转九次;然后用左右髀骨并左右肩向前圆转九次。如果能做十九次、二十九次更好。做这种方法要从容和缓,也可以先缓后急。这种操作法可以疏通膏肓①,治疗背痛,胸紧。

——[明]李梴:《医学入门·保养说·附导引说》

171. 起 脾 法

先静坐,存中气;然后挺身,以两手相叉,极力扒左扒右,各七下为一遍;扒左时头向右,扒右时头向左。这组动作连续做十五遍。做好后静坐片刻。此方法可以调和脾胃,增进饮食。

——[明]李梴:《医学入门·保养说·附导引法》

① 膏:中医将心尖脂肪叫膏。肓:心脏和膈膜之间称为肓。

172. 开 郁 法

以两手旋舞,向前又向后;两足作白鹭行步的形状,不必控制在一定的数量内。这动作做过以后,又用左手搭右肩,右足搭左腘窝委中而行;右手搭左肩,左足搭右腘窝委中而行。这动作做过之后,又用左手向前停于腹部,右足搭左膝盖而行;右手向后停于腰部,左足搭右膝盖而行。做过这个动作以后,又以两手极力托天,两足极力踏地,后用两手向后向下,两足十指挽起仰面偃腹,使气下行。做过这动作后,可蹲倒,以两手极力攀起足后跟,十指点起,极力低头到膝下。做完这动作后,立起,两臂相交掩于胸前,两手搭于肩胛上,极力摇动数次。这一整套动作可以治外利不遂郁气为病及心腹胀满、夜睡不宁等疾病。你即使无病,也可操作;如遇风寒,可将这套动作做到出汗为止,可以保平安。这套动作又比五禽戏简便,容易操行。

——[明]李梴:《医学入门·保养说·附导引法》

173. 四时调息法

(1)先春养阳法

每天闭目静心而坐,心意注定于肾腰间,咽下口中津液七口,并送下丹田。然后起立,双手自抱,两胁微摇三次。又如打恭状起立,等气定后再坐,像上述咽下口中津液七口,送下丹田。这种方法做多了,可永无风证之侵。

(2)先夏养阴法

每天也闭目静心而坐,心注意于心胸间,咽津液十四口,送入心中,可保永无暑气侵犯。

（3）先秋养阴法

每天闭目静心而坐,心意向往肝区,咽送津液于丹田十二口,然后又以双手攀足心三次,等气定呼吸正常时再如前法送津液往丹田七口而后停止。这方法可保永无燥热之病。

（4）先冬养阳法

每天五更时辰坐起,心里想着两肾口中,等到口中产生津液后送入丹田,连续三口;早起不必漱津,以手掌擦足心涌泉穴,擦到发热为止,然后再送津液三口于丹田。这套操作法结束后,再睡。这可无伤寒之患,也可长生。

——[清]陈士铎:《石室秘录》

174. 卧功·立功·坐功

现在看来,导引按摩的方法很多,有八段锦、五禽戏、天竺按摩诀之类的;这些方法无非是宣畅气血,展舒筋骸,于人有益而无损。在这里,列出适合老年人操作的卧、立、坐三功,至于卧、立、坐时所需的叩齿咽津可随便。以下分别罗列叙述。

卧功

仰卧,伸两足,将足趾竖起,伸两臂,伸十手指,用力向下,左右连身牵动数遍。

仰卧,竖起两膝,膝盖相并,两足向外,以左右手各攀左右足,着力向外(左右两边)做数遍。

仰卧,伸左足,竖起右膝,两手兜住右足底,用力向上,使膝盖至胸口。反过来兜左足的方法与上相同。轮流做数遍。

仰卧,伸两足,左手握大拇指,首着枕,两肘着席,微举腰摇动数遍。

立功

正立，两手叉向后，提起左足摇动数遍，提右足方法相同。轮流做数遍。

正立，仰面昂胸，伸直两臂，向前，开掌相并如抬重物那样抬起，抬高到头顶，做数遍。

正立，横伸两臂，左右托开，手握大拇指，宛转顺逆摇动，不计数，做到稍累即息。

正立，两臂垂向前，近腹，手握大拇指，如提百钧重物，左右肩俱耸动，做数遍。

正立，开掌，一臂挺直向上，如托重物；一臂挺直向下，如压重物，左右手轮流做数遍。

坐功

跌坐（左脚放在右腿上，右脚放在左腿上的佛教徒式的盘腿端坐），擦热两掌，作洗面状；眼眶、鼻梁、耳根各处周到，擦到面部觉得发热为止。

跌坐，伸腰两手放置膝盖上，以目带随头部，往左右瞻顾，如摇头状；这动作不宜过快过缓，适中为好。做数十遍。

跌坐，伸腰，两臂用力，作挽弓势形状；左右臂轮流各做数遍。

跌坐，伸腰，两手仰掌，挺肘用力一起向上，如托着重物似的，做数十遍

跌坐，伸腰，两手握大拇指作拳状，向前用力，做捶打形状；这样捶物似的动作做数遍。

跌坐，伸腰，两手握大拇指向后，托实坐处，微微举起臀部，以腰摆摇数遍。

跌坐，伸腰，两手放置膝盖上，以腰前扭后扭，又左侧右侧；做这动作要全身用力，互相交叉地做。做时不计数。

跌坐，伸腰，两手开掌，十指相叉，两肘拱起，掌先按胸前，又反掌推出，以正掌收挽，做数遍。

跌坐,两手握大拇指作拳,扳到背后捶腰及背,又向前左右交捶臂及腿,捶到舒快为止。

跌坐,两手按膝,左右肩前后交纽,如转辘轳似的,使骨节都响,背部觉得发热为止。

——[清]曹廷栋:《老老恒言》卷 2《导引》

175. 易筋经十二势歌诀

韦驮献杵第一势:

立身期正直,环拱手当胸。

气定神皆敛,心澄貌亦恭。

韦驮献杵第二势:

足趾挂地,两手平开。

心平气静,目瞪口呆。

韦驮献杵第三势:

掌托天门目上视,足尖着地立身端。

力周腿胁浑如植,咬紧牙关不放宽。

舌可生津将腭抵,鼻能调息觉心安。

两拳缓缓收回处,用力还将挟重看。

摘星换斗势:

只手擎天掌覆头,更以掌内注双眸。

鼻端吸气频调息,用力收回左右侔。

倒拽九牛尾势:

两骸后伸前屈,小腹运气空松。

用力在于两膀,观拳须注双瞳。

出爪亮翅势:

挺身兼怒目,推手向当前。

用力收回处,功须七次全。

九鬼扳马刀势：

侧首弯肱,抱顶及颈。
自头收回,弗嫌力猛。
左右相轮,身直气静。

三盘落地势：

上腭坚撑舌,张眸意注牙。
足开蹲似踞,手按猛如拿。
两掌翻齐起,千斤重有加。
瞪睛兼闭口,起立足无斜。

青龙探爪势：

青龙探爪,左从右出,
修士效之,掌平气实;
力周肩背,围收过膝,
两目注平,息调心谧。

卧虎扑食势：

两足分蹲身似倾,屈伸左右骸相更,
昂头胸作探前势,偃背腰还似砥平,
鼻息调气均出入,指尖着地赖支撑,
降龙伏虎神仙事,学得真形也卫生。

打躬势：

两手齐持脑,垂腰至膝间,
头惟探胯下,口更齿牙关,
掩耳聪教塞,调元气自闭,
舌尖还抵腭,力在肘双弯。

掉尾势：

膝直膀伸,推手至此,
瞪目昂首,凝神壹志;
起而顿足,二十一次,

左右伸肱，以七为志；
更作坐功，盘膝垂眦，
目注于心，息调于鼻；
定静乃起，厥功维备。
总考其法，图成十二；
谁实贻诸，五代之季，
达摩西来，传少林寺；
有宋岳候，更为鉴识，
却病延年，功无与类。

——［清］潘蔚：《卫生要术》

176. 寿世外功

外功是指按摩导引，能够行血气，利关节，也能辟邪使恶气不能侵身。这种形体的按摩就如常言说的"户枢不蠹，流水不腐"。所以，延年却病以按摩导引为先。

这里所介绍的按摩导引是古人传下来的，比较平易，而不是那些奇异怪术。这种按摩导引方法于人的血气未定、方刚、既衰都可实行，可预防人的衰弱。尽管这种按摩导引方法人人可实行，但为什么还有不少人不做呢？大致的原因是，第一有些人自恃壮盛，疾病未形，所以你即使劝他做，他也不做。第二有些人忙于经营之道，每天做活做得竭蹶不遑，虽然向往这种按摩，但没时间做按摩操。第三有些人想到要按摩导引了，却已是体气衰惫，举动艰维，虽后悔当初要坚持按摩导引，但现在却完全无法做这按摩操了。

所以，我们要坚持做这按摩导引，要有信心和决心，只有坚持操持按摩，才能做到防患于未然。这样才能长寿保命。同样，我们还要反对那些天命论者。他们认为寿数已有天定，不必坚持按摩导引,这是不对的;同样,我们还要反对那些有疾不求医生,反而求助于一种玄冥的祈祷,这也是不对的。与其求灵于玄冥之祈祷,不如平时宁静片刻,勤习按摩了。

这里,按人体五官及四肢的特性设计按摩导引,称为"分行外功";同时又取前人留下的东西,统称为"合行外功"。这种"分行"和"合行"尽管看来不一样,实质上就按摩来说是一样的,只是任人审择而已,尽可能做到即时即刻有效,随时随地可行。

177. 分 行 外 功 诀

(1) 心　功

凡行功时要做到静心息虑,还要绝情欲,以固人神气。

(2) 身　功

一、盘足坐时,应当以一足跟抵住肾囊根(阴囊)下,这样可使精气不泄漏。

二、凡垂足平坐时,膝盖不可太低,肾子(阴囊)不可着在所坐处(凡言平坐,高坐,皆坐于榻与椅上)。

三、凡做好功,行好操,起身宜缓缓舒放手足,不可突然急起。

四、凡坐,宜平直身体,竖起脊梁,不可东倚西靠。

(3) 首　功

一、用两手掩耳,然后以第二指压在中指上,用第二指弹脑后两骨作响声,称为"鸣天鼓"。可治风池邪气。

二、用两手扭项,左右反顾,肩膊随着转动。

三、用两手相叉抱项后,面仰视,使手与项争力。这可以去肩痛,目昏。

（4）**面　　功**

一、用两手掌相互摩擦发热，随后按面部作揩面，必须用力周到均匀。在用两手摩面时，要闭口用鼻呼吸。这方法能使人皱斑不生，容颜光泽。

（5）**耳　　功**

一、用两手按摩两耳轮，一上一下摩擦，这方法叫："营治城郭"。可以使人耳更聪。

二、平坐，伸一足，另一足弯屈，横伸两手，直竖两掌，然后曲肘，作向前推门状，同时扭头项左右相顾，做七次。这样可以除耳鸣。

（6）**目　　功**

一、睡醒不要张开眼睛，用两手大拇指背相合擦热，去揩目十四次；这时眼睛还不能张开，在眼睛闭住的时候暗轮转眼珠，左右七次，再紧闭少时，忽大睁开，这能保护神光，使眼睛永无目疾。

二、用两大拇指背曲骨重按两眉旁的小穴，做二十七遍；又以手按摩两目颧上，及旋转耳三十次；又以手逆乘额，从两眉中间开始，以入脑后发际中，做二十七遍。做时还须吞咽口中津液。这能治耳目，通清明。

三、用手按目之近鼻两眦（即眼角），闭气按之，气通即止。这方法经常做能增人视力，洞观一切。

四、跪坐，以两手据地，回头用力视后面五次，这称为"虎视"

（7）**口　　功**

一、凡做功时必须闭口。

二、如口中焦干，口苦舌涩，咽吞无津，或吞咽喉痛，不能进食,可以张口呵气数十次,鸣天鼓九次;并以舌搅口内,咽津;这样反复呵气,反复咽津,等口中有清水产生,就能消除上述提到的各种内热的表现。

如果口中津液冷淡无味,心中汪汪,这是人体内脏冷的表现,可以以口吹气,这样等口中有味,体内冷的症状也就消失。

三、每天早晨,以口微微呵出体内浊气,又以鼻吸清气咽下。

四、在睡觉时,要闭口,使真元不出,邪气不入。

(8) 舌　　功

一、用舌抵上腭,这时津液会自生,再搅满口,鼓漱三十六次,分三口咽下,咽时要做到汩汩有声在喉。这方法称为"漱咽",可以灌漱五脏;这方法还可常做。

(9) 齿　　功

一、叩齿三十六遍,以集身神。

二、凡小便时,可闭口紧咬牙齿。可以除牙痛。

(10) 鼻　　功

一、用两手大拇指背擦热,揩鼻上三十六次。可以润肺。

二、眼视鼻端,慢慢呼吸数次。

三、每天晚上作覆身卧,去枕,从膀反竖,两足向上,以鼻吸纳清气四回,又以鼻出气四回;出气时极力,收纳入鼻时用微气。这能除身热、背痛的疾病。

(11) 手　　功

一、两手指相义,虚空托天,按顶二十四次。可以治胸膈邪。

二、一手直伸向前,一手屈回向后,如挽弓状。做五次,可以除臂腋邪。

三、两手相提为拳,捶臂膊及腰腿,又反手捶背,做三十六次。

四、两手握固,屈肘向后,顿掣七次。须要随肘向左右扭。

五、两手作拳,用力左右各虚筑捶打七次。可以除心胸风邪。

(12) 足　　功

一、正坐伸足,低头作礼拜状,用两手用力扳足心十二次。

二、高坐垂足,将两足跟相对,扭向外;又将两足尖相对,扭向内。这样各做二十四遍。可以除两脚风气。

三、盘坐,以一手捉脚趾,以另一手擦脚心涌泉穴,擦到热为止。这可以除湿气,健康。

四、两手向后据床,跪坐一足,将一足用力伸缩,各七次,须左右交换。这可以治疗股膝肿。

五、以徐徐行步,手紧握拳;左足前踏,左手摆向前,右手摆向后;右足前踏,手右前左后。这可除两肩风邪。

(13) 肩　　功

一、两肩连手左右轮转、像转辘轳,各二十四次。转时应先左转,后右转,这称为"单辘轳";如左右同转,称为"双辘轳"。

二、调息神思,以左手擦脐十四遍,右手也如此;复以两手如数擦胁,连肩摆摇七次,咽气纳于丹田,握固两手,屈足侧卧。可以避免男子梦遗。

(14) 背　　功

一、两手据床,缩身曲背,拱脊向上,十三下。可以除心肝邪。

(15) 腹　　功

一、两手摩按腹部,移行百步,可以除食滞。

二、闭息存想丹田火,自下而上,遍烧其体。

(16) 腰　　功

一、两手握固，拄插两胁肋，摆摇两肩二十四次。可以消除腰肋痛。

二、用两手擦热，以鼻吸清气，又徐徐从鼻放出，用两手擦背下腰软处（即精门）。

(17) 肾　　功

一、用一手兜裹外阴囊，一手擦肚脐丹田处，左右换手，各八十一次。这方法的口诀是：一擦一兜，左右换手，九九之数，真阳不走。

二、临睡时坐于床，垂足解衣，闭息用舌抵上腭，目视顶门，提缩肛门谷道作忍大便状，两手摩擦两肾腧穴，各一百二十下。能生精，固阳，除腰痛。

以上方法可随人所需而操作之，有病可按摩患处治疗，无病可预防于未患。

178. 合行外功诀歌（十二段锦歌）

闭目冥心坐，握固静思神。
叩齿三十六，两手抱昆仑。
左右鸣天鼓，二十四度闻。
微摆撼天柱，赤龙搅水津。
鼓漱三十六，神水满口匀。
一口分三咽，龙行虎自奔。
闭气搓手热，背摩后精门。
尽此一口气，想火烧肚脐。

左右辘轳转，两脚放舒伸。

叉手双虚耗，低头攀足频。

以候神水至，再漱再吞津。

如此三度毕，神水九次吞。

咽下汩汩响，百脉自调匀。

河车搬运毕，想发火烧身。

旧名八段锦，子后午前行。

勤行无间断，万病化为尘。

以上这些是通身总行的操作法，要按顺序，不可缺也不可乱。以下详细解说十二段锦各图要诀。

十二段锦第一图：闭目冥心坐，握固静思神。

盘腿而坐，轻闭两目，冥忘心中一切杂念。这坐，一定要竖起脊梁，腰不可软弱，身不可倚靠。握固，可以闭关却邪；静思，指静息思虑而存神。

十二段锦第二图：叩齿三十六，两手抱昆仑。

上下牙齿相叩作响，要叩响三十六下。叩齿能集身体内部神气，使之不散。昆仑指人的头部。以两手十指相叉，抱住后脑，暗记鼻息九次，微微呼吸，不宜耳闻有声。

十二段锦第三图：左右鸣天鼓，二十四度闻。

记着鼻息出入呼吸各九次。然后放开所叉之手，移两手掌掩耳，以第二指压在中指上，用力放下第二指，重重压弹脑后，犹如击鼓之声，称为"鸣天鼓"。左右各二十四次，两手同弹，一先一后，共四十八声。做完仍收手握固。

十二段锦第四图：微摆撼天柱。

天柱即后颈；低头，扭颈向左右侧视，肩亦随头左右摇摆。各二十四次。

十二段锦第五图：赤龙搅水津，鼓漱三十六，神水满口匀，一口分三咽，龙行虎自奔。

赤龙即舌;以舌顶上腭,又搅满口内上下两旁,使水津自生。鼓漱于口中,三十六次。神水指津液。分作三次吞咽下,要在喉口汩汩有声;心暗想,目暗看所吞咽的津液直送到肚脐丹田。龙指津,虎即气。津下去,则气也自随。

十二段锦第六图:闭气搓手热,背摩后精门。

鼻吸气,然后闭一会儿。用两掌相搓擦发热,急忙分两手摩擦后腰上两边,一面慢慢从鼻内放气。这里的"精门"指后腰两边软柔处;以手摩擦三十六遍,做完仍收手握拳。

十二段锦第七图:尽此一口气,想火烧肚脐。

闭口鼻之气,以心暗想,运心头之火烧丹田,觉得似发热,仍放气从鼻出。脐轮指肚脐处丹田。

十二段锦第八图:左右辘轳转。

曲弯两手,先以左手连肩圆转三十六次,如绞车一样;右手的操作法如左手。这种称为"单转辘轳法。"

十二段锦第九图:两脚放舒伸,叉手双虚托。

放开所盘的两腿,手伸向前。然后两手指相交叉,反掌向上,先安所叉之手于头顶,作为上托,要像托石头在手上,腰也要俱用力上耸。手托上一次,又放下,安手头顶,又托上。这样做一共九次。

十二段锦第十图:低头攀足频。

以两手向所伸的两脚底用力扳,头低如礼拜的样子,一共做十二次;收手后还握拳,收功后还盘坐。

十二段锦第十一图:以候神水至,再漱再吞津,如此三度毕,神水九次吞,咽下汩汩响,百脉自调匀。

再用舌搅口内,以等候口中津液生,再鼓漱三十六下。连接第一次,再做第二次,这样一共做三次;每一次用三吞,三次分九次吞津液,在咽吞津液时,喉头要有响声。

十二段锦第十二图:河车搬运毕,想发火烧身。

心想肚脐下的丹田处有一团如火似的热气,闭气如忍大便状。

将热气运到谷道(肛门)升上腰间,背脊、后颈、脑后、头顶止;又闭气,从额上、两太阳、耳根前、两面颊,降至喉下、心窝、肚脐下的丹田处停止。这运气过程,想到有一团火烧的气,使你全身发热。

179. 八段杂锦歌

热擦涂津美面容,掌推头摆耳无聋。
攀弓两手全除战,搥打酸疼点不逢。
摩热脚心能健步,掣抽是免转筋功。
拱背治风名虎视,呵呼五脏病都空。

擦面美颜:

此法是无论每天早起或日里偶尔睡息,凡是在睡醒之时,要慢慢睁开眼睛;在闭眼时,可将两手指相背合摩擦发热,随左右手各揩左右眼皮,数次为九;然后闭目,暗用眼珠轮转,向左九遍,又向右九遍。等眼睛睁开时,还可用眼珠向左右转九次。可以除风热,不会发生眼疾。

做好上边的功后,又可将大指背摩擦发热,将发热的大指背揩鼻上三十六遍。这可以润肺。

又可将两大拇指的弯骨按两眼外角边小穴中,各三十六次,又按两眼之近鼻之中如数。这可以明目保护视力。

随后合两掌,磨擦发热,用热手掌自上而下顺揩面九十次,要揩得周到;再用津液舔于手掌上,仍摩擦发热,复揩面部各处,九十次为满。这可以使面部光泽容颜、不生黑皱。

这一方法十分简单,只要睡醒时稍迟一会下床,就可操作,起来后使人觉得神清气爽。坚持数年,必见成效。

——[清]徐文弼:《寿世传真》卷1《修养宜行外功》

180. 十二段锦功法

一、叩齿。牙齿是原筋骨部分,如经常叩击,可活动筋骨,身神清洁,每次叩齿以三十六为一遍。

二、咽津。用舌抵上腭,时间一长就会生出津液来,然后作响声吞咽下,使津液灌溉五脏,人体内的气火会自动降下。

三、浴面部。用摩擦热的双手摩面,从颈项开始,面部处要揩擦得周到。可使面部光泽。

四、鸣天鼓。两手掩耳,以第二指压中指,然用用力弹脑后骨二十四次,以声音壮盛为好。

五、运膏肓穴。这穴在第四胸椎下,肩胛骨内缘处,药石针灸常常照顾不到它,所以要经常扭转两肩,扭转的次数是七次,这样能发散一身诸病。

六、托天。将两手握拳,以鼻吸气,运至泥丸,即向天擎起,随后将手放左右膝盖上。这功要做三遍。

七、左右开弓。要闭气,将左手伸直,右手作攀弓的样子,两眼稍垂,两手左右各行三次,可以泻三焦之火。

八、擦丹田。将左手托肾囊(阴囊),右手擦丹田三十六次后,将左手换转,方法如上述。

九、按摩内肾穴。用两手擦热,闭气,从背后擦肾经命门各三十六次。

十、擦涌泉穴。用左手抱住左脚,右手擦左脚心三十六次,换转右脚如前行。

十一、摩挟脊穴。此穴在背脊之下,肛门之上。此穴能贯统一身血脉,经常摩擦,对人大有好处。

十二、洒。腿足不运动则血气不和、流畅,行动也不方便。可以在站立时，用左足站定，右足提起，洒挥七次后，换右足立定如前做七次。

这十二段锦的方法，每天早起坐床做一遍，临睡时也做一遍，日里有空也可做，这样每天二三次，于人有好处。

————[清]林春溥：《闲居杂录》

181. 导引四十势

黄石公受履：

坐定舒伸两腿，然后用两手按大腿根；做时用意存想，运气十二口。

钁铿观井：

此功可以治腰腿疼。立正，两手握拳，如鞠躬状到地，膝盖不宜屈；然后慢慢起身，做到双手举过顶。做这功时，要闭口，鼻内微微放气三四口。

啸父市上补履：

可以治精脉不存。采取坐式，舒伸两腿，然后用手攀左脚心，做时需运气，左三口，右四口。这样可以固精，不散。

邛疏寝石：

此功为收精法。在收精时，左手食指掩右鼻孔，右手护于脊椎尾部，然后运气六口，可以收精自回。

接舆狂歌：

此功可以治腰痛。做时立定，用右手扶墙，左手下垂放松，右脚登舒，运气十八口；然后换右手下垂，左手扶墙，操作如前。

涓子垂钓荷泽：

此功可专治久痔。做时端坐身体，左拳撑左肋，右手按右膝，专心存想，将气运到患处，呼吸数次。

容成公静守谷神：

可以治头晕。做时盘坐席上，咬牙闭气，用两手掩按耳后，掸天鼓三十六指，再叩齿三十六，称"鸣天鼓"。

寇先鼓琴：

可以治头疼及血脉不和。盘坐在席，两手按膝盖上，向左扭项扭背，运气十二口；右扭项扭背，运气十二口，称为"摇天柱"。

修羊石卧石榻：

此功可治疗四时伤寒。侧卧屈膝，用两手擦热而抱着身体下部阴囊，再运气二十四口。

王子晋吹笙：

可以通任脉，除百病。身体端坐，以两手挪拿到两胸傍，这样反复做九次，再运气九口。

钟离云房摩肾：

治疗肾虚冷，腰疼腿痛。人端坐在席上，用两手擦热，移置背后腰软处摩擦，并运气二十四口。

东华帝君倚杖：

可以治疗腰背痛疼。人要端立，对手拄杖顶腰，右左运转气十八口，一运三遍。

山图折脚：

可以专治夜里梦中遗精。人端坐席上，舒伸两脚，然后用手攀脚心，行功运气九口。

许旌阳飞剑斩妖：

此功可以治疗一切心疼疾病。人作丁字步立，右手扬起，扭身左视，左手放后，运气九口。

魏伯阳谈道：

此功可以治疗背膊疼痛。以身高坐，即坐于椅上或榻上，右腿舒伸，左腿弯曲，左手举起，右手摩按腹部，行功运气十二口。

子主拨发鼓琴：

可以调理血脉，眼昏目花，身体虚弱。先以身端坐，用擦热的手抹脚心，然后以两手按放两膝盖，开口呵气九口。

故妪泣拜文宾：

此功可以治腰疼。先立正，然后低头弯曲腰，使手与脚尖齐；膝不可弯曲。做时运气二十四口，所以又名"乌龙摆尾"。

服闾瞑目：

可以治疗肚腹疼痛。以身盘腿端坐，两手抱肚脐下，行功运气四十九口。

陶成公骑龙：

此功可以治疗胸膈膨闷。人以盘腿端坐，以左手向左，右手也随之，但头向右扭；以右手向右，左手也随之，头却向左扭，运气左面是九口，右面是九口。

谷春坐县门：

可以治疗一切疾病。以身盘腿端坐，两手按膝盖，左右扭身，运气十四口。

宋玄白卧雪：

此功可以使五谷消化。做时仰面直卧，两手放胸腹处，来往行功，如翻江搅海，运气六口。

马自然醉堕雪溪：

用肚腹着地，两手向后往上举，两脚亦往上举。运气十二口。

玄俗形无影：

以身端坐，用两手擦脚底心，运气二十四口，右脚左脚换着擦。

负局先生磨镜：

可以治疗遍体疼痛。身体端坐，放舒两脚，两手握拳，连身向前。

吕纯阳行气：

可以治疗背膊疼痛。立定，左手伸舒，用右手捏左手膊肚，运气二十二次；左右手轮换行功。

邗子入山寻犬：

可以治疗左瘫右痪。人以站式立定，以左手指指向左面，右手护脐头往右视，运气二十四口。反过来用右手指向右，头向左视，运气二十四口。

裴玄静驾云升天：

此功可以治小肠虚冷疼痛。盘腿端坐，用手揉擦丹田行功运气四十九口。

何仙姑簪花：

以盘腿端坐，两手抱头，行功运气十七口。

韩湘子存气：

可以治疗血气衰败。人以盘腿端坐，先以两手擦目，再用两手拄定两肋，行功运气使其上升，这样操作二十四次。

曹国舅抚云阳板：

可以治疗瘫疾。以身高坐于凳上，左脚弯曲，右脚斜舒，两手左举，目光右视，运气二十四口；左右轮流行功。

侯道玄望空设拜：

此功可以治疗前后心疼。人先以八字立定，低头于胸前，用手抄腹下，用功行气十七口。

许蜡扦花满头：

可以治疗肚腹膨胀、遍体疼痛。人采取立式站定，用两手高举托天，脚跟向地，紧提谷道肛门，运气九口。

刘海戏蟾：

可以治疗全身拘束疼痛。人以立式站住，左脚向前，两手握拳，运气十二口，然后右脚向前，两手握拳，运气十二口。

白玉蟾行气：

此功可以治疗胸腹虚饱。人盘腿端坐，两手交叉按于肩上，用目左视，运气十二口。

蓝采和行歌城市：

可以治疗气脉不通。人以立定用力,如左边气脉不通,左手行功,意念在左边,举左手运气。右边也是如此。

陵阳子明垂钓：

此功可以治腰腿痛疼。人坐在席上,舒伸两腿。然后两手用力向前,尽可能与足齐,来回做功,运气十九口。

邬通微静坐默持：

可以治疗久病黄肿。以盘腿端坐,用两手按放膝盖头做功;存想意念,使气周流全身四十九次。如此则气通血融,而百病自愈。

子英捕鱼：

可以治疗血脉不和。人先立。然后用打蛇的姿势,手脚俱要交叉,左右行动;左行气十二口,右也是如此。

金可记焚香静坐：

此功可以治疗肠痧痛。以身端坐,两手攀膝齐抱,左右蹬板九次,运气二十四口。

戚逍遥独坐：

此功可以专治久痔。以身端坐,用两手摩擦两肋和患处,行功运气三十二口。

----[明]周履靖:《赤风髓》

十二、气功打坐

182. 导引却病歌诀

水潮除后患

每天早晨睡醒，即起端坐，凝神息虑，用舌抵上腭，闭口调息，此时津液自生，到满口时分作三口用意送下丹田。这套方法做得久了，可以使四肢气血流畅，诸病不生。这套方法的歌诀是：

津液频生在舌端，寻常嗽咽下丹田。于中畅美无凝滞，百日功灵可驻颜。

起火得长安

每日子午二时，用意念导引一股似火样的气血由足底涌泉穴升起，从左足上升到尾闾、到命门、到脊椎、到玉枕、百会，然后又下降到丹田；又从右足上升到尾闾、到命门、到脊椎、到玉枕、百会。这样意念导引三遍，坚持数月，可使百脉流通，五脏无滞。这套方法的歌诀是：

阳火须知自下生，阴符上降落黄庭。周流不息精神固，此是真人大炼形。

梦失封金匮

医家常说：人有欲望而火炽热，火炽则神疲，神疲就会使人梦中遗精。这时可以在寤寐时调息神思，以左手搓摩肚脐二十七次，以后又以两手搓胁处，又咽吞津气到丹田，握拳；寤寐时的姿势是屈足侧卧。这套操作法的歌诀是：

精滑神疲欲火功，梦中遗失致伤生。搓摩有诀君须记，绝欲除

形衰守玉关

人如果万事劳形、百事思虑，就会形衰神疲，而要恢复的话，只有借助金丹，但金丹哪能如此容易得到？所以不如经常练习导引为好。在行住坐卧时，意守丹田，默运神气，冲透三关（指运气在体内督脉、任脉中运行所遇到不易通过的关卡；大致是脑后头颅为玉枕关、背脊后与心相对处为辘轳关，脊椎末端为尾闾关。三关中，玉枕关最难冲透；这是指气功还未练到一定程度。冲关不能强求，只能任其自然）。这样精气自然生成、人形就强壮，神就充盈。这功法的歌诀是：

却老扶衰别有方，不须身外觅阴阳。玉关谨守常渊默，气足神全寿更康。

鼓呵消积聚

有人因饮食不当而积食、积食则使脾胃受伤，这积食除了有时要节饮食来避免外，还可使用如下方法来解除：患者可正身闭息，鼓动胸腹使之气满，然后缓缓呵出。如此行功五十七次，可使积食消除。这套方法的歌诀是：

气滞脾虚食不消，胸中鼓闷最难调。徐徐呵鼓潜通泰，疾退身安莫久劳。

兜礼治伤寒

如人的元气受到亏损，就容易患感冒。患者可以盘腿端坐，用两手紧紧兜着外阴囊，闭口缄息，想有一股真气从尾闾穴始透过脊椎，到泥丸（脑部），驱逐邪气。然后再低头屈抑，作礼拜的样子，不必拘拘于次数，以出汗为度。这样坚持下来，疾病自然痊愈。这功法的歌诀是：

跏趺端坐向蒲团，手握阴囊意要专。运气叩头三五遍，顿令寒疾立时安。

叩齿牙无疾

牙齿有病，乃是脾胃有火而薰蒸的。患者可以每天清晨睡起，叩齿三十六遍，以舌搅牙龈，不论次数，等津液满口，方可咽下。每次做三遍。还有在小便时，闭口咬牙，可以使牙齿无疾。这功法的歌诀是：

热极风生齿不宁，侵晨叩漱自惺惺。若教运用常无隔，还得化年老复丁。

升观鬓不斑

人如思虑太多、神耗气虚就会使之血败而出现斑发。患者可以于每天子午时握固端坐，凝神绝念，使两眼上视泥丸脑部，然后导引气血由尾闾上升，按小周天运行九遍。这样坚持下去，使人气血充足，头发自然由白返黑。这功的歌诀是：

神气冲和精自全，存无守有养胎仙。心中念虑皆消减，要学神仙也不难。

运睛除眼翳

人如伤热伤气，肝虚肾亏，就会表现得眼昏生翳，日久不治，就可能成为瞎子。患者可以每天盘坐凝思，垂帘轻闭两眼，将双目轮转十四次，然后将眼睛睁开。这种功法做久了，内障外翳自然消除。此功法的歌诀是：

喜怒伤神目不明，垂帘塞兑养元精。精生气化神来复，五内阳魔自失惊。

掩耳去头旋

人如邪风入脑，虚火上攻，就会头目昏旋，经常有偏头痛病。时间长容易导致中风、半身不遂。患者可静坐以两手掩耳，折头七次，再存想元神气血周身流畅，这样风邪自然散去。此功的歌诀是：

视听无闻意在心，神从髓海逐邪氛。更兼精气无虚耗，可学蓬莱境上人。

托踏应轻骨

人的四肢身体也应经常劳作活动活动，这就是我们平时说的户枢不朽的道理。平时可以双手上托，如举重石，两脚踏地如履平地，再凝神息虑，以口嘘和呵二十七次。这样可保持人身体壮健，能耐寒暑。此功的歌诀是：

精气冲和五脏安，四肢完固骨强坚。虽然不得刀圭饵，且住人间作地仙。

搓涂自美颜

人的颜色憔悴，是由于心思过度，劳碌操作导致的。有这种情况的人，每天早晨可以静坐闭目，凝神存养，使体内神气冲瞻，然后以两手搓拂面部七次，还以津液涂手中搓面，这样行功数月，则皮肤光泽，容颜悦润。此功的歌诀是：

寡欲心虚气血盈，自然五脏得和平。衰颜仗此增光泽，不羡人间五等荣。

闭摩通滞气

人体气滞则有痛感，人体血滞则是红肿。对此不能不慎。如有这种情况，可澄心闭息，以左手摩滞处七十七遍，然后换右手。这样坚持七天，则气血通滞，无凝滞之患。我们把这称为"干浴"。这功的歌诀是：

荣卫流行不暂休，一才凝滞便堪忧。谁知闭息能通畅，此外何须别计求。

凝抱固丹田

每天早晚二次静坐，以意念导引元气入丹田，又随意呼吸，坚持半月可使人丹田完固，一百天则灵明渐通。做这功绝对不可做做停停。此功的歌诀是：

丹田完固气归根，气聚神凝道合真。久视定须从此始，莫教虚度好光阴。

淡食能多补

人如嗜好五味中的某一味,必会使你身体五脏中的某一脏亏损,这是因为"五味对五脏"。所以最好的方法是淡饮食,这淡饮食不是指弃绝五味,淡相对浓来说的,如淡食则使人体很得补益。此诀是这样的

厚味伤人无所知,能甘淡薄是吾师。三千功行从兹始,天鉴行藏信有之。

无心得大还

哲学上讲,大还之道即圣道;无心是指常清常静。人如常清静,天地皆归悉,哪有什么大还不可得?圣道不可传?所以修体养生之士都遵循这一原则,制造清真灵妙境界。此功的歌诀是:

有作有为云至要,无声无臭语方奇。中秋午夜通消息,明月当空遇化基。

[明]冷谦:《修龄要指》

183. 六字诀功法

(六字诀功法是一种古养生术,属于呼吸锻炼功。它要求人通过呼气时发出的"吹、嘘、呵、呼、呬、嘻"六个字的音,配合吸气,来达到调节气血、平衡阴阳,强壮五脏,从而祛病益寿。这种六字诀呼吸法,一般采取逆式呼吸,即呼气时鼓肚、吸气时瘪肚;吐字呼气,吐尽后吸气,嘴呼鼻吸。吐字气流中,大都闭口,除"嘘"之外。吐字气流中还以意念处理)。

延年六字诀

(1)吹——肾气诀

肾为水府主生门,有病疣羸气色昏。眉蹙耳鸣兼黑瘦,吹之邪妄立逃奔。

（2）呵——心气诀

心源烦燥急须呵,此法通神更莫过。喉病口疮并热痛,行之目下便安和。

（3）嘘——肝气诀

肝主龙涂位号心,病来还觉好酸辛。眼中赤色兼多泪,嘘之去病效如神。

（4）呬——肺气诀

呬呬数多作生涎,脑隔烦满上焦痰。若有肺病急须呬,用之目下自安然。

（5）呼——脾气诀

脾宫属土号太仓,疾病行之胜药方。泻痢肠鸣并吐水,急调呼字免成殃。

（6）嘻——三焦诀

三焦有病急须嘻,古圣留言最上医。若或通行土壅塞,不因此法又何如。

————[明]冷谦:《修龄要指》

（7）六字诀操作法

嘘入肝,可以疏通肝气。

静坐端坐,扬眉瞪睛;意念是视肝病为小病。然后转头,作左顾右盼。头正面是吸气,吸气以补肝元;头左右盼顾时念"嘘"字以泄肝毒。

肝属木,木旺盛于春,在人体则容易发生肝阳上升、头晕目眩、两胁胀满、性情烦燥等一系列肝经病症。春天最易复发肝病或加重肝病,所以春天宜练"嘘"字以平之,这就是平时说的"春嘘明目木扶肝。"

呵入心,可以稳定心神。

一天子时到巳时,为六阳时;此时宜静坐面东,叩齿三十六次,搅口中津液自生,漱口数遍,分三次吞咽下,意送丹田。咽时须吞下有汩汩声，然后吐气发"呵"音；发音须无声，有声则说明气粗，有损心气。做毕，仰头闭口，用鼻徐徐吸天地之清气，以补心气。"呵"时要短，吸时宜长，这说明吐少纳多。如此反复多遍，"呵"可使心头毒气散尽。

又因为心属火，夏日炎热，所以在子到巳时练习，以平心火。这符合平时说的，"夏至呵心火自闲"。

呼入脾，可以醒脾。

可以单臂上举。如右手上举过头，向左弯身，右手从左边由上而下攀左脚尖，身体向左弯，膝盖不宜弯曲。然后起立。接下左手上举过头，方式相同。上举手时为吸，吸进脾元，手由上而下时呼气吐音"呼"字，以散脾毒。

脾属土，如脾有病而消化不良，噫气酸臭等，四季可长练"呼"字功。所以四季却病歌说："四季长呼脾化餐"。

呬入肺，可以清肺。

此功操作可两足分开站立，分开站立的展度以肩宽为宜。然后双手擎过头，迈开左脚，用脚尖点着向前，走一步挺胸，双手向后一扬为吸气，吸气以补肺元，吸气后呼气发出"呬"声以泻肺毒。

肺属金，秋季练"呬"，可以治疗痰多气壅，口干咽痛等症状。所以有人说："秋呬定收金肺润"。

吹入肾，可以固肾。

操作此功为：双脚尖与跟均并拢，双手十指交叉后托天，举过头顶后弯腰双手够地，注意膝盖不宜弯曲。然后双手放开，蹲下抱膝默念"吹"字。不要发出声音，只须自己听到，吹出肾毒。

肾属水，配以冬季，可肾主藏精，所以冬季多练吹字可以固肾。这就是四季却病歌中说的："肾吹惟要坎中安"。

嘻入三焦，可以理气调气。

双手举过头顶，握固成拳后往天空打拳，头抬起双眼注视拳头,用力打拳后,呼气时念"嘻"字数遍。

三焦主火,有热的意思,又是全身通气的道路(三焦,人的六腑之一。分上、中、下三焦。上焦指胸膈以上部位,有心肺;中焦为膈下脐上部位,有脾胃;下焦于脐下部分,有肝、小肠、大肠、膀胱等);全身脏腑经络等生理关系都在此。所以常练"嘻"字功,可使百病不生。所以四季却病歌说:三焦嘻却除烦热。"

——[元]邹铉:《寿亲养老新书》卷3、[明]冷谦:《修龄要指》

184. 打 坐 要 领

人学养生,主静就得"打坐"、"调息"。但打坐调息时绝对不可心思妄动,否则就称为"假坐"。这打坐就等于搬弄。

"坐"就要心如泰山,不动不摇,一切外景不入耳眼鼻口。过去达摩面壁九年;目无所视,耳无所闻,口无所语,无思无为,不尘不垢,所以得成正果。

古人教"打坐",要"垂其帘,塞其兑",这就是要人微冥其目,但不紧闭;还要人闭口,但令鼻呼吸。这一套方法做熟了,虽不打坐,此目也常不妄视,口也常不妄语,自然习与性成了。但现有不少人在"打坐"时,瞑目闭口,依旧妄视妄语,心收不住;就如"假坐",心之于思,目之于色,耳之于声,口之于味,纷纷扰扰,那得一时休息?所以,若不能清静,也就不能打坐。反之,若心常清常静,就是日夜不眠,也当"打坐"。

我过去学打坐,有时也收煞不住心思,于是就学古人投豆之法,以黑白二豆分善恶;有时不问子后午前,稍有空就静坐,静坐时定不下心,就思索诗义,解悟经道,使心定下来,这样十年下来,觉得心下静宁,凉快了一些。尽管不能十分洒脱,却也收煞得住了。

有一位方士曾教我打坐法,就是坐定以目观脐,似一圆规,霎时规内出现景象,如春光明媚,于是我就以鼻徐徐吸气,舌抵腭咽津液,意送丹田;景象如出现一轮红日出北海,于是我就意念导引气血从脊椎尾间始,循脊直上泥丸脑部,这样自然觉得神清气爽。此法我觉得十分实用做熟了十分有效。

——[明]万全:《养生四要》卷2《慎动》

185. 存白气养法

可在半夜时分,去枕平卧于床上,放松身体,两手握固成拳,然后气调微息,这样能使人体形神俱备。还可以盘腿平坐,闭目,两手握拳放于两膝上,心存体神,使两目中出现两团如鸡蛋大小的白气;这种存白气养法可以五天一次。

——[南朝]陶弘景:《真诰》卷5

186. 迎 气 法

每天早晨初起,正身端正,展两手放于膝盖上,然后心眼观气导引,气上入头顶,下达足下涌泉。要坚持每天如此,这就叫"迎气"。在用鼻吸气时要深,用口吐气时要微;使吸多、吐少,即出气少、入气多。

——[唐]孙思邈:《千金要方》卷27《道林养性》

187. 守玄白法

这里说的守玄白之道,是指在平常天明之时任意坐卧,想到头部有黑气,心中有白气,肚脐处有黄气,然后三气如云气覆身,又变成阳火绕身,通身洞彻,内外如一。这样坚持下去,必使人长寿,除百害。但在操作时禁食六畜肉物、五辛之味;在操作时还须独卧静思,不能有房事。

——[南朝]陶弘景:《真诰》卷 10

188. 服 日 气 法

早晨在太阳初升之时,可以出去面对太阳,坐立任意,叩齿九遍,然后垂帘目冥,握固成拳。心中存想有五色朝霞皆来接身,上至头顶,下至两足。又仿佛觉得五朝霞中有紫气涌身,于是入口吞之,吞咽紫气四十五下,又咽津液九口,叩齿九遍。

——[南朝]陶弘景:《上清握中诀》

189. 服 月 精 法

等月亮初上,对月坐立,任意叩齿十遍,然后冥目握拳,只觉得月魄暖萧,芬艳静寥,婉虚灵兰,郁华结翘,淳金清莹,又觉得月中五色流精涌向全身,上至头顶,下到足底,又见光精中有黄气入口,吞咽气五十下,再咽津液十口,叩齿十遍。

——[南朝]陶弘景:《上清握中诀》

190. 存 日 在 心 法

每逢月初五、月十五、月二十九这些日子,夜半坐卧任意,存日从你口入,在心中,照爝心胸,过一会儿就觉得心暖,然后念语:"大明育精,内炼丹心。光辉合映,神真来寻"。再吞咽津液九次。此法又称"太虚赤君内法"。此功练长可使人开明聪,察百关,面颜玉光,体有金泽。

——[南朝]陶弘景:《上清握中诀》

191. 调息养气

　　天地间充塞着"气"；如何知道呢？你举起扇，一扇就有风，这就是"气"。所以孟子说："塞乎天地之间"。这"气"养人，但人却不知；这犹如鱼在水中不觉水一样，正因为气对人如此重要，所以养生者以养气调息为主。

　　这调息的"息"就是指人的一呼一吸。禅家认为"息"有四种：凡鼻息往来有声音，就不是"息"，而是"风"；如鼻息无声但鼻中涩滞，这也不是"息"，而是"喘"；同样，如鼻息无声也无滞，但有迹，这也不是"息"，而是"气"；所以，所谓"息"，有不出不入的意思，这如朱子在《调息铭》中说的："静极而嘘，如春沼鱼；动极而吸，如百虫蛰。春鱼得气而动，其动极微；寒虫含气而蛰，其蛰无朕。调息者须似之，绵绵密密，幽幽微微，呼则百骸万窍，气随以出；吸则百骸万窍，气随以入。调之不废，真气从生，药物之老嫩浮沉，火候之文武进退，皆于真气中求之"。

——［明］袁黄：《摄生三要》

　　天地间充塞着"气"，所以，"虚空"也即是"气"。人体也充满着"气"。人呼出浊气，又吸入天地之清气。人在气中，如鱼在水中；鱼出水则死，人离气亦死，道理是一样的。善于养生者就利用这点，就经常调息养气：安床暖席，枕头高二寸样子，人正身仰卧，瞑目握拳；人两足相距五寸，两手与体相距也是五寸；先闭气，以鼻吸入天地清气，渐渐使之腹满，然后闭气，闭气到忍不住时由口中细细吐出，绝对不可一口吐尽，等气定，又像上述开始慢慢吸入清气，闭气，到忍不住时细细用口吐出。这调息就在于闭气时，这气如火蒸润肺部，又绕身如委蛇，其中的快乐真是不可言状。这样的调息就要使闭气的时间越来越长，由十一直可以数到八十以上才算好；清气才在全身流通，表里上下洞彻一切。这样的调息功每天早上晚上要做两次，坚持数月必定使人耳目聪明，精神完固，体健身轻，百病不生。当然，在调息时要意气平和，如意气不和，可以停止操练。

这种调息如还能配以上述的吹、嘘、呵、嘻、呬、呼等六字诀，更可调养人的神理。

——[明]徐春甫:《古今医统大全》

192. 调 息 方 法

可以盘腿趺坐，瞑目不视，还用棉花塞耳以绝杂念；然后用意念呼吸一来一往于心肾之间。呼吸时要勿急勿徐，一切任其自然。这样坐下调息一柱香的时间，就会觉得口鼻之气柔和而不粗；又一柱香的时间就觉得口鼻之气似无出入，这样便可缓缓伸足开目，拔去耳塞，下床行步一会。

——[明]龚廷贤:《寿世保元》

调息的功法，先习静坐；坐可随意盘足而坐，坐的褥子要柔厚一些，这样可以坐得时间长些。然后松领扣，放鞋带，不使人体感到拘滞。坐定后闭双目使人神思内敛；闭合两唇，不使气外散。这样坐定片刻使身体安逸，气息和平后，微开双眼，照视心下脐上一寸二分的地方，此称为"祖窍"，也是受气生身的地方，注意，这时要宽宽闲闲舒舒荡荡，不必拘束。还依旧闭目，舌抵上腭，使津液涌满，再缓缓咽下；并开始放松呼吸，一呼一吸称为一息，只须数呼气，不必数吸气。同时使心思有所寄托，不使它杂念纷扰，这样就形成心息相依。数到三百八十为止。

初时调息不宜久持，可数呼气到一百二十、或一百六十，以后慢慢达到三百八十为止。总之，调息方法不是顶复杂，只须记着这七个字:"眼下视，一心数息"。

——[清]汪昂:《勿药玄诠》

调息功积累百余天,觉得极有效,比药有力,所以将调息功法献之如下:

每天夜里以子后(三更到五更),可披衣起身、也可在床上拥被而坐,面向东南,盘足,先叩齿三十六下,并握拳(以两大拇指握第三、第四指,握拇指两手拄腰腹间),闭息(闭息以灭虑,使心澄清,杂念不起。这是道家养生的奥妙)。再内观五脏:肺白、肝青、脾黄、心赤、肾黑(平时可在家挂一幅五脏图,使熟悉五脏六腑在体内的部位和五脏六腑的形状);然后想到心为炎火,光明洞彻,入到脐下丹田里,待腹满气极,就慢慢出气,不可使耳听到出气声;出气入气一定要均调。再以舌接唇齿内外,漱炼津液,等津液满口,低头吞咽,意送入丹田;使津与气一同入丹田。

此功做完以后,又以左右手热摩两脚心涌泉穴和脐下腰脊处,摩擦到有些微汗为止,但不可喘促不定。还以两手熨两眼、面、耳、项,也使这些部位发热;又以两手作梳子梳理头发百余次后就睡。

上述方法很简易,贯彻方便,就在于坚持到底。一人如做此功十余天,就会觉得精神良好,脐下热感,腰脚轻快。但要注意,做时任其自然,不可强求,此防气出错乱。

做此功,常节晚食,使腹中宽舒,这样做起来可使气得回转。白天无事,也可经常闭目内观,漱炼津液,摩擦耳目,以助真气流畅于全身。此功唯一的要诀是:清静专一。

那些忿躁、阴险、贪欲的人不宜练习此功;凡邪恶之人也不宜练习此功。只有那些雅量德高之人才可学习,如笃信力行,必有效果。

——[宋]苏轼:《东坡全集》卷44《上张安道养生诀论》

193. 十六字妙诀

一吸便提,气气归脐。一提便咽,水火相见

这十六字,被仙家称为"十六锭金",是十分简易的气功妙诀。它对于所有的人来说:在官不妨政事,在俗不妨家务,在士商不妨本行;只须你在一天中略得空闲就可坐卧,意一到处便可行功。

行功操作时,口中先须嗽津三五次,用舌搅上下腭,还以舌抵上腭,使口中生津,连津咽下作汩然有声。随后用鼻吸清气一口,用意念送到脐下一寸三分丹田、气海之中,等气停一停后又马上一吸,吸后随用下部轻轻作忍大便的状态。用意力提起,经过肚脐,连及背脊的双关、肾门,一路提起,最后冲透脑后玉枕,到达泥丸顶部。这气上升的过程也是呼气的过程。所以一吸一呼,称为一息。当气上升,随之又像上述讲的那样,汩然有声咽下,配之鼻吸清气,送往丹田,等气停一停,又从下轻轻提上、与脐相接,这就是平时我们说的"气气归脐,寿与天齐";同样这运气导引于任督二脉的路线,也是我们平时说的"小周天"。

如坚持操作,可以却病延年,百疾不生,自然也不饥不渴;一年下来,可永绝感冒、痞积、逆滞不和等疾病,耳目聪明起来,记忆力增强,长寿有望。真可谓"造化在我书,宇宙便吾心"。

——[明]冷谦:《修龄要指》

194. 任督脉导引修炼

任督脉均隶属于肾。任脉起于少腹中极之下,沿腹、胸部正中线直上抵达咽喉,再上至颏部,经过面部进入眼目,属于阴脉之海。

督脉起于少腹下会阴部,循脊柱向上分布,到颈后风府穴,入脑,上巅,沿头额下达鼻柱,属于阳脉之海。任脉行腹,督脉行背。人之任督两脉的分布,犹如天地子午的分别一样;人之任督以腹背之分,天地之子午以南北而言。有分也必有合,分了,人的阴阳两脉清楚,合了,人如浑沌无间。但是作为僧道,不懂此中道理,所倡导的禁食、禁足、断臂、烧身、枯坐都导致人的身亡,这不是很悲惨吗!于是也就有了各种各样的练功法,有搬运周天火候的,有神气凝聚的,有日运脐夜运泥丸的,有服气吞霞的,有闭息存神的,有投胎夺舍的,凡此种种,实际上都离不开人的任督两脉。所以懂此道理的,依照上述这些,导引各经,调养气息。

这调养气息,大都是以静定为基本,然后收视返听,含光默默,呼吸绵绵,握固内守,注意玄关,引元气以下丹田开始,逆督脉而上,沿任脉而下,经历尾闾、夹脊、玉枕三关,上中下三田和上下鹊桥,完成一个循环,炼精化气一小周天;这样反复循环,任督如车轮,四肢如山石,两肾似汤煎,膀胱若火热;真是天机自动,金水混融,水火升降,络绎不绝,久而行之,关窍自开,脉络流通,百病不作。这也如广成子说的:"丹灶河车休矻矻"。同样也是我们医家所说的:"督任原是通真路,丹经没作许多言。予今指出玄机理,但愿人人寿万年。"

——[明]杨继洲:《针灸大成》卷7

195. 通 小 周 天

做功之前均要止杂念,使身心澄定;面东盘坐。呼吸平和,掐无名指,用右掌加左掌上,按于脐下。叩齿三十六次,以集身神。以舌搅牙齿内外,双目随舌转运。待津液满口,漱液数遍,然后用四字诀(闭吸;收缩肛肌,舌抵上腭,目闭上视,鼻吸莫呼)。从任脉撮过会阴到尾闾,以意运送,徐徐夹脊中央,渐渐使之快些,冲透玉枕(颈后骨),将目往前一忍直转头顶,又倒下鹊桥(舌),分津送下重楼(咽喉部),入离宫(心),而到气海(坎宫、丹田)。略定一下,再如前法操作三次。

做好后,静坐片刻,将手左右擦丹田一百八十,连脐抱住;放手时用衣被裹着肚脐。不让风吹进,这就是常说的"养得丹田暖暖热"。然后用手拇指背擦目十四遍以去心火。擦身三十六遍以润肺;擦耳十四遍以补肾;擦面十四遍以健脾。再双手掩耳鸣天鼓。然后慢慢呵出浊气四五口,收清气,双手抱肩移筋换骨数遍。擦颈后玉枕穴二十四下,擦腰眼一百八十,摩足心涌泉穴各一百八十下。

——[清]汪昂:《勿药玄诠》

196. 因是子静坐法

(1) 静坐方法

练习静坐气功,先要做到调饮食、调睡眠、调身、调息、调心五个方面

一、调饮食——人身譬如机器,机器转动必须加油,添煤;人身运动就必须饮食。饮食先经过口腔的咀嚼,与唾液混和,再由胃液的消化成糜粥状,转入小肠,所有各种食物必须在小肠里消化完毕,方变成乳状的养分,收入于血液,以供全身的利用。可知饮食与生命的关系有何等的重大。但若吃的东西过多,胃肠不能尽量消化和吸收,反要把未消化的余物排泄于体外,叫胃肠加倍工作,结果必然导致气急身满。静坐不得安宁;反之,若吃的东西过少,就有营养不良之表现,使身体衰弱,这样也不宜静坐。所以,要静坐,必要调匀饮食。

二、调睡眠——人们劳动,劳心以后,必须要有充分的休息时间,以恢复其体力。睡眠乃是最好的休息。平常人睡眠休息以八小

时为度，过多的睡眠就要使精神困昧，对静坐不宜；过少的睡眠则使体力没有完全恢复，心境虚恍，也不宜静坐。所以睡眠也必须定时、节制，这就是平时说的神志保持清明，这样才可入坐静宁。

每天晚上睡前，可在床上入坐，或者半夜醒来后起身入坐；入坐后觉得睡眠不足，还可再睡一会。总之，睡眠不可过多，也不可太少。

三、调身——人静坐时端正身体的姿势，叫做调身。调身包括坐前、坐时、坐后。身体的动作，有行、坐、住、卧四种威仪。修静的人。平常行住进退，应力求安详宁静，不可有粗暴的举止行为。举止行为若粗，则气也随之而粗，心意浮燥则必定难于入静，所以在坐前，应当预先将它调整好，这是坐前调身的方法。

到入坐时，或在床上，或在特制的坐凳上，必须解衣宽带，从容入坐，先安置两脚。若用跌坐（双盘），就把左脚小腿曲屈加右股上，令左脚掌略与右股齐，再把右脚小腿牵上曲屈加于左股，使两脚底向上，这时两股交叉成三角形，两膝盖必紧着于褥垫，全身筋肉如张弓。不致前后左右倚斜，这是最正确的姿势。

如果年龄稍大的人，恐怕做不到双盘腿的姿势，则可改用半跌（单盘），单以左脚小腿曲置右股上，不必再把右脚小腿牵加于左股上面。如果单盘腿也做不到，可把两小腿向后交叉于两股的下面即可。

其次，要安置两手，把右掌的背叠在左掌上面，贴近小腹，轻放在腿上。然后把身体左右摇动七八次，就端正其身，脊骨勿挺勿曲，头颈也要端正，使鼻与肚脐如垂直线相对，不低不昂；接着开口吐腹中秽气。吐毕，把舌头抵上腭，由口鼻徐徐吸清气呼浊气三次至七次。吸气毕，即闭口，唇齿相依，舌仍然抵上腭，再轻闭两眼，正身端坐，兀然不动。坐久若微觉身体或有俯仰斜曲，应随时轻轻矫正，这是坐时调身的方法。

坐毕以后，应开口吐气十数次，使身中的热气外散，以后慢慢地摇动身体,再耸动肩胛及头颈,再慢慢舒放两手两脚;再以两大拇指背互相摩擦生热以后擦两眼皮,再睁开眼睛;又以手擦鼻两侧,以两手掌相搓使热,擦两耳轮,再周遍抚摩头部及胸、腹、背部、手臂、足腿直至足心而止。坐时血脉流通,身热发汗,应待汗干以后,方可随意活动,这是坐后调身的方法。

四、调息——气体经鼻出入,一呼一吸为一息。静坐入手最重要功夫就在调息。呼吸有下列四种:

1. 喉头呼吸——普通的人,不知卫生,呼吸短而且浅,仅仅在喉头出入,不能尽肺叶张缩的量,因此达不到彻底吸氧吐二氧化碳的功用,血液循环不得旺盛。

2. 胸式呼吸——这比较前面稍好,气体出入能够达到胸部,充满肺叶,体操时的呼吸运动就能达到这地步,但以上两种还不能算作调息。

3. 腹式呼吸——一呼一吸,感觉气体能够达到小腹;在吸气时,空气入肺,充满周遍,肺底舒张,把膈肌压下,这时胸部空松,腹部外凸;呼气时,腹部紧缩,膈肌被推向上,紧抵肺部,使肺中浊气尽量外散,这方法是静坐的调息方法。学者应该注意,呼吸时丝毫不可用力,要使鼻息出入极轻极细,渐渐深长,自然到达腹部,连自己的耳朵也听不到鼻息出入的声音,这才是真正的调息。

4. 体呼吸——静坐功夫年深月久,呼吸深细以后,一出一入连自己都不知不觉,好像入于无呼吸的状态,虽然有呼吸器官,若无所用,而气息仿佛从全身毛孔出入,到这地步,乃达到调息的极功了。

学者在平时就应该注意鼻息出入,不可粗浅,宜从喉胸而渐达腹部,这是静坐前调息的方法。这是因为,在入坐时,息不调和,心也就不定,所以必须使呼吸极缓极轻,长短均匀。调息也可用数息法,或数出息,或数入息;从第一息至第十息,然后再从第一息数起,反复练习,久久纯熟,自然息息调和。这也是静坐调息的方法。

因调息的缘故,就会使全身血液流通,周身温热。

坐毕收功时,应该开口吐气,必须等到体内温热减低,恢复平时常态后,方可随意动作,这是坐静后的调息方法。

五、调心——人自有生以来,一直用脑想事,念头生灭不停,所谓"心猿意马"就是这个意思。如心念如此,就不容易调伏。静坐的功夫,就在于能否调伏杂念;人在未入坐前除卧以外,就是行与住,应该先对这行和住二项常常检点,一言一动,总须要心意平和、集中,勿使驰散,久久自然容易调伏。这是坐前入静调心的方法。

对于坐静时,大致也会出现两种心象:一是心中散乱,支持不定;二是心中昏沉,容易瞌睡。大凡初学者都有这毛病,先是思念散乱,练习稍久,尽管杂念减少,但容易昏沉。这是练功者的通病。治理思杂散乱的毛病,应当把一切放下,就看自己的躯身也是外物,不去理睬它,专心一念存想小腹中间,这样自然能够慢慢安定下来。治理昏沉的毛病,可把心意提起,注意鼻端,使精神振作。大部分晚间静坐,因白天劳倦,容易昏沉;早晨入坐,就可避免。此外,也可用前面数息方法,从一到十,数得不乱,久久习熟,心与息就相依,则散乱昏沉两毛病可避免。这是坐时调心的方法。坐毕,也要随时留意,勿再胡思乱想,这是坐后调心的方法。

以上的调身、调息、调心三方法,实际上是同时并行的,为了文字记述便利起见,才分作三节,练功者应善于领会,不可逐节分割去做。

(2) 止观法门

(因是子静坐法着重于调身、调息、调心,并以佛学中的"止观法门"、"六妙法门"作为基本方法。这里的"止观"是偏重于心意的锻炼;"止"即是停止,使心念停止下来,念念归一为"止"。"观"是闭目返视——观自心,不是向外观。"止"与"观"的关系是:"止"时离不开"观","观"时也离不开"止")

静坐时，身体四肢安放妥当，呼吸调匀，但只是这个"心"最难调伏。人们的"心"，一向是逐追外物的，如今要将它收回来，放在腔子里，实在不是件容易的事。这时就应该耐心练习止观法门。学者对前面的调和功夫，如做得有点功效的话，应进一步学习止观方法；就是调和功夫没有得到成效，也是可以学习止观方法的。

　　"止"是停止，将自身的心念停止下来。心念好比猿猴，一刻不停的，怎么才能使它心静下来，如何下手呢？我们要猿猴停止活动，只有把它系拴在木桩上面，它就不能乱蹦乱跳了。

　　第一步，"系缘止"。这种修止的方法是：心念活动必定有了对象，不是想一件事情就是想一样东西，这依附的事物，称为"缘"；心念忽想甲，忽想乙，忽想丙等，这叫做"攀缘"。我们将这个心念系在一处，比如用锁系住猿猴，所以叫做"系缘止"。

　　这种止法有好几种，今就通常适用的举出二种：

　　1. 系心鼻端——把一切杂念抛开，专心注视鼻端。息出息入，入不见它从哪里来，出不见它从哪里去，久而久之，杂念就慢慢地安定下来。

　　2. 系心脐下——人们全身的重心在小腹，把心系在这个地方，最为稳妥。这时应该想鼻中出入的息像一条垂直的线笔直通至小腹；久后不但杂念渐停，并且可以帮助调息功夫。

　　学习"系缘止"稍微有点成熟，就可进修"制心止"。

　　"制心止"。什么是"制心止"呢？前面说的"系缘止"是就心的对象方面下手的，而"制心止"直接从心的本体上下手，就是看清我们心中念头起处，随时制止它，断除它的攀缘。这比"系缘止"更为细密，是由粗入细、由浅入深的方法。

　　"体真止"——再进一步，要修"体真止"；这"体真止"比"制心止"更高。前面两法还是修止的预备工作，而这方法才是真正的修止。那么，什么叫做"体真止"呢？体是体会，真是真实，仔细体会心中所想的事物，倏忽都会过去，不必去想它；这样所有杂念不必有意去制它，自然会止息。没有杂念，就是真实，心止于此，故叫它"体真止"。

练"体真止"时，应在静坐中追寻杂念的源头，并闭目返观自身，自幼而壮、而老、而死，细胞的新陈代谢刻刻变迁，刹那不停，这是自然规律。我们自己也把握不住又返观我的心念，念念迁流，过去的念已谢，现在的念不停，将来的念未到，究竟可以把握住哪一个念为我们的心呢？可见杂念一生一灭不止。练功时都应停止，杂念停止，那就是真实境界。

学静坐的人，起初是心思散乱、把持不止，这叫做散乱。散乱是心向上浮；治散乱的方法，就要用"止"。止而又止，心思渐渐收敛，不知不觉，坐下不久，又要打瞌睡，这叫做昏沉，治昏沉的方法，就要用观。观不是外观，而是闭目返观自心，也有三种方法，介绍如下：

1. 空观——观宇宙中间一切一切的事物，大至世界山河，小至我的身心，都刻刻在那里变化，都有一个发生、发展和灭亡的过程；提起这心，观这空相，叫做"空观"。

2. 假观——空观练习稍久，入坐后再看这心，念头起处，每一念头必有一种对象，对象不是事就是物。世间的事物，都是内因外缘凑合而成的。今举一例：譬如五谷种子能够生芽，是内因；水土能够养育种子是外缘；若将种子藏在仓库里，不去播种，就永不能够生芽，因为只有内因，缺乏外缘，因缘不凑合之故。又如有田土，有水利，你若不去下种，也永不能够生芽，因为只有外缘，缺乏内因，因缘也不凑合之故。凡世间的事物，都是因缘凑合即生，因缘分散即灭，我们心中念头的起落，也是如此，你毫不可执着，如此观察，叫做"假观"。

中观——从相对方面看来，空观是属于无的一边，假观是属于有的一边，功夫到此地步，还不算完全，应该再为精进。观空时不去执着空，观假时不去执着假，离开空假两边，心中无依无着，洞然光明,这叫做"中观"。

上述"止观法门",表面好橡有些区别,实则不过在修持时候心的运用方向或有时偏于止,或有时偏于观罢了。实在地说来,就是念念归一为"止",了了分明为"观",止时决不能离观,观时也决不能离开止。学者切不能拘泥于文字,应该随时活用为要。

(3)六妙法门

(因是子静坐功的"六妙法门"着重在"息"的运炼。息,指呼吸,是生命之所依赖的。在"息"上用功,是静坐法始终的要点。"六妙"中的六个名称是:一是数,二是随,三是止,四是观,五是还,六是净。一、二为静坐前功;三、四是静坐正功,以止为主,观是帮助止的;五、六为练功的结果。因是子静功的"止观"、"六妙"虽然有佛门修身养性的意思,实际上是强调静坐时调气静神的方法,也就是强调排斥杂念、思想单一、精神内守。同样,呼吸(息)也强调腹式呼吸、胎息,并强调任脉督脉的相通。认为二脉一通,百病可除。)

上面讲过的静坐调和功夫,虽然把调身、调息、调心三者并说,但仍偏重在身的方面;"止观法门"则偏重在心的方面;本节的"六妙法门"侧重在"息"的方面。息(呼吸)是生命的本源,假如一口气上不来,人的身体就是一堆烂肉,神经也不再有反射作用,心也死了,生命也就此完结。

"六妙法门"专教人在这个"息"上用功,是静坐彻始彻终的方法。学者修习止观以后,就可进修"六妙法门"。即便没有修过"止观法门",也可直接学"六妙法门"。

"六妙法门"有六个名称:一数,二随,三止,四观,五还,六净。

数——什么叫数呢?就是数息。

数有二种:1. 修数——学者入坐后,应先调和气息,不涩不滑,极其安详,徐徐而数,从一数到十,或数出息,或数入息,听各人的便,但不应出入都数;心注在数,勿令驰散,若数不到十,心忽他想,应该赶快收回,从一重新数起,这叫"修数"。2. 证数——数息日久,渐渐纯熟,从一到十,自然不乱,出息入息,极其轻微,这时觉得用不着数,这叫"证数"。

随——就是随息,此后应该舍"数"修"随"。

随也有二种:1. 修随——舍掉前面数法,一心跟随息的出入,心随于息,息也随于心,心息相依,绵绵密密,这叫"修随"。2. 证随——心既渐细,觉息的长短可以遍身毛孔出入,意境寂然凝静,这叫"证随"。久而久之,又觉得随息还是嫌粗,应该舍"随"修"止"。

止——就是止息

止也有二种:1. 修止——不去随息,把一个心,若有意,若无意,止于鼻端。2. 证止——修止以后,忽然觉得全身好像没有,泯然入定,这叫"证止"。用功到这等地步,学者应知定境虽好,仍须用心来观照息,令它明了,不着呆于止,这时应该修"观"。

观——就是观息。

观也有两种:1. 修观——这时于定心中细细审视微细的息出息入如空中的风,了无实在。2. 证观——观久了,心眼开明,彻见息的出入已周遍全身毛孔,这叫"证观"。此处止、观两法,虽然与前节的止观名字相同,但含义略异,因为上面所说止观是从心下手的,此处的止观是从息下手的。修观既久,应该修"还"。

还——就是还息。

还也有两种:1. 修还——我们既然用心来观照这一呼一吸的"息",就有能观的心智,所观的息境。境与智对立,是相对的,不是绝对的,应该还归于心的本源。2. 证还——这能观的心智是从心生,既从心生,应随心灭。须知心的生灭,好比水上起波,波平方见得水的真面目;心的生灭,一如波浪,除去杂念,才能见到真心。真心本自不生,不生故不有,不有故无观心,无观心也就没有观境,这叫"证还"。上述如能完成,就应当修"净"了。

净——就是净息。

净也有两种：1. 修净——一心清净，不起分别，这叫做"修净"；2. 证净——心如止水，杂念全无，真心显露，也不是妄想以外另有个真心，要知没有杂念就是真。犹如波平就是水一样，这叫"证净"。

　　以上"六妙法门"，数与随为前功，止与观为正功，还与净为练功的结果。因此，六门中以"止"为主，"观"只是帮助这个"止"，叫它了了明明，然后能够得到还与净的结果。

——[近代]蒋维乔：《因是子静坐法》

十三、人体护理

197. 机体与保养

人的精神气血是奉养生命、并维持正常的生理机能的；而经脉是输送气血、协调阴阳、濡滋筋骨、滑润关节的；卫气则是温养肌肉、充润皮肤、濡滋腠理、主宰毛孔开合的；志意又是驾御精神、收摄魂魄、调适寒温和控制情感的。所以，血脉调和以保持机体正常活动，则气血畅盛。气血畅盛则使人体在这循环复往的过程中得到充分的营养，从而导致筋骨强壮、关节活动利索自如；同样，卫气的功能正常。就会使肌肉滑润而富有弹性，皮肤柔润而光滑、腠理密和统一；而志意和顺则精神集中、思维敏捷、魂魄安定而无过度的悔怒波动，这样人体五脏也就不会受到外界邪气的入侵；再则，掌握好气候寒暑、饮食冷暖的调摄，这样六腑的运化水谷的功能就正常、气血来源就充盈、经脉运行就通利，从而不会导致风痹病的发作。这些就是人体正常的生理机制、生理状态。

——《黄帝内经·灵枢·本藏》

198. 修身如检屋

人的身体，通常医家以房屋名命之；如耳眼鼻口，就像房屋的窗牖门户；如手足肢节，就像房屋的栋梁榱桷；如毛发体肤，就像房屋的壁瓦垣墙。所以，也就将人称为"气枢"、称为"血室"、称为"意舍"、称为"仓廪"、称为"绛宫"等。因为人身如房屋，所以就必须经常检查，精心保养。不然，听凭疾风暴雨之飘摇、蠹虫蚁蛊之侵蚀、鼠窃狗偷之损坏，日积月累后房屋就会东倾西颓，不好居住。人身也是如此。人只有常以护养房屋一样来护养自身，才能保持长寿健康。

——[元]李鹏飞：《三元延寿参赞书》卷2
《地元之寿起居有常者得之》

199. 养身与治形

老子说："我所以有大患，乃是因为我有这形体；如果我没有这形体，我就不会有什么大患了"。我则认为："我所以有乐趣，是因为我有这形体。如果使我没有这形体，还有什么乐趣呢?"由此可见，人之所以有，是在于有我这形体，无形体也就没有我。因为有人的形体，所以才有人的言动视听、俊丑善恶、勇怯愚智、死生安否；也因为有人的形体，所以才有人们之间的交往，社会之间的功业。鉴于人的形体的重要，所以养身必治形。

但许多人不懂这治形养身之道，尽管没有以情志伤害人的神舍和五脏六腑，但却以劳累苦役伤害人的筋骨形体；不管怎样，伤害人的内形或外形，都会导致人的神气消靡，肢体偏废，甚至导致人的肌肉削瘦而形体衰败；形体一衰败，其命也就难保。所以善养身者，莫不先养形体，善治病者，无不先治形体的。

养形体和治形体的方法很多，但最主要的是养精保血。因为人要抵御外界邪气的侵入，非精血充盈而不能达到；人要巩固人本身的中气，也非精血强蓄而不能做到。水中的真液、火中的真气如果不从精血就不能升降自如；同样，五脏之根本的脾和五脏之化源的肾，都是借助精血而运行输灌的。所以就这点来说，精血就是人的形体，形体就是人的精血。这样，凡是治病的，必以形体为主；而治形体的，又必以精血为先。这实在是医家的基本路数。而要做到保养精血,除必要的节欲外,还可服用补药,使之精血充盛。

——[明]张介宾:《景岳全书》卷 2《治形论》

200. 形体与病情

头部乃是人的精明之腑,如果头倾视深,这说明人的精神丧失;背部乃是人的胸中之腑。如果背曲肩随,这说明人的腑脏损坏;腰部乃是人的肾之腑,如果腰转不能,这说明人的肾功能不好;膝部乃是人的筋之腑,如果屈伸不便,这说明人的筋脉不和;而人的骨乃是髓之腑,如果不能久站,行走偻俯,这说明人的骨中有病。

——《黄帝内经·素问·脉要精微论》

201. 形态和寿夭

鼻部隆起,有梁而不断;两眉间的印堂光明如镜;耳部厚实、耳中有毫毛,两耳红白;眉毛长过眼;人中分明,长而掩盖齿部;人面两颊骨的下端高起;胸前肉厚而光润;身如龟形;瘦但不露骨;肥但不显肉;精神面色清爽;声音清圆弘亮。凡此表现,都是长寿的形态。

反之如面皮虚薄,尤如绷成的鼓;人中则短促,线条不清;人中浅狭而呈斜状;人中短而露齿;嘴唇上吊而其中上唇高厚;耳朵小而皮薄;两眼斗睛;神气昏杂;人胖头颈短;肥人突然之间瘦下来;瘦子突然之间胖起来;眼目无神;面色如灰尘;神色醉沉;声音破散;眉毛如钉;眉毛生成两种样子;男的长成女的相貌,面色细白;女的面色如羊脂,眼距又宽,凡此表现,都是寿短的相貌。

——[明]朱权:《寿域神方》

202. 形体六宜法

面部要经常按摩，可以去面部纹折而使红润；口中吐唾要经常吞咽，可以滋润丹田；鼻毛宜常剪摘，可以通畅呼吸道路；拳头宜常握，昼夜可以安神；身要经常有些小的劳作，可以做到血脉畅和；脚要每夜洗濯，可以和气去冷。

——[明]周履靖:《益龄单》

203. 六余保养法

牙齿属于人骨一部分，也是骨的剩余部分，所以要益养骨气，就得经常叩齿。毛发属于人血一部分，也是血的剩余部分，所以要活血益气，就得经常梳理头发。耳朵和人的肾有关系，所以要补肾气，就得经常揉抒耳朵。头顶是人髓部分，所以必须经常固暖以益髓。指爪属于人的筋，勿要经常剪以保全筋气。言语和人的中气有关，所以要少说话以便能养气。

——[明]周履靖:《益龄单》

204. 人身三宝物：精、气、神

人的精、气、神是人身的内部三宝物①；人的耳、目、口则是人身的外部三宝物。而要养生，则不使内部精、气、神三宝物流失，不使外部耳、目、口三宝物过多受到外物干扰。

——[明]杜巽才：《霞外杂俎》

205. 三宝归身诀

魏伯阳（汉代养生学家，所著《周易参同契》被后人尊为"万古丹经王"）说："耳、目、口三宝，闭塞而勿发通"。为什么要称"耳、目、口"为三宝呢？因为，耳、目、口正好和精、神、气相配：耳乃是精窍，目乃是神窍，口乃是气窍。如果人的耳追逐声音过份，精就会从声而消耗；如果人的目过份视荡于色彩，神就会从色而分散；如果人的言语过多，气就会顺着这言走散而难聚。正因为如此要紧，所以修生的人都是紧紧收拾三宝，使之归身。

今天人的精从下流，人的气从上散，水火背离，不能凝结，都是

---

① 三宝物中的"精"是指一种液体物质。它有广义和狭义两种。广义上的"精"是构成人体生命活动的"精微"物质，如精、血、津液。狭义上的"精"就是指肾藏之精，为促进人体生长、发育和生殖功能的基本物质。精的来源，照传统医学看来，是禀受于先天。人体既生之后，精又赖于饮食水谷之精的滋养和补充，藏于肾中。精的生理功能为主发育生殖、濡润脏腑、华荣发须、生髓通脑。
三宝物中的"气"，既指物质，也指功能。"气"的概念比较广泛。人体的"气"，从来源上说有先天之气和后天之气的分别。先天之气即元阳、元阴之气；后天之气是指呼吸、营养之气。它充满全身，主司呼吸，帅血运行，润养皮肤膝理，五脏六腑，化行津液。"气"又可分为"宗气""营气""卫气"。
三宝物中的"神"是指人的生命活动现象的总称。包括精神意识、知觉、运动等。神以精血为物质基础，是气血阴阳对立的两个方面作用的产物，并由心所主宰。"神"由先天之精生成，当胚胎形成之际，生命之神就产生了。神于人身来说很重要，唯有"神"在，才能有人的一切生命活动现象。

由人的心思不停所导致的。反之如果人的情念不生,这精就必定不会流失;人的忿怒不起,这气也必定不会上升。所以佛教就要人贪、嗔、痴三种情绪剪除。人一旦杂念不生,思虑寂灭,这代表精、气的水、火也就自然交合,慧定自然培资,这修身之道也就自然成功。

——[明]高濂:《遵生八笺》卷9《延年却病笺上》

206. 修身金丹方

人如果心思牵挂着某件事,就会导致烦躁不安,烦躁不安就必定要荡涤人的精神。为了防止这点,人就要经常心静,而为了心静就必须调节好人的呼息,这样安静久了也就会使心定下来。心定也就是养气,平息那些烦事或动机也就是纯心。人就是要使精气神这内三宝不逐物游散,耳目口这外三宝不被过分干扰。如经常调整人的呼吸,使之绵绵不断而深入丹田,就能使人心不外驰、意不外想、神不出游、精不妄动,人的形体四肢就会很舒服。这种就称着为"修身金丹方"。

——[明]张君实:《张三丰先生全集·道言浅近说》

207. 养生上品药

人的养生好药就是神与精气。因为精能生气、气能生神,而精气又是生神的根本。所以保精使之裕气、裕气使之养神是人长寿的药方。而要做到保精、裕气、养神,就要控制好人的心和意,不使心驰意动。不使人的心意驰动的办法是正心诚意;而做到"正心诚意"还只是养生的第一步。还必须做到心思、意虑彻底泯灭,这样才能使人体气盛神全,继而达到神化的程度。

——[明]陈继儒:《养生肤语》

208. 人以精为本

人的生命一开始就以精为本。精成则使脑髓生，然后人的肢体骨骼生成，人的输营筋脉、皮肤、肌肉、毛发一一生成。所以，如果人的阴精充盈，则生命活动旺盛；如果人的阴精衰虚，则生命活动减退。这样，人为了保持生命体，就必须保精、固精。

——《黄帝内经·灵枢·经脉》

209. 惜精与守气

在世界万物中，以人为最宝贵。人生既然宝贵，所以在人身保养中就要依赖精气神。其中，人不可无气，如失气则导致绝瘚身亡；人也不可失神，如失神则导致五脏溃坏。神与气相随、相亲；神去则气亡、气绝则身亡。然而，在那些畏死而乐生者身上就是不知生命之功在于神气的道理，所以经常犯心而侵气、淫神而凋命，不爱静养而导致形体残败。为了生命，就得惜精和守气。

——[南朝]陆修静：《洞玄灵宝斋说光烛戒罚灯祝愿伦》

210. 养神和养气

在人养神养气之际，就要收气而不使气流失；如收到一分气，实际上就得到一份宝；收到十分气，就得到十份宝。气的贵重使得金银玉器都换不得它。而为了养气、养神，人就不必与现实社会争利夺名；如果争利夺名就必带来忿恨。忿恨一生，这气也随之带走。因为忿恨与气都属"火"。所以，养气者就切戒忿怒、怨恨。只有这样,才能养生保命。

——[明]张君实:《张三丰先生全集·道言浅近说》

(1) 呼 吸 元 气

凡人都有鼻与口;这鼻与口实际上是元气出入的门户。人通过鼻口呼吸而与天地相通,天地元气也就来来往往。人的呼吸是:一呼则谷气出,一吸则元气入。人之所以长生不死,奥妙就在此。但众人心神不定、情绪浮躁,所以呼吸的时候常以喉咙来呼吸,这样原本的胎气得不到衔接而荡散,真气也凋零,最终气竭命终。正因为这样,懂得这呼吸元气道理的人在呼吸时必深入自然之源,吸进太和元气,以便夺本还元,使人归根复命。而这种呼吸法。实际上就是做到匀、细、深、长。所以,三宝中莫不宝气。

———《洞阳子·太上洞玄灵宝天尊说到救苦妙经注解》

(2) 顺　　气

说到底,人身只有一气。……如果人气不顺,则血也滞聚,痰也壅塞,这样人也就犯病。鉴于此,一般人的伤感,实际就是气受了伤。反之如人的气和安顺,精神也随之增加,这病也就无从侵犯。过去越吴一带有位名士,受到一个流氓朋支的欺负,结郁成疾,任其服药多少都无法治愈濒临死亡;这情景使这个流氓朋支受到良心责备,于是前往请罪,并归还所欠的情和物;病者由于出了这口气,这气一顺,病也就不治而愈。所以病起在于气逆,气逆则神馁,这时就是百药也奈何不得它。由于有了这顺气的道理,所以也就有了孟子的养气宗旨。一旦人能养气、顺气,就可以成仙、成圣,百病自愈。也由于有了这顺气的道理,医生治病也注意顺气,也以顺气为药,并结合一定的病情来治疗。在这意义上说,人的气就是天地自然之气,彼此为一;人要知道:腠理一闭就病,呼吸一止就死。

——[明]李诩:《戒庵老人漫笔》卷5《论医》

211. 形 神 气

养生贵在养气,养气贵在养心,而养心贵在寡欲。只有寡欲而保持了元气,人的形体就强壮、精神就不疲。这形与神的关系是形坏则神不存,神离则形不固————形如灯盏盛油,神像灯油燃火。摇翻灯缸则灯油流泄,燃干灯油则灯缸破裂。只有形神相俱,人的气血才荣华、魂魄才充沛。

————[明]王文禄:《医先》

212. 保形以养神

养神的人,必须首先知道自身的胖瘦、气血的盛衰。为了养神,就必须保形,同样,为了养神,也必须养气血。

————《黄帝内经·素问·八正神明论》

213. 保养精气神

要想养神,必须先养气;养气又必须先养脑;养脑又先要养精;养精又必须先养血;养血又必须先养唾沫,而养唾沫又必须养水。

————[宋]高似孙:《纬略》卷 10

214. 人体之血

血,灌输于人的全身,无所不及;所以人的七窍灵魂、四肢形体、肌肉筋骨、腑脏营卫、津液颜色、阴阳调畅都与人体之血相联系。正因为这样，所以人的血衰败则人的形体就会萎败。

——［明］张介宾：《景岳全书·血证》

215. 血 与 饮 食

饮食多就自然能生血，饮食少就自然使血少生；血不生则人体的阴不足以配阳，势必导致五脏损坏。

——［清］喻昌：《医门法律·虚劳门》

216. 养 气 方 法

人得到天地之气而生，在其中必有一段"元气"养育在受胎之先，这就是道家说的"先天之气"。然后又有"后天之气"，即呼吸（空气）往来而运行充盈于全身；这种"后天之气"与"先天之气"尽管异名，但也同出于天地之气。先天之气呈于绵绵缊缊而无形，而后天之气却有形而可见；先天之气恍恍惚惚、藏于无象，而后天这气却有象而可求。这样，为了养生，就必须学养气之道理；这"养气"要做到：行步要缓徐而稳，站立要稳定而恭，声音要低柔而和，总之要端详而闲泰，这种"养气"时间长了，就自会在人体身上呈现出一派圣贤的气象。

——［明］袁黄：《摄生三要·养气》

（1）养 气 术

人体之气，要"柔"而不能"强"，要"顺"而不能"逆"，要"聚"而不能"散"。所以道家为了养气最反对怒嗔，如嗔怒一发，气就强逆而不柔顺，气就散乱而不聚定；这时如果还强使气，人就要咳喘。鉴于此，会养气者使气的顺柔如光风霁月、景星庆云，没有一点乖戾之气。同时还反对多思多言，因为人一多思想就会使气乱，一多说话就会使气散。

——[明]袁黄:《祈嗣真诠·养气》

(2) 调 气 法

人的疾病之所以会产生，是在于人体之气不调和；这种不调之气，在人就有六气之侵、九令之乱；同样，人之疾病谓"虚"、"实"、"谓"、"寒"、"热"，也是在于气之不调。这样使得那些懂医学养生之道的人都强调起"调气术"来；调气调得好的人，能延年却病。可惜世上懂此道理的人不多。

这"调气"是这样的，如邪气在表，就将它散去；如气使人体内部壅滞，就使它外泻；如人体虚惫，就对它补气。总之使"气"清且静，这样病没有不被除去的。除此，还可用按摩、针灸等方法来调理经络之气；同时还可以"喜能胜忧、悲能胜怒、怒能胜思、思能胜恐、恐能胜喜"的原则来调理情志之气；还能以自然物中的"五谷、五菜、五畜"来调养化育之气；还可以"和喜怒、慎起居、节饮食、避风寒、春夏养阳、秋冬养阴"的方法来调和卫生之气。这样就能却病养生

——[明]张介宾:《景岳全书·论调气》

217. 补 阳 摄 生

现代人之气体，远不如古代人，经常是阴有余而阳不足。故养生学家强调补阳为先。这补阳为先，即便是阴阳都亏，也必以补阳为先；这是因为阳能生阴而阴不能生阳。所以，宋太医窦材的《扁鹊心书》讲及："道家以消尽阴翳为务，然后炼就纯阳，这样方可转凡成仙。这就是通常所说的阳精若壮千年寿，阴气如强必毙伤的道理"。

——[清]梁章钜:《退庵随笔》卷12《摄生》

218. 气禀丹田

修身之士都要晓得脐下一寸三分之丹田的重要性;此为禀气之基础,就如果实受气于蒂一样;气脉升降都以丹田为基地。如果这里的丹田阻塞不通,则水火不能升降,心火炎烁、肾水枯竭、百病始生,上至头昏眼花,下到腰疼疝凝痔疮生。正因为丹田如此重要,人就要在任何时间,或行或坐、或立或卧都要念念不忘气禀丹田;时间一长,血气就得以正常循环,精神就得以稳固不摇,病萎者就能慢慢转化为康健的人,随之出现红润面色,眼光明亮,身轻力健。这实在是保身之道、却病之法。

——[明]龚居中:《红庐点雪·却病秘诀》

219. 擦肾俞穴

每天临睡之时,坐于床边,垂足放松,解衣松带;然后舌顶上腭,目光视顶,以手摩擦两肾俞穴,各一百二十次,以多为好。做好些动作后,叩齿数次就可卧睡。这种方法是专治肾元虚冷,小便滑数的。

——[元]邹铉:《寿亲养老新书》

220. 养肾方法

古代贤人说:人身之大宝就是精神;正因为这样,人就要以理制欲,以义驭情,做到虽有美色在前,也只不过是悦目畅志,不可恣情丧精,如果恣情丧精就会髓竭人亡。同时还要做到冬天藏血气,切忌发汗以防泄阳气；还要早卧晚起，去寒就温而勿泄皮肤。如果做不到这点，就会伤肾，到春天就会发病。同时还可服用一些固本益肾酒，当然，不可过份，总之要做到寒热适中。

——［明］杨继洲：《针灸大成》卷 6 引《导引本经》

221. 保肝要点

人体之肝脏，是春阳发动之原始点，人体生长之渊源地，所以一定要戒除忿怒以养肝，使先天元气不受损害而循环无穷；如果做到气和，人体就润泽，反之气伤则枯槁。因此一定要养肝戒怒，请切记这摄生之要点。

——［明］俞弁：《续医说》

222. 养胃要语

保持脾胃的健康，平时要做到顺应四时的气候变化，做到起居有序、饮食有节；还要避风寒、不喜怒无常、高兴愉快，使人体内的阴阳无偏胜，这样就可平安无事。

——［金］李杲：《脾胃论》卷下

223. 养脾以养气

脾脏在人体五脏中所起的作用很大。为了保持脾脏的正常功能，不要过份思虑，因为思虑过多伤脾；还要做到不使自己饮食过份，因为食多则胃塞而脾就不能正常运行工作。所以养脾的要点，是要养气，以养气来养脾。

——［明］王文禄：《医先》

224. 脾胃保养法

人不能饮食无度、劳倦过甚,否则人的脾胃就受伤;如果脾胃一伤则饮食不化,吃下去的东西无味,四肢感到困惫,心腹有不适之感,表现为噎吐或泄泻。这些在医学书中都讲到。总之不可以使自己在不饥饿的时候强食、不旱渴的时候强饮,不能饮食过饱,过饱则气脉不通、心腹闭塞;反之也不能饮食过少,过少则体质虚弱、神志恍惚。同时还不可食那些秽浊之物,吃那些不宜之物,就会使人坐立不安、神志不清。为了适合卫生之道,就必须饮有节而食有时,不饥不饱是保养脾胃的方法。……正因为这样,历史上的名人苏东坡饮食不过一爵一肉,即使有人请他吃饭,东坡先生也预先告知,认为这样可以宽胃养气,安分养福,还可以省费养财。所以懂这种养生之道的人,都养内安静脏腑、调顺血脉,而不像有些人一味穷极饮食之乐;穷极饮食之乐带来的表面现象是肌体胖腴,但对内脏的侵蚀则是十分强烈的。

——[明]杨继洲:《针灸大成》卷6引《导引本经》

225. 养肺心法

人有内伤七情、外感六淫,这样就会使人的呼吸不定,于是肺也就不清。而要想肺清就要做调息功夫;这种调息就是使自己的呼与吸的气息既均又微,并息息归丹田,同时心想气遍毛孔而出入无障,这样就能使人的心火自静。这也就是《心印经》中说的"回风混和、百日通灵"。同时《内经》还说到:秋天宜早卧早起,使神志安定,并收敛神气,使秋气平;若过食瓜果之类的话,可以静息二日,还可以薤白粥加羊肾空心补之。秋天应当使足温头凉；还应在夏至以后就在床席上铺些薄被，以收敛人气。还为了防止秋天发痢疾，就应在夏天少吃生冷之物；同时在秋天不可受湿寒，受了湿寒，冬天就会咳漱。总之要使《秘法》说的：行住坐卧常噤口、呼吸调息定音声、甘津玉液频频咽，这样就能润肺清肺。

——〔明〕杨继洲：《针灸大成》卷 6 引《导引本经》

226. 静 心 疗 法

益州地区有位长者说：要使身体无病，就必须先正其心；使人的心不乱：不狂思、不贪欲、不迷惑，则人的心就安泰，人的心安泰，即使人体四肢百骸有病，但也不难治疗。怕就怕人心惑动，然后招致百患，就是华佗、扁鹊在旁边，也会措手无策。……有位禅师与我谈起过养心方法，说人要心如明镜，不可惹上尘埃；同样人要心如止水，不可兴波起浪。这也就如朱熹说的"目毋妄视，耳毋妄听，口毋妄言，心毋妄动；人间是非、贪嗔痴爱都须放下；做事要任其自然，不可未事先迎，既事留住，遇事困扰"。这就是养心之要。

——〔清〕沈复：《浮生六记》卷 6《卷生记道》

227. 养 心 法

安徽桐城张文瑞曾说：五六年来觅得一法，即一身百骸五官，听其与忧喜烦恼相缠绵，唯独这方寸灵府之地（心），制为一城，坚守四门，不许荣辱、进退、升沉、劳苦、生死、得失进入其中；即便有时稍有疏虞杂念进入其中（心），片刻之后马上驱逐。这样，外面的声音笑容，只当是自然界的波委之属。还有一安心方法是，没有道理的事不做，费力挽回的事也不做，败坏道德的事也不做；遇事只往稳处着手。这样就能每卧则酣,当食则饱;酒一杯以解劳苦,琴一曲以调心气。

——《清朝野史大观》卷5《清人逸事》

228. 咽津养生术

天明睡醒时,随即床边端坐,凝神息虑,将舌头抵着上腭,闭目调息呼吸,这样口中津液就会自生,一直到口中满是津液之后分三次慢慢咽下。这种方法坚持下去,人体的五脏的邪火就不会上炎,四肢的气血就会流畅;其他疾病就不会发生,老而不衰。

——《逍遥子导引诀》

229. 爱惜唾津

古代养生学家常说,要爱惜自身的唾津而不可唾地,这样对口中的唾津常咽吞,时间一长就会使人面光红润、精气十足。所以常言道:"远吐不如近唾,近唾不如不唾"。这是因为唾津也是人身三宝之一。

——[明]息斋居士:《摄生要语》

230. 漱齿保牙

今天的人大都是在早晨漱齿刷牙,实际上,这种做法是不怎么对的。应当是,在每天夜晚刷洗牙齿,这样可以把一天下来因饮食而积于齿缝中的垢污刷洗干净,牙齿也就不容易损坏,所以常言道:"晨漱不如夜漱"。今天我们看到的那些饭后必漱的养齿者的牙齿都是坚白不坏,就是基于这一道理的。

——[清]陈梦雷:《古今图书集成》卷 177 引《金丹全书》

231. 叩齿坚牙术

　　早晨睡醒时,叩齿三十六遍,并以舌搅牙龈上下,不论多少遍,一直到满口津液为止,然后咽下津液。这样的动作重复三次。还有,在小便时,闭口紧叩牙齿,等到小便完才放松,这样能保持牙齿完好无损。

——《逍遥子·导引诀》

(1)漱 口 洁 齿

　　饭后有些微滓留在齿隙里是最不舒服的。这时可以用柳木削成的牙签将它剔除;如果用虎须作牙签来剔除微滓就更好了。然后再煎浓茶等凉,连漱口几次以荡涤干净,为什么要这样做呢? 苏东坡先生说:"因为牙齿性味含苦,而食物一般性味甘甜;甘甜之物留于牙齿,就会侵蚀牙齿,这样就会未老齿落。所以为了防止,就必须食后漱口。"

——[清]曹廷栋:《老老恒言》卷 1《饮食》

(2)固　齿　法

　　古代传下的叩齿方法固然可行,但终非尽善之方法。我的方法是,每当劳累或饮酒而带来的牙齿浮动以固齿法对待,即轻轻将牙齿咬定、咬齐,保持一天二三次,时间一长,这牙齿自会坚固。还有,在小便时,必先咬定牙根后才小便,这样就能使肾气摄收;如能如此,不是能固精的话,也能坚齿。因为我坚持这种方法,所以尽管我年愈古稀,却还是能使牙齿无损。

——[明]张介宾:《景岳全书》

(3) 养口齿妙法

《千金方》说到：每天早晨起，用一点盐放在口中，以温水含揩牙齿，以后又叩齿一百遍；如能坚持，牙齿自然牢固，严密。

——[清]陈梦雷：《古今图书集成》卷177引《金丹全书》

232. 口干导引法

对于口干，其导引法是，左右足心每搓三十六下为一轮，然后按时吐纳吸呼，口中有津液就咽下；如此做六轮，就能解决口干。

——[明]曹士珩：《保生秘要》

233. 健鼻养生法

端坐伸腰，慢慢地以鼻呐气，又以右手捻鼻，又慢慢闭目吐气，这样可治疗鼻中瘜肉。

经常用手中指在鼻梁两边揩二三十遍，做得鼻部内外都发热，这样可以润肺。

——[清]陈梦雷：《古今图书集成》卷172

234. 盐精去目疾

王叔权先生说到：有位学生游学会稽，养成每天一早看书，看到上午九时才吃早饭，时间一长，患有目涩。这时有人给他送来盐仓下成形的盐精（晶），他用盐精揩目，一天数次，后来目疾消除了。

——[清]魏之琇：《续名医类案》卷17《目》

235. 桑叶洗目

有位老人年纪84岁，但能晚上看书而眼不昏花。有人奇怪而询问，答曰：老人得到一奇方，当在每年九月二十三日这一天，用桑叶洗目一次，永不昏暗。

——[清]魏之琇:《续名医类案》卷17《目》

236. 养目方法

早晨洗面时以温水浸沃双眼，这样能除去目疾。因为血得温则荣泽，而眼睛恰恰是依赖血而滋养的。

白天看书和理事，眼力稍乏，也可以温水洗眼，这样能使眼睛不昏花。

白天用眼注视某物久了，可以闭目少顷，同样可以保养眼睛。

每天早上或晚上将两手摩擦发热，然后将发热的手熨眼三次，可以保养眼睛。

黄昏时间以大拇指揩双目，可以助眼发神光。

平时要经常看一些黑漆屏风之类的物件，也可以帮助目力。

每晚上作尿时，要仰面张目，这样对眼睛也有好处。

五更时分，以指蘸少许津唾来抹揩双目，可以消除赤热。

请勿久视日月光，勿久看长盯烛光或灯光，因为视久损目。

患赤眼病时不可过性生活，否则要患内障疾病。

——[明]周履靖:《益龄单》

（1）目　　忌

极目远视,夜读注疏、久居烟火、饮酒不停、博弈不休、抄写多时,并且还长期从事雕镂细巧的工作,还不注意节欲,泣泪过多,这些都是眼睛失明的由来。

——［唐］孙思邈《千金要方》

（2）不可久视

《内经》说:目得血而能视,反之久视则伤血,伤血就损目。这种久视伤血,是因为血主肝,故勤书久视则伤肝,一旦肝伤则风热始生,热气上炎,由此导致目昏。

（3）视黑养目

一般说来,五种颜色都对眼睛有害,惟有黑色对目无损;所以过去有人就以黑色的丝织品糊屏风、糊屏障来养目保护视力。

——［明］陈继儒:《珍珠船》

（4）以睡养眼

睡觉是唯一可以养眼睛的;如果七天不睡不眠,眼睛就要枯槁、视力就要下降。

——［明］陈继儒:《珍珠船》

237. 摩耳保养法

《养性书》中说到:用手按摩耳轮,越多越好,这样可以防聋补肾气。

——［清］陈梦雷:《古今图书集成·艺术典》卷157

238. 护发养发

要经常地用梳子梳理头发,这样可以疏通血气散祛风湿。而且这梳子也应当经常更换。同时这梳子要同桦多的、密的,但梳的时候不能引起痛的,这样反复梳理头发,可以使血涂不滞、发根常坚。

——[南朝]陶弘景:《诰真》卷9

239. 面部养益

《闲览》说道:目疾不可以洗浴,如洗浴可以导致人的眼睛成盲;吃饱以后洗发,或者用冷水洗发,淘米水洗头,或者用隔夜的炊汤水洗面,都会影响人的面部。

——[明]高濂:《遵生八笺》卷10《身心当知所损论》

240. 搓背去风寒

人受风寒,可将毛巾浸入滚热开水之中,拧开后用力搓背、心,连行数次。然事用煨姜切断搓背、心,搓后用任何一种膏药贴上,风寒马上能好。

——[民国]步翼鹏:《养寿诗歌》卷2

241. 焐鼻治流涕

人若伤风流清水鼻涕,可将毛巾浸入热水中,轻轻拧干,放置鼻端,使热气散入鼻内,鼻中毛孔渐渐开解,内外贯澈,连续操作几次,清涕就会止着。

——[民国]步翼鹏:《养寿诗歌》卷2

242. 省言以养生

医学家认为:气是精神之祖宗,所以积气以养精,然后能积精以全神。而 为了做到这点,就必须平时省言、少语,这样就能有利于养生。

——[金]李杲:《脾胃论》卷下《省言箴》

243. 谈笑宜忌

人的谈笑,实际上是以人的形体精气为基础的。所以,多笑则肾转腰痛,多谈则神思伤;人一旦神伤形损,就悒悒不乐,恍惚不宁。另有,多笑则脏伤,脏伤则脐腹痛,时间一长就损耗精气,所以千万要控制谈笑以惜精气形体。

——[明]沈仕:《摄生要录》

244. 形须小劳

就养生来说,人的形体有必要经常活动活动,但不能过份疲劳,这样有利于身体健康。这就像我们平时说的:"水流则清,水滞则浊"。养生的人就要使人的血脉如流水一样。这样,为了防止人坐而至倦,行而至劳,可以稍息活动活动,如手足屈伸数下;两臂左挽右挽或前后轻摆;头项左右相顾或上仰下俯;腰胯左右转动或上下弯曲;有时可以双拳筑空或两手相促。有时两手互相摩擦,又用热手掩目摩面;……总之,这种形须小劳是随意的、闲适的,次数与时间都根据舒适与否来决定。这样时间一长，人的形体必定是身轻、明目、筋壮、血脉调畅，饮食无所壅滞，睡觉无不酣沉。身体中的毛病也逐渐消失。

——〔宋〕蒲虔贯:《保生要录》

245. 慎汗保身

汗出自毛孔，一旦出汗，不能马上用扇扇风，防中风湿。凡是汗，它的出来都可在人的内脏中找出根源，因为医家历来认为"汗之所出，本于五脏"。

如惊悸恐吓而出汗，这汗出于心。还如持重远行而出汗，这汗出于肾。又如疾走恐惧而出汗，这汗出于肝。还有因摇动劳苦而出汗，这汗出于脾。而吃食醋饮而出汗，这汗出于胃。正因为这样，善养生者都是非常慎汗的，防止出汗过多而伤身。

——〔明〕高濂:《遵生八笺·起居安乐笺》

246. 大小便须知

苏东坡的《养身杂记》中讲到:"要长生，小便清;要长活，小便洁"。这话一点不错。《南华经》又说到:"道在屎溺"，这是因为膀胱为肾之腑，所以大小便在一定程度上反映了人的内脏器官状况。

在这里，人体的大小便是不能忍的，这就是孙思邈说的大小便不能忍，也不可努;《千金要方》说:"忍尿不便，膝冷成痹;忍大便不出，成气痔;小便勿努，令两足膝冷而呼气努大便则使腰疼目涩。"总之，对大小便要遵其自然，欲溺即溺，不可有纤毫着意，只有这样"垂拱无为"才能使心自安。

人具体的大小便可以做到以下这些:每在大便之后，可以少许进食,这样可以济其气乏;如在吃饱之后马上大便,可以进食一些汤饮以和其气,或者就榻少睡一会,使气定就起。溺便时可以开眼咬齿,开眼溺便可以散肾火,咬齿溺便可以坚固牙齿。

——[清]曹廷栋:《老老恒言》卷4《便器》

247. 人体摄生 28 条

医家常说:心静则息自调,静久则息自定。以及还有勿使人体的精气神外流,人体的耳目口不受外物的干扰。养生学家还说:勿要过份劳累人的形体;勿要过份消耗人的精神;勿要经常顾虑重重;要寡思虑以养神;要寡欲以养精;要少讲话以养气;如遇到一些小毛病,可以做些八段锦来保健;也可做六字气功法;每夜以手擦足下的涌泉穴,擦的次数大概是三百下;饮食不宜过饱,吃饭时不可太快;不可空腹饮茶;深夜不可醉,不可饱,不可远行。吃的饭要煮得软些;吃的肉要烧得烂些。要吃少酒、独自宿。这些都是养生之妙法。

还有,饭后要徐徐数十步;还可用手摩面、摩腹、摩胁。还可作仰面呵气四五口,这能去除饮食之毒;饮食感到饱胀,可紧闭口齿,耸肩上视,提气至咽喉,少顷又复降入丹田处,这样升降四五次,可以助消化。

——[明]杜巽才:《霞处杂俎》

248. 保 生 铭

人若劳于形,百病不能成。

饮酒忌大醉,诸疾自不生。

食了行百步,数将手摩肚。

睡不苦高枕，唾涕不远顾。
寅丑日剪早，理发须百度。
饱则立小便，饥乃坐旋溺。
行坐莫当风，居处无小隙。
向北大小便，一生昏冪冪。
日月固然忌，水火仍畏避。
每夜洗脚卧，饱食终无益。
忍辱为上乘，谗言断亲戚。
思虑最伤神，喜怒伤和息。
每去鼻中毛，常习不唾地。
平明欲起时，下床先左脚。
一日免灾咎，去邪兼辟恶。
但能七星步，令人长寿乐。
酸味伤于筋，辛味损正气。
苦则损于心，甘则伤其志。
咸多促人寿，不得偏耽嗜。
春夏任宣通，秋冬固阳事。
独卧是守真，慎静最为贵。
财帛生有分，知足将为利。
强知是大患，少欲终无累。
神气自然存，学道须终始。
书于壁户间，将用传君子。

——［唐］孙思邈：《保生铭》

249. 卫 生 歌

天地之间人为贵，头像天兮足象地。
父母遗体宜宝之，《洪范》五福寿为最。

卫生切要知三戒，大怒大欲并大醉。
三者若还有一焉，须防损失真元气。
欲求长生须戒性，火不出兮心自定。
木还去火不成灰，人能戒性还延命。
贪欲无穷忘却精，用心不已失元神。
劳形散尽中和气，更付何因保此身？
心若太费费则劳，形若太劳劳则怯。
神若太伤伤则虚，气若太损损则绝。
世人欲识卫生道，喜乐有常嗔怒少。
心诚意正思虑除，顺理修身去烦恼。
春嘘明目夏呵心，夏呬冬吹肺肾宁。
四季常呼脾化食，三焦嘻出热难停。
发宜多梳气宜炼，齿宜数叩津宜咽。
子欲不死修昆仑①，双手揩摩常在面。
春月少酸宜食甘，冬月宜苦不宜咸。
夏月增辛聊减苦，秋来辛减少加酸。
冬月大寒甘略戒，自然五脏保平安。
若能全减身康健，滋味能调少病缠。
春寒莫使绵衣薄，夏月汗多须换著。
秋令觉冷渐加添，莫待疾生才入药。
唯有夏月难调理，伏阴在内忌冰水。
瓜桃生冷宜少餐，免至秋来生疟痢。
心旺肾衰色宜避，养精固肾当节制。
常令肾实不空虚，日食须知忌油腻。
太饱伤神饥伤胃，太渴伤血多伤气。
饥餐渴饮莫太过，免至膨脝损心肺。

---

① 昆仑：指面部

醉后强饮饱强食,去此二者不生疾。
人资饮食以养生,去其甚者自安逸。
食后徐行百步多,手摩脘腹食消磨。
夜半灵根灌清水,丹田浊气切须呵。
饮酒可以陶情性,剧饮过多引百病。
肺为华盖倘受伤,咳漱劳神能伤命。
慎勿将盐去点茶,分明引贼入人家。
下焦虚冷令人瘦,伤肾伤脾防风加。
坐卧防风吹脑后,风入脑后人不寿。
雁有序兮术有义,黑鱼朝北知臣礼。
人无礼义反食之,天地鬼神俱不喜。
养体须当节五辛①,五辛不节反伤身。
莫教引动虚阳发,精竭容枯百病侵。
不问在家并在外,若遇迅雷风雨大,
急宜端肃畏天威,静坐澄心须谨戒。
恩爱牵缠不自由,利名萦绊几时休。
放宽些子留余福,免致中年早白头。
顶天立地非容易,饱食暖衣宁不愧?
思量难报罔极恩,朝夕焚香拜天地。
身要寿永事如何? 胸次平夷积善多。
惜命惜身更惜气,清君熟玩卫生歌。

————[明]周履靖辑:《唐宋卫生歌》

250. 延 年 箴

四时顺摄,晨昏护持,可以延年。

---

① 五辛:指辛辣厚味之食物,如葱、蒜、椒等。

勿为无益,当慎有损,可以延年。

坐卧顺时,勿令身怠,可以延年。

行住量力,勿为形劳,可以延年。

悲哀喜乐,勿令过情,可以延年。

寒暖适体,勿侈华艳,可以延年。

动止有常,言谈有节,可以延年。

呼吸清和,安神闺房,可以延年。

诗书悦心,山林逸兴,可以延年。

心身安逸,四大闲散,可以延年。

救苦度厄,济困扶危,可以延年。

——[明]龚廷贤:《寿世保元》

251. 养生益龄单

一,少言语以养内气;

二,戒色欲以养精神;

三,薄滋味以养血气;

四,咽津液以养肺气;

五,莫嗔怒以养神气;

六,美饮食以养胃气;

七,少思虑以养心气。

——[明]周履靖:《益龄单》

十四、婚媾房事

252. 婚媾要适时适量

人通过进食各种食品而使骨髓、肌肉、毛发得到充养。男子到了八岁的时候，性活动就开始了，而到十六岁时阳精开始充满盈溢；女子七岁的时候，阴血开始上升，大概到十四岁光景开始出现月经。男精女血是由平时饮食各种食品的精华而化生来的。当男女性开始成熟时，男女的智力、思维也得到了迅速的发展；牙齿开始更换坚实起来；身体发育壮实起来；头发也开始由黄变黑；筋骨弱的也开始变强。等到男子精满而溢，女子出现月经，这时除饮食以供应躯体、手足、耳目发育所需以外的剩余之物，哪怕是很小一点点进入体内，也会被挑出体外。如果男子阳精发育不良，精道未通便与女子交媾，强迫精道开通，那么机体就会有发育不完全的地方，以后也会引起一些怪毛病。还有，阴茎已经痿软而仍然强行交欢以求泄精之乐，就会使精液出不来而使机体内部受损，会引出小便滞涩不畅而成淋病；这种精液严重亏损而仍旧不断地耗损它，会引起人体大小便有隐痛之感，愈痛愈便、愈便而愈痛。

反之，女子已有十年月经而不和男子结合，就会引起性功能、性心理失调；同样，女子来月经不到十年而和男子结婚，也会引起性功能、性心理失调。失调就会使月经出血不正常；旧血不出，新血误行，由此会或浸入骨髓、或变为脓肿，以后就是结婚也难以生育子女。同时，还须注意，女子本身体虚身弱而过多交媾、过多生育也会导致血枯亡命。所以男女的精血，对人的婚媾乃至人体的养生都是至关重要的。

——[宋]陈自明:《妇人良方》卷1《精血篇》

253. 房事须知

凡人生长到二十岁,可以四天泄精一次;三十岁可以八天泄精一次;四十岁可以十六天泄精一次;五十岁可以二十天泄精一次;六十岁则闭精勿泄,如体力强壮者可以一月泄精一次。当然,这些原则都是相对的,人若强盛超人,也不可强行抑忍,如久而不泄,也会导致生痈疽病的。

所以善养生保命的,都会自我调节,对此事谨慎得很,从不纵心竭意而自己伐征自己。人如纵情施泻,即是膏火自生,对人的危害极大。

有些话对少年人讲,少年人也不理解,也不会实行,而一旦知道这道理,人也就老了,身上的病也不易治疗了。

——[唐]孙思邈:《千金要方》卷27《房中补益》

254. 恣欲损身

道家彭祖说过:美色妖丽、娇姿盈房是会给人带来虚损之祸的。

《阴符经》也说:淫声美色,是砍骨的刀斧。人如果不能秉烛照迷妄,慧剑割爱欲,就会坠入死海。

《书》也说:恣意穷精,不知爱惜,要虚损身体;这虚损了的身体一旦遇风就会像枯朽的木头那样折断。所以人千万得爱惜情精,这样方可长寿。

——[明]龚廷贤:《寿世保元·保生杂志》

255. 节欲保精

每人的生命都禀受了父精母血而存在。人一旦成长成年轻壮士,这爱欲也就形成;有些人就成天纵欲自己,将精流于爱河欲海,这样人未到中年就衰亡了,谈不上养身保命。实际上,人的寿命与精气的关系,就像鱼与水、灯与油的关系;如果油枯这灯哪能还会亮,如果水涸这鱼哪能还会活?所以会有人弃色保命。反之那些见色弃生的人却将精随色而逝。

——[明]龙遵叙:《男女绅言》

256. 夫妇避忌

夫妇们一起洗澡,对人的身心健康不利。才洗完澡后、酒醉饭饱后、远行回家后、特别疲劳之时,都不能行夫妻房室之事。而在生病之时,夫妻尤其不能过性生活。

——[宋]温革:《琐碎录》

人在大喜大怒之时,男女热病未愈之时,或女子新产,月经未净之时,不能过性生活。

——[明]高濂:《遵生八笺》卷6《起居安乐笺》

医家认为:饮食过饱而过夫妻生活会使血气流溢而渗入大肠,引起腹痛、患"肠癖"。

医家认为:喝过酒而醉时与人同房会导致气竭肝伤;丈夫则精液衰少,阳痿不起;女子则月经衰微,恶血淤留而生恶疮。

医家还认为,不可燃烛点灯行房事。医家还认为:人在忿怒中行房事,会精虚气节,发痈疽;如在恐惧中行房事,会阴阳偏虚发厥,引起盗汗、自汗的毛病。医家同时认为,人远行疲乏同房,会虚损人体。

医家还指出,在女子月经还未清洁就行房事,会使女子面黄身萎而不生育。男女不可忍着小便同房,否则会得淋病。

还有,人不能在新病才好就行房事;如在新病才好就行房事,这对人的侵蚀太厉害了,会导致髓竭人亡。

夫妻生活还要须知,同房汗出,中风吹会得病,红眼时不可行房事。病没好就同房,会使病复发得厉害而导致病不易治疗。

——[元]李鹏飞:《三元延寿参赞书》卷1

257. 生育母体的选择

就像种植庄稼要选择田地一样,生育子女也要选择母体;现根据医家经验罗列十余条挑选母体的标准。

大凡妇人的气质风度应是贵静而贱动,贵重而贱轻,贵厚而贱薄,贵苍而贱嫩。大概是:妇人唇短嘴小者不利作生育的母体;耳小轮廓薄的也不行,说明这妇人肾气不足;声音过份细而不振作的也不行,说明这妇人丹田中气不足,不利生育。还有形体本来就比较单薄者,也不利生育子女;饮食过份纤巧说明仓廪血海还是有问题,也不利生育子女;发焦黄,齿豁边的说明肝肾两亏,也不利于生育子女;颜色过份妖艳的,太华表而无实,也不利生育子女;反之,肉肥骨小者说明子宫隘小也不利生育子女。太柔脆者,筋不束骨者说明根基不固,也不利生育子女。母体的脉数紧速,弦濇不堪说明月经不调,阴亏弱,也不利生育子女。诸如此类都说明续嗣生育的困难。愿天下所有求子者考虑这些。

——[明]张介宾:《景岳全书》卷39《子嗣类·基址》

258. 男女生育须知

（1）男贵寡欲养精，女贵平心养血

一般而言，男子三十后娶，女子二十而后嫁，这样对生育子女有利。男女结合以后，为防伤男女精血；男子要清心寡欲以养精，女子要平心定意以养血；如能这样，男子精气充盈，于生育有利。反之如不知安调，男子的神易散、精易亏；精常亏而不能溢而泻，于生育不利。反过来也要求女子定意平心，女子如性急难容，或者情媚易感，都会导致人体气逆、血少、月经不正常，这样又怎么能有利于生育的呢？

男女生育求子之道还告诉我们，我们男女的精血难成易败；如果一男子见女色而欲求欢，有时与女交欢一夜数次，这时，男子所泄泻的液体，开始是精，以后就是清水或血了。设想，这样能保命长生吗？能有利于生育求子吗？同样，女子的血，表现为乳汁、月经，乃至性交中下身流出的液体，一个女子如过多生育或过多过性生活，人体身上的血会多吗？会有利于生育之道吗？所以，男女生育求子之道，就在于：男了当益其精，女子当益其血；节之以礼，交之以时，不可放纵。

——［明］万全：《广嗣纪要·寡欲篇》

江南士大夫往往沉溺于声色，娶美妻纳娇妾，有时还有意要稚齿娇嫩的未成年女子，这样生育的孩子会好吗？这些人有时还神思不定混乱，所以生育的小孩也不聪敏。

还有，为什么贵公子妻妾满堂反而少子，渔郎一夫一妻反而多子？这是在于节欲不节欲这问题上：贵公子纵欲如枯松索膏，槁竹沥汁，哪还会有充盈的精气以配母体之血呢？所以得子甚难。

——[宋]愚谷老人:《延寿第一绅言》

(2) 男须聚精养气,女必和性调经

"肾为藏精之府",所以求生育者必须是肾不亏,精充盈的人。男子如精血充盈,生育的子女也与父毕肖;如精血亏衰,生育的子女其形体必有不贯缺欠处;如精血枯衰,就根本无法生育求子。

一般而言,男子十六岁精已充满,如五脏充实、与女交合,可生子女,但这样,这真精也就泄泻,形体也有被凿的痕迹了。这时就需要以饮食来滋养精血,再配以保养惜精,所以和女子交合还能生子。

与聚精一致的是:养气。气如前讲过,有化育精物的元气,也有呼吸于全身的后天之气。一般讲,气不厚,这精不浓;气不充,这精不射;气不聚,这精不暖,这样就难于受孕成胎。对于这絪絪缊缊的元气暂不说,而这后天之气是有象而可求的,所以欲聚精养气以求子的可养气:行欲徐而稳,立欲定而恭,坐欲端而直,声欲低而和。这样操作法可使人端详闲泰,使身体常在这太和之气中,时间一长养气成,精血旺。

如精血旺盛者与健康女子交合,情浓意渴,使男女通身和畅,然而泄泻精液,就能成胎育子。

——[明]袁黄:《祈嗣真诠》

女必和性调经

求子育女中要求女方平心定气。这女子和性要求是:反对女子性多躁,多躁往往盛气凌人;反对女子性多忌,多忌则稍不称心如意就忧思怒怨;反对女子性躁性忌是防止女子气结、气郁、气阻、气上,因为气不顺则血不畅,这样广嗣求子也难为。

这女子调经要求是:女子必须在经期中行不失常而可候征把

握,这样就能成胎,而且生子女也长寿。如女子经期不正常而不可把握,这样也就难以成胎结子,而且生子女也容易夭折。这就是自然界的造化之理。

——［明］万全：《妇人秘科·种子章》

259. 配 合 箴

男精充盈,阴血时行,阳变阴合,旺胎妙凝。
男益其精,女调其经,乃能有子,螽斯振振。
羸男亏阳,弱女亏阴,虽交不孕,虽孕不成。
调养之法,上工所明,不遇其良,反成其疢。

——［明］万全：《广嗣纪要·配合篇》

260. 协 期 箴

月事初下,谓之红铅。三十时足,佳期不衍。
旧污既去,新癸未生。子宫正开,玉种蓝田。
阳道刚健,交接勿烦。勿令气忤,必使情欢。
阳偶阴和,雨顺风恬。芳花结子,丹桂森森。

——［明］万全：《广嗣纪要·协期篇》

261. 不 孕 病 因

人有无儿女子孙,按天命讲是由老天决定,好像与人事无关。实际不是这样,男女结合而不生育,可归结为:男子不能生育者有六病,女子不能生育者有十病。

男子不能生育者六病指:一是精寒,二是气衰,三是痰多,四是火盛,五是精少,六是气郁。以下分别诠释:精寒是指肾中精寒,男子虽将精射入女方子宫,但女子胞胎不纳收,即使纳收也不久即堕。气衰是指男方阳气衰弱;气衰者与女子交配,未等女子交欢情动,情欲高涨而泄精,这怎么会使女子受孕?精少者是指男子虽射精入女方,但精液稀薄;这稀薄的精液哪能够女方大口胞胎之餍足?所以,这射精入宫也等于出宫。痰多是指湿,湿多者精必不纯;不纯精液即便使女方受孕育子,但也会使之夭折。火盛是指男方强壮过盛,与女方交配惯于久战,使女精已过,而男方未施泄泻;而男方一旦施泄,女方兴已过要寝,这又怎么会使女方受孕?气郁是指肝气抑塞,肝气抑塞则怀抱忧愁而导致男方或早泄、或阳痿,导致性交中临炉而兴已阑,对垒而戈忽倒;这时女子春意正浓,男子则浩叹叠起,大煞风景而使房帏岑寂百般无聊,这怎么能使女方结胎受孕?

既然男方不生育者有六病,那么就得调养:对精寒者可温其火,对气衰者可补其气,对痰多者可消其痰,对火盛者可补其水,对精少者可添其精,对气郁者可舒其气。这样,男方无子可有子,广嗣续后就能实现

女子不能生育者十病指:一是胞胎冷,二是脾胃寒,三是带脉急,四是肝气郁,五是痰气盛,六是相火旺,七是肾水衰,八是任督病,九是膀胱气化不行,十是气血虚而不能摄。以下分别解释:女方胞胎是生物之化,如冷则不但不生物,还要杀物;所以女方胞胎一定要暖,这样男子热温精子射入就可安茹植之。女方如脾胃虚寒,这脉搏必定无力,这样与男交配必不能胜任。女方脉搏宜迟不宜急,脉急则腰脐胞胎无力盛物,所以对男方的精液也无法接纳安植。而肝气忧郁者必心情不舒畅,心情不畅者哪会欢于床第,乐于席上?还有,痰气盛者一定是位过份肥胖的妇女,过份胖的妇女往往下身的胖超过上身,所以这种子宫缩入的胖妇是难以受精的。相火旺的人并必定过于焚烧导致草木难生,所以也不容易生育。肾水

衰的妇人也一定是子宫燥涸者；进入子宫的精子没有一定的滋润就会枯萎死亡。而任督病是说明其间有疝瘕之症，受精也有困难而不易生育。还有如膀胱气化不行，那么与膀胱相近的胞胎必受水湿之气的渗透而无法受妊。女子怀胎，要气血充足方可能，但如果妇人气虚，那么必定阳衰，血虚也必定阴衰，气血双虚则使胞胎下坠而不能升举，小产也就成了经常的事了，这样的妇女也不易生育。

既然女子有这些病而无法生育，同样就得调养：对胞胎冷者以温之，对脾胃寒者以暖之，对带脉急者以缓之，而对肝气郁者以开畅之，对痰气盛者以消化之，对相火旺者以平舒之，对肾水衰者以补之，对任督病者除以之，对膀胱气化不行者助以肾气，对气血不摄胎者益以气血。这样，女子受孕怀胎生育也就可以了。

——［清］陈士铎：《石室秘录·子嗣论》

262. 妇人孕脉

尺中不绝须怀孕，三部浮沉亦有期。
血旺气衰终是有，气旺血衰定无儿。
寸口脉来宽更缓，必因秋后是男儿。
忽然沉滑日将近，紧细须知未有期。
孕本浮洪沉并滑，更将左右定阴阳。
右手脉弦须是女，左边浮大是男郎。

——［明］彭用光：《太素脉诀》

十五、养胎育婴

263. 养胎须知

（1）养　　胎

妇人受孕怀胎要讲究饮食，饮食最好是淡滋味，尽量不吃或少吃辛酸，煎炒，肥甘和生冷的食物；否则容易使脾胃受伤，胎胞容易堕落，即使不这样，生出的子女也易带病。这是因为：食酸伤肝，食苦伤心，食甘伤脾，食辛伤肺，食咸伤肾。所以孕妇千万不可美滋味，多五味，要在饮食上讲清纯和平，这样就不会伤体内五脏，这生出的小孩也不会有病。

妇女受孕怀胎之后，对情性也要注意，喜怒哀乐不过分。须知，过喜则伤心而使气散，过怒则伤肝而使气上，过份思虑则伤脾而使气郁，过忧则伤肺而使气结，如过份恐惧则伤肾而气下；这样母体气伤，胎中的子女也必响应而未有不伤的。导致的结果是胎易堕，即使生下来也是盲聋、音哑、痴呆、癫痫的占多数。

妇人受孕怀胎之后，凡行走、站立、坐卧也要注意，不可过份；行立坐卧过久使筋骨肌肤受伤，在母体胎内的小孩因为气通于母，所以也要受伤，孕妇怀胎睡卧之处，要有人护从，不可独寝，可防邪气入侵；险要的地方，孕妇千万不要前往，防止产生恐惧。

————[明]万全：《妇人秘料·养胎》

妇人怀胎请勿登高，也勿临险，切勿独处暗室，勿入庙社，勿要恣肥甘之味，勿多吃瓜果之物，也不游玩犯禁之地方。

妇人怀胎妊娠有疾，不可妄乱投药，一定要在医生的审度病情之轻重,药性之上下的情况下投药;药处方一定要温和中庸,不可药味多品;如病势已去,药也马上停止。

——[明]万全:《育婴家秘》

(2) 胎儿与母体的关系

胎儿因为与母体同,所以是母体得热,则胎儿热;母体得寒则胎儿寒;母体得病则胎儿病;母体安然则胎儿安。所以母亲的饮食起居尤为重要,每个孕妇不可不知。

——[元]朱震亨:《格致余论·慈幼论》

胎中的小孩因处母体之中,看起来内无七情六欲的干扰,外无大风大寒的侵犯,实际上不是这回事。处母体之中的胎儿实际上也随母体的变化而变化;如母饥这胎儿也饥,母饱这胎儿也饱;如母喜辛辣可口,这胎气也随之热,如母情欲躁动,这胎息也辄躁。所以,母体的恣味辛酸,嗜欲无节,喜怒无常都可引起胎儿的变化。鉴于此,古人说:"古者妇人妊子,寝不侧,坐不边,立不跸,不食邪味"。所以,每个怀孕的妇人都要知道这生生不息的造化道理。

——[明]虞抟:《医学正传·小儿总论》

(3) 胎　　教

胎教大概在孕妇三月开始为好;因为妊娠三月,胎质未定,能见物而化。

与此同时,孕妇可观看一些宝物、珠玉;观看一些礼乐仪式、军旅陈设;孕妇还可焚烧名香,口诵诗文、古今箴言;孕妇还可居处简静,弹弄些琴瑟,调和情操;孕妇对可根据孔子所制定的"割不正不食,席不正不坐"来行事,这样生出的孩儿一定长寿、忠孝、仁义、聪惠、无疾的。这也算为文王胎教法。

——[唐]孙思邈:《千金要方》卷2《养胎》

撞击肾,肾又击腰引起的。还可试捏产妇手中指,本节跳动的,说明也要产。这时,体内的胎儿直逼产门,使体内谷道挺进,血水俱下,于是方可坐草试汤,瓜熟蒂落,这是产妇正产之症状。以下我们罗列一些产要,以备参考。

一、产妇腹痛不厉害,就不必紧张,静心宽舒地行动,以便使胎儿舒转。如腰腹痛极,即当正身仰卧,务必要安静从容。待胎儿转身下来,这样的生下法是最顺利的。产妇临产时绝对不可气怯胆小,气怯会引起胞破浆水过早流干,于是胎儿转身不便,顺产也会变成难产。

二、产妇觉得要生,便须惜力调养,不可用力妄施;如用力妄施,会导致临产乏力,使胎儿生产不顺利。

三、临产时,房内不宜有太多人,否则会导致房内喧嚷惊慌。此时应闭户静待。

四、产妇临产时可适当地吃些稠软白粥,不使饥渴,以防乏力。此时产妇绝对不可吃硬冷食物,以致胃脾不易消化而临产乏力或产后得伤食病。

五、产房宜温凉适宜。如产在春夏,房内宜避阳邪风。产在冬秋,房内宜避阴邪寒。就是在盛夏临产,也不可冲风取凉;产房也不宜过份热,这样会使产妇头疼面红;房内不宜人多。当产妇热极烦渴,血晕血溢时也不可过多给予凉水,只能给少些凉水,以解烦渴。产在冬末春初时,产房内不可无取暖设备,产妇要使下体和暖,衣被要温厚些,不使产妇受冬末春初的寒气侵犯,也可防体内胎儿寒血有滞难生产之患。

六、凡富家产妇因平时安逸,活动较少,所以血气壅滞,胎元转动不便。所以在临产这段时间里,要多活动,使体内气血流畅,胎儿转身方便。这也是须注意的。

七、产妇临产,绝对不可占卜问神,如碰到一些哄吓谋利的巫觋之徒,妄言凶吉,使产妇将信将疑,从而恐惧、忧虑而导致气结血蹲躅野葛蝼蛄类，乌喙侧子及虵虫。

牛黄水银并巴豆，大戟蛇蜕及蜈蚣。

牛膝藜芦并薏苡，金石锡粉及雌雄。

牙硝芒硝牡丹桂，蜥蜴飞生及鳖虫。

代赭昨蝉蝴粉麝，芫花微御草三棱。

槐子牵牛并皂角，桃仁蛴螬和茅根。

䖟根硼砂与干漆，亭长波流閭草中。

瞿麦茹蟹爪甲，猬皮赤箭赤头红。

马刀石蚕衣鱼等，半夏南星通草用。

干姜蒜鸡及鸡子，驴肉兔肉不须供。

切须妇人产前忌，此歌宜记在心胸。

————[宋]陈自明:《妇人良方》卷1《孕妇药忌歌》

264. 临盆产要

凡产妇临产之时，最怕多人观看；如众人瞻视的，无不难产的。临产之时只须二三人在旁侍候；旁人侍候不可慌忙，须稳须慎。而产妇也不可慌忙，不可忧悒；如慌张、忧悒也极易难产。产妇要任其自然。

————[唐]孙思邈:《千金要方》卷2《产难》

(1) 产 要

孕妇临产时，会有这样的表现：临月忽然腹痛，但又马上停止，这样隔一二天又有这种情况；这种腹痛不密胎水很少的情况称为"弄胎"。还有，在临期一月前忽然腹痛欲生而不生，这种情况称为"试月"。所以，孕妇腹痛，不论胎水来还不来，这些都不要紧，只须宽心静候即可。

如果产妇欲生痛极连腰，这信号说明要生；这是因为体内胎胞

（4）妊娠之妇宜寡欲

妊娠之妇要寡欲；但于这个道理，大多数人是不清楚的。实际上，胎元的强弱，产育的难易以及产后崩淋经脉一些病都与此有关系。正因为这样，当怀胎之后，就极需要受到保护，不能因动欲火而使胎气阴精受到损伤；如胎气阴精一旦受到损伤，其胎儿的元气一定也受到亏损，严重的导致夭折。对于这些，孕妇一定要慎重。

——［明］张介宾：《景岳全书》卷 39《产类》

（5）养 胎 气

《千金方》说过："儿在母胎，受其精气"。这受其精气是指一月胚，二月胎，三月血脉，四月形体成，五月能动，六月筋骨成，七月毛发生，八月脏腑具，九月谷神入胃，十月百神具备。这种婴儿发展还有：当生下六十日以后就能看人，能笑语；一百天之后能翻身，任脉形成；一百八十天以后也能独坐了；当二百十天时，婴儿掌骨形成能爬行了；三百天婴儿的髋骨成，能站立起来了。而到一年光景，婴儿因膝骨长成就能移步了。这些都是一位正常的小孩发展表。反之如到四五岁还不能行立，这就说明不正常，说明这小孩的原本胎气不足。而胎气足的小孩因是筋实多力，骨实早行，血实形瘦且多发，精实伶俐而不怕寒暑。还有些在母胎中禀赋全备的小孩是这样的"颅囟坚实、睛黑神清、口方唇厚、骨精臀满、脐深肚软、茎小卵大、齿细发润、声洪睡稳"；这些说明小孩原本的胎气禀赋中和、血气相和、阴阳纯厚的。

这胎气与小孩的关系如此重要，就需要每个孕妇一定要温养胎气。

——［明］徐春甫：《古今医统大全·胎气禀受不同论》

（6）孕妇药忌歌

蚖斑水蛭地胆虫，乌头附子配天雄。

滞,不利生产育儿。

八、产妇胞浆未下,只须静守,若胞浆一破,一二个时辰还不生下,可马上服催生药,如服益母丸、脱花煎、滑胎煎等。这里,胞浆为养儿所生产,如浆干不生,这小孩的胎气、胎元一定不足;反过来说,如产妇生下孩子的时间越长,这胞浆也越干,越干越不利生产,且产妇乏力;所以产妇生产宜速不宜迟。

九、产妇临生时绝对不能饮酒;饮酒会酒醉而乏力,不利生产婴儿。同样,产后也不宜饮酒,饮了会使产妇四肢无力和动血,日后有髓骨酸痛之患。

——[明]张介宾《景岳全书》卷 39《产要》

(2)临　　盆

凡产妇临盆,必须听任自然,不宜催逼,要神志安静,不惊慌,得花熟蒂圆自然而下。同样,选择的产婆也要稳重忠厚,能在产妇临盆时从容镇静。而有些产婆却性急,常常顾此失彼,尤其在胎儿头身未出,手足先下之时更是手忙脚乱,这样非但不利生产,还可能导致难产。产婆应当在产妇生产时不停地安慰,以自己的镇静换取产妇的安静。更不可请一些奸诡的产婆,故意将事情扩大、夸大以图酬报,这导致的结果是产妇惊慌、疑虑,不利胎儿顺利生下。

——[明]张介宾:《景岳全书》卷 39《稳婆》

(3)难产七因

第一原因是安逸过份。孕妇怀胎当然是以血养之,以气护之,但不可过份安逸,而应当有些微劳,这样可使全身气血流畅,胞胎活动。反过来,孕妇久坐久卧,使气血不运行,胎也沉滞不动,这样无不难产的。我们常见田野劳作之妇,忽然腹病,马上就生下的情景,就是在于不过分安逸。

第二原因是奉养过度。胎儿气通母体,母亲如恣食厚味导致胎儿过份肥大,临产时就会难产。反过来那些平民百姓家因为饮食一般,反而容易生产。

第三原因是不节淫欲。古代怀孕妇人常与夫君分床而卧以禁淫欲。因为胎在胞中,全靠气血育养,这气血需要安静才能养成。但如情欲一动,欲火干扰气血,使气血沸扬,就会影响到胎胞,胎动则要引起小产,即使不小产,以后生产也困难,生下的小孩也不会长寿。所以一旦怀孕,就应节淫欲。

第四原因是忧疑过份。孕妇求子心切,或问神占卜,或心思不定,这样常怀思虑,常具恐惧,心悬意怯而到时难产。

第五原因是过分胆怯。有些妇女第一次怀孕,属初产,体内神气怯弱,再加上舒伸不展,胎儿也不能跟着转动,到临盆生产时,胎儿展转不便,故难产。

第六原因是产婆不当。请来的产婆比较差劲,不预先审察胎位,只见产妇腹痛就盲目动手,或盲目遽令产妇努力,导致胎儿横生、倒生,后果是子母难保。

第七原因是产妇虚乏。产妇临盆还未等胎儿顺下就用力,而到胎儿欲出时却无力,使胎儿中途停止,加上阴道产户干涩,于是生产艰难。唯一办法是产前注意养气血。

——[清]陈复正:《幼幼集成》卷1《难产七因》

265. 育婴要点

(1) 洗　浴

婴儿才生下,须先洗浴,在浴水未到之时,要用绵絮包裹;即便是暑天,也不可去绵絮,以防冒犯寒气,因为才出母体,不能适应外境气候。

一般讲来,婴儿始下,在洗浴中荡涤污秽,然后才可断脐带;这样洗好断脐可防脐风脐疮等症状。洗浴时不要用水打湿脐带。断脐带，照明朝万全在《幼科发挥》中说来，最好是隔衣咬断，其次是以火燎断；脐带既断就用卫生软布缠裹，等干会自落的。

婴儿的洗浴水可以预先用药煎汤，放入瓶内贮顿，到婴儿始下，临时旋暖可用，这样不会犯生水，小儿不会生疮。

用猪胆汁汤浴婴儿，可以使婴儿皮肤滑泽，不患疮癣。用金银虎骨丹砂煎汤，可以辟邪去惊；有时单用虎骨也可以。用李叶切半斤煎汤，可以解婴儿肌热，去温湿。用白芷二两（旧制）苦参三两（旧制）挫碎煎汤浴婴儿，可以去诸风。用蒴藋葱白胡麻叶白芷藁本蛇床子煎汤浴儿，可以退热。用苦参黄连猪胆白芨杉叶柏叶枫叶煎汤浴儿，可以去风。用金银桃奴雄黄丹砂煎汤。可以辟邪去惊。用益母草煎汤浴儿可以治疥疮等。

凡是煎汤用水为一斗（旧制）、入药后煎成七升（旧制），去掉药滓；这汤水的寒温要适宜婴儿；冬天不可太热，夏天不可太冷。洗浴时可用帛绵先于婴儿背上微微用水，当然不可将水从背上淋下，使婴儿受惊；浴儿也不可使之久坐水中。这样经常依时洗浴婴儿，可使婴儿体滑舒畅，血脉通流，长而少病。

——［明］徐桓：《小儿卫生总微论方》

凡洗浴婴儿，汤水须使冷热调和，如冷热失和，使小孩受惊，引起内脏疾病。

婴儿冬天洗浴时间不可太长，否则容易受风寒；婴儿夏天洗浴时间不可太长，不然容易受热伤。

——［唐］孙思邈：《千金翼方》卷11《养小儿》

(2) 乳　哺

乳哺婴儿不可不小心，因为小孩脾胃怯弱，容易受伤。乳母饮食，就产生乳汁；如果母亲食用热性的食物，这乳汁也就热，如母亲食用寒性的食物，这乳汁也就寒。在这种情况下婴儿食其乳，马上反映出来：夏天如食热乳，就会引起婴儿吐逆，不舒；冬天如食寒乳，就会引起婴儿嗽痢。这需要注意的。

还有母亲在乳哺婴儿期间不可发怒生气，也不可酒醉，如发怒、酒醉，乳哺婴儿会使之黄瘦、腹大脚软，称为"魃病"。

乳哺婴儿不可过饱，这就是谚语说的："小儿常病，伤于过饱"，"忍三分饥、吃七分饱"。

————[明]徐春甫：《古今医统大全》

小儿乳哺要得法：一般讲来，乳者称为奶，哺者称为食。乳后就不必与食，哺后就不必与乳；如果乳哺相并，会使婴儿难以消化，会使怯弱的婴儿脾胃受伤而成乳癖食癖，腹中常会作疼作热，疳病也从此上身。

婴儿的乳母在乳哺期间宜戒喜怒哀乐，五情善良禁忌。如请乳母的话，不可用身上有疾病者，就是那些狐臭者、发少者、耳聋、声哑者都不可用来乳婴儿。

夏天盛热，乳母浴后不可马上给婴儿喂哺乳汁，这样可防止婴儿胃中毒。应当等乳母浴后稍息，方可乳儿。

婴儿大哭之时，也不可食乳；因为气逆不顺，使之惊风。

夜间乳婴儿，乳母应起身坐下，抱婴儿喂奶。

每天早晨欲喂奶，应将宿乳捏去少许。

————[明]王肯堂：《证治准绳》

(3) 乳令儿病

喜乳会使婴儿涎喘生惊；怒乳令婴儿疝气腹胀；还有《千金翼方》讲到：乳气寒冷，会使婴儿咳嗽，面发青而啼哭。热乳，照医家说来会伤损婴儿肺气，使之龟胸。气乳使婴儿吐泻腹胀。而病乳引出的婴儿病就更多了，会使小孩黄瘦骨蒸，盗汗夜哭。壅乳使婴儿生痰，生惊。魃乳使婴儿腹急脏冷而泻，夜啼肌瘦。醉乳使婴儿恍惚多惊。如用淫乳奶孩子,使孩子必发惊痫,这就是《宝鉴》中说的:"南乳母淫佚情乱乳儿,会吐泻身热,啼叫如鸟,不治。"

以上诸乳奶儿带来各种毛病,是不可不察的.同样《圣济经》还讲到:乳者夏天不可热,热导致婴儿吐逆,冬天不可寒,寒导致婴儿下痢。

——[明]王肯堂:《证治准绳》

(4)乳儿禁忌

大喜后乳食,变惊痫;大哭后乳食,成吐泻;大饥后乳食,成腹痛。

大饱后饮水,多成气乏;大惊后乳食导致呕吐心痛。

不能当风乳哺婴儿;这要引起婴儿嗽吐腹痛.不可夜露在外乳哺婴儿,这会使婴儿呕吐。婴儿正在出汗,不可乳哺,否则要引起婴儿心疳伤热。如乳母食酸咸食物后乳婴儿,会使婴儿口渴。乳母醉卧当风乳儿,会使婴儿失音。婴儿咳嗽时不可饮乳,否则会使婴儿疾聚不散,气道不利关膈不通而成痰噎惊喘。乳母不能在悲喜不定中乳儿,这会使婴儿成涎嗽。婴儿啼哭未定时不能饮乳,否则生瘿气。

——[明]徐春甫:《古今医统大全·得病之源》

(5)婴儿衣食

婴儿肌肤的特点决定,小儿不可暖衣;暖衣过份会使小孩筋骨软弱.同时,小孩应当经常见风日,如爱惜小孩而不使他见风日,也会使小孩的肌肤脆软,容易伤损。婴儿穿的衣服最好是父母过去穿过的衣服改成的,这样带有父母的余热、气息。小儿千万不要穿新做成的绵衣,容易擦伤小孩的肌肤。小儿也千万不要多穿衣服,多穿会使小儿出汗,汗多则致虚损,风邪易感。

——[明]方贤:《奇效良方》

小孩衣衫当随寒热加减,须要使小孩的背脊暖为好;以不使小孩多出汗为佳,出汗易受风寒。

凡小孩的衣服洗过晾在外,可不能过夜而露于星月之下,如偶尔忘记一次,可用酷炭熏过才可穿用。为什么这种晾在外面过夜的衣服不能穿在小孩身上呢?照明朝徐春甫在《古今医统大全》中说来是因为晾过夜的衣服有湿热,穿于小孩身上使之不安;还因为晾衣过夜,会染上无辜鸟屎之类的东西,穿于小孩身上使之生疾。这也称为"无辜疾"。

婴儿小孩如处春夏之际,可让他们卧在地上,这样能收生长之气;如遇冬秋之时,要使它们温和,使他们不逆冬秋收藏之令。

在春天,婴儿小孩不要护顶裹足;这种护顶裹足会使婴儿小孩阳气不舒,发热难过。小孩逐渐长大,一般而言,在孩子十六岁之前,他的下身不能穿着过暖,因为此时的他血气方盛,如日方升;还有,十六岁以前的小孩真阴不足,而下体主阴,如穿得过暖,则使阴消,只有穿得清凉些才使阴长而补不足。这就是《曲礼》中讲的"童子不衣裘裳"。

对婴儿小孩穿衣的原则是,寒则加衣,热则减衣。因为过寒则气滞而血凝涩,过热则汗泄而腠理疏,以致风寒易入而疾病始生。对婴儿小孩更忌当风脱衣,这样容易感冒。

在风和日丽的天气下,宜抱小孩外出游戏;但在阴地草木而阳光不见的地方不宜游戏,更不可将小孩置地坐卧,这会使小孩脾宫受寒,腹痛泄泻的。

——[清]陈复正:《幼幼集成》卷1

婴儿才生下来,肌肤未实,不可以穿得过暖,只要薄衣使婴儿背暖。婴儿小孩的薄衣着法,应当从秋天开始,以渐稍寒,慢慢加衣,这样的小孩必定耐寒。这种薄衣法千万不能在春夏季节,使小孩卒减衣服。

对婴儿小孩的衣着法是：背暖肚暖和足暖，头凉心凉和胸凉。这样可保小孩平安无疾。

这种小孩的"忍三分寒"和上述提到的"吃七分饱"是一致的。

——[明]鲁伯嗣：《婴童百问》

对于小孩，因为肠胃功能脆弱，所以那些稠粘干硬、酸咸甜辣、煎炙煨炒、鱼肉水果之类的发热难化食物应禁绝。只予熟菜白粥反可保平安。

有些妇女不知道这些道理，只要小孩一哭就马上给吃，而且无所不给，这实际上是在害小孩。我们看到那些多病的小孩大多是从小纵口娇养的，到大了还是筋骨柔弱，有病了还是不能忌口以自养。在这一点上说，"不纵口可以养德长寿"。

——[元]朱震亨：《格致余论》

小孩生病，一半以上的责任在其母亲身上，作为母亲，如胎前不能谨节食物和情志，胎后又不能调护小孩，这样就使小孩生病。有些母亲在婴儿不满百日就给酸咸食物吃，不到周岁就给肥甘东西吃，这怎么不使他生病呢？于是，吐泻、腹胀、水肿、疟痢、痰喘都开始有了。这就是饮食不注意而造成的。

——[明]虞抟：《医学正传》

婴儿六个月以后才可与稀粥，吃粥时不可与乳同食；否则会使小孩生疳积。五岁的小孩才可吃荤腥食物。

——[明]李梴：《医学入门》

(6) 小孩调养

婴儿在六十天以后瞳睛能见人，能应和人情了，这时父母就要调养其性情，使其正性。除你们父母要端正行事外，僮仆婢妾不可无礼骂人,无端手足舞蹈;不可将婴儿高举放倒,或猛推闪避,这时的婴儿尽管强笑,但已受惊以后会引发恶性疾病。

——[明]徐春甫:《古今医统大全》

常言道:"阳升阴加,四序无差。"万物都是禀受阴阳之气而成,男女又都是由精血构成;作为婴儿大约三旬而阳气纯厚,两月而阴气方生;乳童婴儿周期中是阴阳各半,此时全由乳母调养。如调养得法,则和;不得法,则违。如母亲慈祥,能调寒暑,且乳哺得宜,这婴儿不会生疾,形貌充悦,筋骨隆盛;如母亲乳哺失宜,或怒嗔婴儿,使之邪狂,或醉乳婴儿使之惊痫,或感患乳儿使之患疾,诸如此类都可引起婴儿不适、患病。

还有些乳母与婴儿同睡,使口鼻之气吹入婴儿囟门,导致婴儿鼻塞。还有些乳母过于溺爱婴儿,绷裹太多衣服,使婴儿热气郁积而患热病风毒丹毒。还有些乳母误将小孩衣服晒晾过夜,穿着小孩身上而成"无辜疾"。还有些乳母以异物嬉戏婴儿,使之惊怵。这些由乳母调养不当而导致的后果是:婴儿伤精损血,形体瘦黑,四肢枯瘁。

大概是小孩患病不能言语述说,求证困难,所以医家对此特别设立一科:儿科。以后医家又不断地留心此科此术而传下不少育婴秘方,这对于现在我们养育婴儿十分有利,愿母亲们吸收有效的育婴方法来养育自己的婴儿。

——[明]方贤:《奇效良方》

婴儿神气衰弱,大概碰到以下这些情况都要惊吓:见非常之物,见未识之人,听鸡鸣犬吠,闻雷霆铳爆,等等;而一旦受惊吓,即伤神、失志,导致惊怵病。

所以,和小孩嬉戏,不可妄指他物为蛇为虫;小孩啼哭,不可装神弄鬼来止其哭;如小孩一旦受吓,日后胆小怯物。

和小孩玩耍,在小孩眼前的物件,不可突然去掉;与小孩嬉戏,不可使之弄刀弄枪。

小孩一旦能开口说话，以教正言；那些俚语鄙言不可多说，还教小孩以恭敬；一些亵慢之动作不要在小孩面前做。教小孩尊老尊长，不能有骄慢动作和言语。教小孩诚实说话，不可使诈行骗。日常物件器具见到即教小孩，使之早日知道。还可教数目，识方隅，时岁年月等。

小孩周岁，如有病，不可妄用药；小孩得病，难以用药，可用按摩法来治理。

育婴养儿实际上没什么奥秘，只有这句话："小儿要受三分饥和寒"。饥则调其饮食，寒则调其寒热；请不要使小孩太饱太暖，当然不要太饱太暖不是指"不食不衣"。

育婴养儿还有的方法是："头要清凉背要温，露其下体养真阴"。这是说"头"是六阳之会，要常冷，绝对不要裹缠；腹为阴，背为阳，都是人体内脏之俞膜，所以要常暖，不可露于外。小孩纯阳，苦于无阴，所以下体宜露，这样可接地气以养阴。

育婴养儿的方法还有："天时勿犯如春候，寒热乖违客气侵"。这里的"天时"指"寒热"；"春"说的是温和之气。在褓褓中的婴儿要"寒不犯寒，热不犯热"，使他常在春气温和之中，这样就能养儿育婴了。反之如有乖违，这自然界的邪气就会入侵。

——［明］万全：《育婴家秘》

初生婴儿，忌外界人物接触；大约到了一周岁，才不怕外界陌生人。

当小孩初识人物时，也不能带到神庙中去，因为观望神像形状，恐怕也引起恐惧感。

小孩进入夏天季节时，可用色帛缝制成一小袋，里面盛放去皮尖杏仁七个，随时随身由小孩佩带，这样到夏天打雷时，小孩听到雷声就不会害怕了。

——［明］徐春甫：《古今医统大全》

谚言说："戒养小儿，谨护风池，风池在颈项筋两辕之边，有病乃治之"。所以乳母每天三时这时光，要摸小孩项后风池，如壮热，即须熨之使微汗，可保无恙。

婴儿在夏天热暑期间，应在凉冷清洁处。

婴儿满二个月，目瞳能见人，能笑识人；这时乳母不可以让陌生人抱，及不可以让小孩见非常之物。

婴儿百天，任脉生，能反复。乳母应节喜怒、调寒温。

婴儿半岁，外掌骨成，乳母可教其在地上匍匐。乳母还可在婴儿尻骨已成的情况下教婴儿学坐。

婴儿二百天，膑骨始成，乳母可教儿独立。

婴儿周岁，膝骨已成，教婴儿学步。

以上是一些婴儿基本的成长程式，但世界上的人都不能按这程式来调养小孩，往往抱儿过时，这样损伤小孩筋骨；这些，育婴养儿者一定要注意。

——［明］王肯堂：《证治准绳》

古人讲：小孩还不能行走，母亲又怀孕，而这小孩吃妊乳，会发魅病，黄瘦骨立。

古人还说，小孩很早就缺乳，所以吃物过早，吃时又是母亲嚼碎之后喂他；这样小孩容易生病，变得腹大瘦小。

古人说：母亲的泪水不能落到小孩的眼里，进去了会使小孩目破生翳。

《养子直诀》还指出养婴儿的方法："吃热莫吃冷，吃软莫吃硬，吃少莫吃多"。

——［元］李鹏飞：《三元延寿参赞书》卷1

初生小孩肠胃绵脆，容易饥饱，也容易寒热。……现在的人不知这些道理，养稚子时，在夏天也以绵帛裹缠，日不下怀，使婴儿热气相蒸。一见到天稍寒,就封闭门窗。暖炕红炉,使微寒都不入,这样的处理法,就是一个正常的人都受不了,不要说一个纯阳稚子了。还有,现在的人、一见小孩啼哭,就认为是饥号,马上以乳纳入其口;吃时又不知量,这小孩又不知言语,不懂饥饱,于是导致过份饱食,引起百病始生。这就是叫"过爱小儿反害小儿说"。

反过来看贫家百姓育养婴儿反倒附合养育道理。这道理是:薄衣淡食、少欲寡怒,为一理;无财少药反使小孩自愈而不受庸医热药所害,为二理;在母腹中,随母劳动而胎儿小孩也气血动用,形体充实,为三理;母亲劳动,便于生育子女,为四理。这四理与富家相反。

对于小孩的哭 ,要知道:"儿哭即儿歌、不哭不偻㑸"。①这话尽管讲得有些俗,但附合卫生条件。因为小孩哭是泄气之热。还有,我们看到小孩终日哭但却不嘶哑的,这就附合《老子》说的:"终日号而不哽。"

善于看小孩毛病的医生是根据小孩家的贫富贵贱来治疗的。我们看贫家子弟虽不称心也不发怒,所以怒少而患肝病的少。而富家子弟因为放纵惯了,稍不如意就发怒,一怒则肝病者多。这同样是:"过爱小儿反害小儿说"。

　　　　　　　　　——[金]张从正:《儒门事亲》卷1

以下录万全的《西江月》

　　小儿纯阳之体,阴阳不可偏伤。

　　常带三分饥与凉,此个孩儿易养。

　　大抵脾常不足,有余肝气须防。

　　不寒不热药为良,切忌妄行猛浪。

　　　　　　　——[明]万全:《万氏秘传片王·心书·总结》

---

　①　偻㑸:指背脊弯曲。这里指活动身体。

十六、性情调养

266. 控 制 情 志

宋朝邵雍说过:"百病起于情,情轻病亦轻:(《击壤集·百病吟》)。这话怎么讲呢?这是因为人生以气为主,如果情志过喜则使气散,如果情志过怒则使气升,而情志过哀则使气消,情志过惊则使气乱,过分思虑又使气结,欲望过分又使气倾。这样的话,疾病由气乱神疲而发作出来。所以,要养生保命延年的话,平时就该控制好自己的情志。

——[明]冯时可:《上池杂说》

267. 情志与人的生理心理

人的心理与生理和人的情志关系密切,其表现在:如人心思火则体会发热,反之思水则身体会畏寒。还有升气发怒会使人头发竖起,受惊恐吓会使人汗滴、肉颤,这就是我们平时说的"心惊肉跳"。另有感到惭愧会使面孔发红,悲愤会使人眼泪流出,惊慌会加快人的心脏跳动。另外还有,言喜则笑,言哀则哭;日里所见,夜里必梦,日里所思,夜里必谵语,诸如此类都说明情志与人的心理生理密切相关,为了能使人延年益寿,也有必要调养好人的性情。

——[明]高濂:《遵生八笺》卷1《清修妙论笺上》

268. 防止心火焚和

一般而言,如果心生火就会使人体内脏受到损伤,破坏人体内部的平衡;那就是,淫火烧肾,怒火烧肝,忧火烧肺,思火烧脾。心火一旦发生,人体内脏也必受损。所以,为了防止心火破坏人体内脏及内部平衡,就需要剔除心中杂念,洗去有心之累,保持心体平和。

——[明]庄元臣:《菽苴子内篇》卷4

269. 勿大喜大怒

《内经》说:"喜怒伤气,寒暑伤形"。后人又说:"慎喜戒怒"。所以人对喜怒就要做到:虽喜忘喜,不累于喜(不要受到"喜"的影响);虽怒忘怒,不累于怒(不要受到"怒"的影响)。这样的话,人就能保命养生。这也是现代医家所说的:"大怒不怒,大喜不喜,可以养心"。

——[明]王文禄:《医先》

(1) 微抑大喜,稍忍大怒

现在的人只知道过分哀伤要损坏人的健康,却不知道过分的喜乐也要伤人健康。这些就如《淮南子》中说的:"大怒破阴,大喜坠阳"。也是《汉书·东方朔传》中说的:太乐则阳溢,太哀则阴损,"阴阳变则心气动,心气动则精神散而邪气及。"正因为这样,养生学家要人"忍怒以全阴气,抑喜以养阳气",也就是《颜氏家训》中说的:"大喜荡心,微抑则定;甚怒烦性,稍忍即歇"。为了人的健康,需要对大喜微抑,对大怒稍忍。

——[清]梁章钜:《退庵随笔》卷12《摄生》

(2) 节喜防病

不要小看这"喜";人的喜气过分就要导致人的疾病;喜气过分就表现为大笑不止,然后使人阳气不收,最后可能发狂病。历史上就有过因喜事而卒的事情。所以为了养生保命,要节喜而防病。

——[金]张从正:《儒门事亲》卷3

(3) 制怒防病

人一发怒就表现得咬牙切齿,揎袖捋臂,但这还是表现在人的外表方面的。表现在人的生理心理上则是满胸胁痛,食则气逆不下;还表现出呕血、喘渴、心烦,厉害的还可能抽筋、目昏、耳鸣。由此可见,"怒"对人的生理心理的损害是相当严重的,为了防止这些发生,就得"制怒"。人要胸襟洒落,怀抱宽舒,平时绝对不能藏怒蓄怨。这样就能保持健康平和。

——[金]张从正:《儒门事亲》卷3

(4) "忍"为"制怒"药

人的喜怒哀乐中,最不容易控制的是"怒"。而能控制发怒的良药是"忍"。尤其当"两虎"相争,面红耳赤准备大吵一场的时候,如能"忍耐"一下,马上可以使双方冰销雾释,矛盾化解,全无芥蒂。这样的话,你也不会发生气急胸闷的一种忿怒病。

正因为"忍"有"制怒"作用,所以张公艺书"百忍歌";"忍得淡泊可养神,忍得饥寒可立品,忍得勤奋有余积,忍得荒淫无疾病,……忍得语言免是非,忍得争斗消仇憾。……"

——[明]来知德:《来瞿唐集》

(5) 老年人忌怒宜耐

说到底,人是凭借气而充满人体才生存下来的,所以平时为保身体也必养气养神。而人一旦发怒,就会使人体气逆而不顺,从而有一种窒息不舒服感;所以这"怒"是最伤人的。而"怒"对老年人来说,其伤害更甚。再加上老年人原本就肝血渐衰,性情急躁。唯一的方法是忍耐些,万事任其自然,这样就可使人血气不妄动,神色平和,就可达到养身养性的目的。

——[清]曹廷栋:《老老恒言》卷2

(6) 容忍去怒

《书》说过:"必有容,德乃大;必有忍,乃济"。这是说,人要做成一件事,没有不容忍的;反之,有些人之所以失败,也是在于不能容忍。这里的容就是能宽恕别人,这里的忍就是能忍耐事情。而那些为了一毫之差就勃然大怒,为了一事之违就愤然大发的人是无涵养的人,也是薄命的人;这些人不要说建功立业,就是自己的性命也不会长久。所以要想建功立业,长寿保身,就应当有容忍的气度;容忍才能去怒、制怒。

——[明]高濂:《遵生八笺》卷1

270. 忧 能 致 病

医学家认为:忧伤肺,忧使气闭塞而不流畅。同时,医学家还认为,遇事而忧虑不止,会生肺病,使人感到胸膈逆满,气横胸刺背,有一种隐痛感。同样,女性如忧思哭泣,会使体内阴阳气结、月经不正常、内热苦渴,面色枯恶难看。所以,人是万万不能患忧思毛病的。

——[明]沈仕:《摄生要录》

（1）无忧者长寿

善于养生者为了安身养气：不欲喜怒忧乐；所以，人无忧虑，也必长寿。

——［汉］《太平经》

（2）止 忧 方 法

实际上，每人都会碰到不称心的事；在这里，只有一个怎样对待这些不称心事的问题。有些人则是常戚戚于这些不称心事，不能转移自己的心境，时间一长也必生出疾病来。我的方法是，将不称心的事置之度外，然后照常生活而不使这不称心事干扰我困惑我。同时还要做到，对一些即便是扰侵了我的事，也不可动声色；因为一动声色，必气馁。

——［清］李渔：《笠翁一家言全集·闲情偶集》卷6《止忧》

271. 控 制 思 虑

彭祖曾说过：凡人不可能无思虑，但不可作无谓的思虑；如作过分无谓的思虑就会干扰人身而损坏人的健康。所以，人可以做到的是不思虑声色，不思虑胜负，不思虑荣辱，使人的心不劳、神不极，就可达到延年益寿的目的。

——［明］沈仕：《摄生要录》

思虑过分，使心火上升，心火上升必使肾水干涸，这样心肾不交，必使人的某些机能失常。所以为了使人体机能正常，要控制不必要的思虑。

——［明］郑瑄：《昨非庵日纂》卷7

272. 摆脱悲哀

医书说"悲哀太甚，则胞络绝而阳气内动，发则心下溃"；表现为筋挛、脉痿、肌痹；男的还可能小便带血、女的可能患血崩。所以千万不能坠于悲哀之中，为了养生人要摆脱悲哀。

——〔明〕沈仕：《摄生要录》

273. 防止惊恐

一般而言，凡是耳闻大声、目击异物，遇除临危的可畏事物猝然而至，使人有惕惧的称为"惊"。凡是一些可畏事物从容而至，使人有时间思索的，称为"恐"。所以医家称惊急而恐缓。惊恐对人的伤害是：惊伤胆，恐伤肾。惊恐者表现为：惊者是眼光直视，张口潮涎，有时还会使人发痴痫；恐者表现为恍惚不乐，神志不清。惊恐于人来说，其伤害特别厉害。站在养生的角度来看，人要防止惊恐。

——〔清〕叶桂：《临证指南医案·惊》

274. 憎爱须知

《淮南子》说："好憎者，使人心劳"。这是因为憎与爱如果过分都要伤神损性。所以，你即使对某人某事有一种憎恶感，但也不可过分憎恶；你即便对某人某物有一种爱好感，但也不可过分爱好。这样就不会损性伤神。这也是我们平时所说的："凡有所爱，不得深爱；凡有所憎，不得深憎。常运心于物平等"；如觉得有些偏颇，马上改正，这样就能定性养心，益寿延年。

——［明］沈仕：《摄生要录》

275. 摆脱"恋"字

凡人只须胸中摆脱一个"恋"字，便会觉得十分清爽，十分自在，十分舒适。反之，人生最苦处，就是使心拖泥带水："恋"人、"恋"物、"恋"事，所知有些事有些物不可得，但还是不能割断心与这些事物的联系，这与人生养益无好处。

——［明］吕坤：《呻吟语》卷1《存心》

276. 忘 却 烦 恼

凡人好对世上不如意的事烦恼；这烦恼非但不能改变世事的不如意处，反而还为你增添疾病。所以通达者看破这一些，将这些烦恼缠缚一并忘却、枉了。这样身体反而好起来了。

——［宋］倪思：《经钼堂杂志·枉了烦恼》

277. 不可过于苛刻

自然界如果青天白日、和风庆云的话，不但是人感到高兴，就是乌鸦这样的鸟也喜欢；但如果是暴风狂雨、疾雷闪电，不仅是人要关闭窗户，就是鸟也和人一样感到乖庆而投林栖息。所以，圣人君子的处世，是以太和元气为主，那么凡人处世又怎可过分苛刻呢?

——[清]褚人获:《坚瓠集》广集卷2

278. 去十二字

凡是想修身养生的人,必须先做到去十二字:酒色、财气、攀缘、爱念、忧愁、思虑。

——[金]王哲:《重阳教化集》

279. 忘外抑心动

沂阳生说:一切病都是由心生出,如心神安泰,病又从何生起? 你没看到那些暑热下耘耨的农夫没病吗? 这是因为这些农夫的心思纯真。而有些闲人经常不安定,心思不定而心动火生,这样外界邪气就乘虚而入,这样疾病也就产生。所以为了养生,要忘外来抑心动。

——[明]王文禄:《医先》

280. 十二之多少

《少有经》说:人要养生保命,需要行此十二少:少思、少念、少欲、少事、少语、少笑、少愁、少乐、少喜、少怒、少好、少恶。

除此之外,人要养生还要除去十二多;这十二多是这样的:多思则神殆,多念则志散,多欲则损志,多事则形疲,多语则气争,多笑则伤脏,多愁则心慑,多乐则意溢,多喜则忘错昏乱,多怒则百脉不定,多好则专迷不治,多恶则憔煎无欢。如果这十二多不除去,就丧失了人的根本,能长寿者几乎极少。

——[南朝]陶弘景:《养性延命录》卷上《教诫》

281. 去情循理

我们去求医,就是要明白医学道理;这样一来,我们可以这样说:"与其有病而治以药,不如抑情而预防病。"这也就是说,我们平时不能放纵任情,只有循照医学卫生道理,才能防患于未然。

——[宋]张杲:《医说》

282. 情欲不可使赢余

就养生来说,情欲不可以使它赢余,这也就是我们平时所说的:"谨言"、"慎行"、"约己"、"清心"、"节饮食、寡嗜欲"。

——[明]吕坤:《呻吟语》卷1《性命》

283. 养　　性

人要知道,生活在贫穷中是不会永远贫穷的;以及,生活在富余中也不会永远富余的。最好是生活在贫与富的中间。同样,也不要以贫富来改变你做人的基本道理。

平时即使有很大的功劳,也不要骄矜;要做到平时不胡思乱想,口中不讲恶言和脏话;待人要深心至诚,恭敬于人;对人不可诈善,以一时取悦于人;要终身为善;即使为人所讨厌,也不能起恨心。

生活居处不要始终不满足；人知止足，无遗其禄。所到之处，不要贪图多得；也不要为一件不易得到的事或物弄得心志疲苦。

平时不可纵情恣欲，心所欲得便为之；也不可不拘禁忌，无所不作；如果对这些不注意，以后都是人的病根。要经常内省身心，看看自己行为中有哪些不正常的，因为它会引发各种疾病；要知道，人身上的很多疾病都是自己一手造成的。所以养生之人必得养性，平时诫勒身心，常行善事，这样就可起到爱惜性命的目的。

——[唐]孙思邈：《千金要方》卷 27《道林养性》

284. 去恶习

要养生，就得去恶习，人的恶习如吃粪土的蜣螂，只要看到粪丸就不肯放过一样；所以人的恶习是：有物过眼，必看；有声入耳，必听；小小事情一旦适意就大喜；小小事情不如意就大怒；小小利害，就生惊恐。你想这些恶习不除，人能养生保命吗？

——[明]郑善夫：《经世要谈》

285. 大藏治病药

《大藏经》说："救灾解难，不如防之为易；疗疾治病，不如避之为吉。"可是，现在的人常常与此相反：不知道防只知道救；对病不知道避，只知道用药治，这些就像我们现在说的"有君者不思励治以求安，有身者不惜保养以全寿"。

实际上，任何事或任何病的发生都有一个过程的，这也是我们平时说的"灾生于稍稍、病起于微微"；所以，有道行的人都能做到求福于未兆，绝祸于未萌。但是，一般的人都认为小恶无损，小善无益；正因为这样认为，所以是以小恶为无损而不改，小善为无益而不为。殊不知，这小善不起，灾难立成，这小恶不止，大祸立至。

为了防止祸起萧墙、我们特别立出非金石草木可攻的心病百种。以便让人静坐持照，察病有无，起到心病心医的目的，不使病积重难返。

喜怒偏执是一病。亡义取利是一病。
好色坏德是一病。专心系爱是一病。
憎欲无理是一病。纵贪蔽过是一病。
毁人自誉是一病。擅变自可是一病。
轻口喜言是一病。快意逐非是一病。
以智轻人是一病。乘权纵横是一病。
非人自是是一病。侮易孤寡是一病。
以力胜人是一病。威势自协是一病。
语欲胜人是一病。货不念偿是一病。
曲人自直是一病。以直伤人是一病。
与恶人交是一病。喜怒自伐是一病。
愚人自贤是一病。以功自矜是一病。
诽议名贤是一病。以劳自怨是一病。
以虚为实是一病。喜说人过是一病。
以富骄人是一病。以贱讪贵是一病。
谗人求媚是一病。以德自显是一病。
以贵轻人是一病。以贫妒富是一病。
败人成功是一病。以私乱公是一病。
好自掩饰是一病。危人自安是一病。
阴阳嫉妒是一病。激厉旁悖是一病。
多憎少爱是一病。坚执争斗是一病。
推负着人是一病。文拒钩锡是一病。

持人长短是一病。假人自信是一病。
施人望报是一病。无施责人是一病。
与人追悔是一病。好自憎怨是一病。
好杀虫畜是一病。蛊道厌人是一病。
毁訾高才是一病。憎人胜己是一病。
毒药鸩饮是一病。心不平等是一病。
以贤喷嘀是一病。追念旧恶是一病。
不受谏谕是一病。内疏外亲是一病。
投书败人是一病。笑愚痴人是一病。
烦苛轻躁是一病。擿捶无理是一病。
好自作正是一病。多疑少信是一病。
笑颠狂人是一病。蹲踞无礼是一病。
丑言恶语是一病。轻慢老少是一病。
恶态丑对是一病。了戾自用是一病。
好喜嗜笑是一病。当权任性是一病。
诡谲谀谄是一病。嗜得怀诈是一病。
两舌无信是一病。乘酒凶横是一病。
骂詈风雨是一病。恶言好杀是一病。
钻穴窥人是一病。干预人事是一病。
教人堕胎是一病。不借怀怨是一病。
负债逃走是一病。背向异词是一病。
喜抵捍戾是一病。调戏必固是一病。
故迷误人是一病。探巢破卵是一病。
惊胎损形是一病。水火败伤是一病。
笑盲聋哑是一病。乱人嫁娶是一病。
教人捶擿是一病。教人作恶是一病。
含祸离爱是一病。唱祸道非是一病。
见货欲得是一病。强夺人物是一病。

这是举出的百病能给人日逐点检,使之一病不发;这样的话绝对没有灾难、痛苦、烦恼及凶危,不但自己保命延年受益,还可使子孙后代永享其福。

《大藏经》不但列出百病,还开出百药以治百病;这里的百药就是要人改恶崇善。这里录下百药以治百病。

思无邪僻是一药。 行宽心和是一药。

动静有礼是一药。 起居有度是一药。

近德远色是一药。 清心寡欲是一药。

推分引义是一药。 不取非分是一药。

虽憎犹爱是一药。 心无嫉妒是一药。

教化愚顽是一药。 谏正邪乱是一药。

戒敕恶仆是一药。 开导迷误是一药。

扶接老幼是一药。 心无狡诈是一药。

拔祸济难是一药。 常行方便是一药。

怜孤恤寡是一药。 矜贫救厄是一药。

位高下士是一药。 语言谦逊是一药。

不负宿债是一药。 隐慰笃信是一药。

敬爱卑微是一药。 语言端悫是一药。

推直引曲是一药。 不争是非是一药。

遭侵不鄙是一药。 受辱能忍是一药。

扬善隐恶是一药。 推好取丑是一药。

与多取少是一药。 称叹贤良是一药。

见贤内省是一药。 不自夸彰是一药。

推功引善是一药。 不自伐善是一药。

不掩人功是一药。 劳苦不恨是一药。

怀诚抱信是一药。 覆蔽阴恶是一药。

崇尚胜己是一药。 安贫自乐是一药。

不自尊大是一药。 好成人功是一药。

不好阴谋是一药。　得失不形是一药。
积德树恩是一药。　生不骂詈是一药。
不评论人是一药。　甜言美语是一药。
灾病自咎是一药。　恶不归人是一药。
施不望报是一药。　不杀生命是一药。
心平气和是一药。　不忌人美是一药。
心静意定是一药。　不念旧恶是一药。
匡邪弼恶是一药。　听教优善是一药。
忿怒能制是一药。　不干求人是一药。
无思无虑是一药。　尊奉高年是一药。
对人恭肃是一药。　内修孝悌是一药。
恬静守分是一药。　和悦妻孥是一药。
以食饮人是一药。　助修善事是一药。
乐天知命是一药。　远嫌避疑是一药。
宽舒大度是一药。　敬信经典是一药。
息心抢道是一药。　为善不倦是一药。
济度贫穷是一药。　舍药救疾是一药。
信礼神佛是一药。　知机知足是一药。
清闲无欲是一药。　仁慈谦爱是一药。
好生恶杀是一药。　不宝厚藏是一药。
不犯禁忌是一药。　节俭守中是一药。
谦己下人是一药。　随事不慢是一药。
喜谈人德是一药。　不造妄语是一药。
贵能接人是一药。　富能救人是一药。
不尚争斗是一药。　不淫妓腥是一药。
不生奸盗是一药。　不怀咒厌是一药。
不乐词讼是一药。　扶老携幼是一药。

这就是治百病的百药。

人生疾病都是在于过恶掩阴，再应以饮食风寒恶气而起。正因为这样，所以有德者虽处幽暗也不敢为非，虽有荣禄也不敢为恶，虽富且贵也不敢恣欲；这样，精气守中、肌体充实、外界风寒恶气就无法侵入人体，于是人就能长寿延年。所以，患百病的人不必自究，快些以百药自救！

——[唐]灵澈：《大藏治病药》

286. 益龄须知

人要益龄长寿，必须做到以下几点。第一不可偏执，不偏执就可圆可方；第二不求助于他人，不求他人就无涸退无曲；第三常静默，静默可使元气不散；第四少思勿虑，少思勿虑可使慧烛内光；第五不恼怒，不恼怒可使人神思安畅；第六不烦恼，不烦恼可使人心地清凉；第七不贪，不贪便是富；第八不妄动，不妄动就不怕触犯法律；第九做到志定，志定就能使人真息自调；第十不好滋味，不好滋味会使人体灵泉自降。

——[明]周履靖：《益龄单》

287. 病有十不可治

人不自珍重，经常纵恣蹈淫；这样的病不可治。

人无潇洒意趣，经常有一种窘若拘囚的感觉；这样的病也难治。

人无端地生出烦恼，并且经常怨天尤人；这样的病不可治。

人还经常是今天预愁明天事，一年预计百年事；这样的病也难治。

人生活在一种杂乱的环境下，听到看到的都是聒噪杂事，耳目都受损伤；这样的病也难治。

听凭的是巫祷，对生物广施杀戮；这样的病不好治。

人饮食无度，寝兴不适，从而引出的病也不好治。

过多地服汤药来荡涤肠胃，使人体元气耗尽；这样的病也不好治。

平时讳疾忌医，使人体内寒热虚实错乱；这样的病也不可治。

非常害怕死，但对六亲眷属又有一种难割难舍的感觉，这样的人也难治疗。

——［明］屠本畯：《韦弦佩·病有十不可治》

288. 养性十四难

《佛经》上说有二十难。在我看来，养性保命有十四难：贫穷乐舍难；豪贵好善难；忍色忍欲难；被辱不嗔难；有势不临难；触事无心难；广学博究难；除人灭我难；心行平等难；不说是非难；睹境不动难；善解方便难；不轻贫贱难；见货不贪难。

反过来说，人能对这十四难的问题作了解答，人也就算在养性保命上达到了清修。

——［明］高濂：《遵生八笺》卷1《清修妙论笺》

289. 淑身懿训

凡情留不尽之意，则味深；凡兴留不尽之意，则趣多。

功不必求盈，业不必求满；如功业必求盈满，必召忧患之事。

人要处不争之地,乘独后之马;即使被人笑,但也安全万分。

风流得意的事不能过多过分,如过多过分必使人生出悲凉感。

不要小看所居住的清静寂寞之乡,住得时间长了,就有味道了。

无事常如有事时提防。

有事常如无事时镇静。

英雄降服劲敌,未必能降一心。

大将调御诸军,未必能调六气。

遣妄念如伐树,非一斧可倒。

求名理如吃饭,非一口可饱。

莫作心上过不去的事,莫萌事上行不通的心。

处世酬物,自然安稳。

收拾心身,渐使向里。

——[明]王象晋:《清寤斋心编·淑身懿训》

290. 清修妙论

福生于清俭,德生于卑退,道生于安静,命生于和畅,患生于多欲,祸生于多贪;过生于轻慢,罪生于不仁。

戒眼莫视他非,戒口莫谈他短,戒念莫入贪淫,戒身莫随恶伴。

无益之言莫妄说,不干己事莫妄为。

默、默、默,无限神仙从此得。

饶、饶、饶,千灾万祸一齐消。

忍、忍、忍,债主冤家从此隐。

休、休、休,盖世功名不自由。

物顺来而勿拒,物既去而不追

身未遇而勿望,事已过而勿思。

聪明多暗昧,算计失便宜,损人终有失,倚势祸相随。

戒之在心,守之在志。

劝君自警于生平,可叹可警而可畏。

——[明]高濂:《遵生八笺》卷2《清修妙论笺》

291. 少思寡欲

学习道家的基本功夫是少思寡欲、绝虑忘情、清虚静泰。因为他们知道名利和权势是要伤害人的,所以他们从不经营;他们还知道声色犬马是要害人的,所以他们也从来不想贪图的;他们也知道过分追求物质,反过来被物质所害,所以他们是弃而不顾的。他们保持着素朴纯一的生活态度,认为这足够天下安乐了。因为他们能保持这样的生活态度,所以反而能长寿。

他们还知道勇猛刚强不如低心下气,图名逐利不如穷居自适,逞技夸能不如抱元守一;他们还知道趋炎附势不如贫穷自乐,怀怨记仇不如洗心悔过,较长量短不如安心自怡。因为他们能做到少思寡欲、清虚静泰,所以历史上留下的长寿者大多数是道家的信徒。

——[明]高濂:《遵生八笺》卷1《清修妙论笺》

292. 远　欲

名与身对人来说哪个重要呢?很明显是人的身体重要。如果有谁对身体不怎么保养,即拼命追逐名利,这会被人笑话的;这尤如以隋侯之珠去弹德千仞之雀,取轻而弃重。但是保养身体对年轻人来说不怎么听得进。大概只有到五六十岁,人的耳目视听减半、神气日衰、饮食逐减,病已上身时才知道保养身体;于是就开始安于淡泊，少思寡欲，省语养气了；不劳作以养形、虚心以维神，过一段时间果然血气自然谐和，疾病不见增重。这时才真正知道远欲的重要性，也可谓真正得趣了。与其这样，为什么不早些远欲养生呢？

——[金]李杲：《脾胃论》卷下《远欲》

293. 戒　色

高子曰：色欲知戒者，延年之效有十：

　　阴阳好合，接御有度①，可以延年。

　　入房有术，对景能忘②，可以延年。

　　澄思力孕，毋溺少艾③，可以延年。

　　妖艳莫念，市妆莫近，可以延年。

　　惜精如金，惜身如宝，可以延年。

　　勤服药物，补益下元，可以延年。

　　外色莫贪，自心莫乱，可以延年。

　　勿作妄想，勿败梦交，可以延年。

　　少不贪欢，老能知戒，可以延年。

　　避色如仇，对欲知禁，可以延年。

——[明]高濂：《遵生八笺》卷10《延年却病笺》

294. 省　心　录

有人问："欲望可以不可以去掉"？回答说："饥者欲食，寒者欲

---

① 指男女配合得好，房事交合有一定的法度和限度。
② 指不眷恋美色。
③ 指勿沉溺于年轻美好的女子。

衣,无后者欲子孙。这些欲望是不可取掉的。但有些欲望却是要去掉的,那就是功名、官爵、货财、声色。总之要做到知足不贪,知节不淫,无沽名之心"。

————[宋]林逋:《省心录》

295.对世事看得淡些

在我看来,万病之毒,皆生于浓。那就是,浓于声色,这样生虚怯病;浓于货利,于是生贪饕病;浓于功业,跟着生造作病;浓于名誉,就生矫激病。由此可见这"浓"所带有的毒是何等的厉害。对这毒素,我有一味药可以解,那么就是:淡。

————[明]郑瑄:《昨非庵日纂》卷7《颐真》

296.颐养要语

收得放心,戒得念怒,薄得世味,远得嗜欲。这个中间,养了多少精神!

既不作俑,亦不好事,既不损人,亦不利己。这个中间,消了多少灾厄!

————[明]郑瑄:《昨非庵日纂》卷7《颐真》

297.长 生 秘 诀

常存安静心,常存正觉心
常存欢喜心,常存善良心

常存和悦心，常存安乐心

——[清]石天基：《长生秘诀》

298. 心平气和

人若心平气和，这发出的气也如同春风拂扬柳，细雨润新苗，非常舒泰，非常感通。反之则如疾风迅雷，暴雨酷霜，对人对物都损害甚多。

——[明]吕坤：《呻吟语》卷1《存心》

当人在可怨、可怒、可辩、可诉、可喜、可惊之际也能心平气和，这就是人的涵养。

与心平气和相联系的是：以忍耐为思事第一法，以安详为处事第一法，以谦退为保身第一法，以涵容为处人第一法。而养心第一法是：置富贵贪贱、死生常变于度外。

——[明]吕坤：《呻吟语》卷1《存心》

299. 从容不迫

天下的事物大概在开始的时候总是从容不迫的，而到这些事物发展到顶点时又总是非常急促的；这说明，从容代表着初气，急促代表着尽气。这样的活，就可引出这个道理：事从容则有余味，人从容则有余年。

——[明]吕坤：《呻吟语》卷3《应务》

300. 养生四道

古人论长寿之道,有四:一是人要慈,二是人要俭,三是人要和,四是人要静。

人如果能以慈心对待一切事物,不做有损于他人的事,即勿以一言损人,勿轻杀剪伐物命和物性,就能颐养太和;人胸中存有慈祥恺悌之心气,可以长寿。

人要以老子节俭的思想来对待一切。常思节俭之义可以养性:俭于饮食,可以养脾胃;俭于嗜欲,可以聚精神;俭于言语,可以养气息非;俭于交游,可以择友寡过;俭于应酬,可以养身息劳;俭于夜生,可以舒体安神;俭于饮食,可以清心养德;俭于思虑,可以除烦去扰。总之,凡事省心一分,人就养益一分;千万不能自寻烦恼,节俭能养益人身。

人还要和悦可亲。人一和悦,气平神安;和悦来自于养欢。所以有人说:"日里办公,每晚到家必寻可喜笑之事和人谈论,这样一家和悦欢笑,一天的劳累郁结之气可以舒散"。这实际上就是和悦带来的养生要诀。

人还要宁静;儒家说仁者静就是这个意思。我们常看到的气躁轻浮之人都不长寿,是因为他们不宁静。这宁静一是指身不过劳、二是指心不轻动。一切劳顿、忧惶、喜乐、恐惧都顺以应之,使心凝然不动,像古井、深潭;这样外界的纷扰邪气就无法侵入。

这养生四道,比补药、气功都有效。因为服补药带来的是因药性偏而燥滞;而作气功不能使人坚持到底。所以人以这养生四道为根本,为座右铭,时时体察,时间一长,必带来好处。

——[清]张文英:《文瑞集》卷45《聪训斋语》

301. 百 字 铭

欲寡精神爽,思多气血衰。

少杯不乱性,忍气免伤财。

贵自辛勤得,富从俭约来。

温柔终有益,强暴必招灾。

正直真君子,刁唆是祸胎。

养寿须修德,欺心枉吃斋。

衙门休出入,乡党要和谐。

暗中休放箭,巧处藏些呆。

安分身无辱,防非口莫开。

世人依此语,灾退福星来。

——[清]陆润庠:《百字铭》

302. 静 能 养 生

养生进德者最忌的就是这八个字:躁心、浮气、浅衷、狭量。在我看来,去掉这八个字只须用一字"静"。静则凝重,静使人境界宽阔。

因为"静",所以天地间的真滋味、真机括、真情景能被尝出、看透、领会。

——[明]吕坤:《呻吟语》卷1《存心》

心静可以养元气,百病不生,健康长寿。除此之外,心静还可以通神明,做到事未至而先知,这就是老子说的:"不出户,知天下;不窥牖，见天道"。反之，这心不能静如水镜，为一念而挠浑，则神驰于外，气散于内，从而导致体内荣卫昏乱而病相攻，人的寿命也就受到损折。

——〔明〕高濂：《遵生八笺》卷 1《清修妙论笺》

303. 清净为妙药

道家留下来的丹书医经，不管它是万论千语，可用一言概括：清净。

这里的清净是指：清其心源，净其气海。心源清了，外物就不能干扰人了；气海净了，邪气就无法侵犯人了。这样人就情定，精全，情定精全则神明腹实，身体健康。这就是古人所说的"澄心"和"养气"。

与"澄心"、"养气"一致的"清净"法是"无为"；"无为"就是不思不虑——无心无为；因为无心无为，这样，爱欲、嗔怒、积蓄、利害也就变得不重要了，使人虽涉事而无事，于是入无尽清虚。人可以专一地清心净意，养气全神。

——〔金〕王颐中集：《丹阳真人语录》

304. 养静箴言

人生一世，不外乎"动"、"静"两字。"静无不动"，这是说，没有绝对的"静"。这里，只要求人能动而静。敬录下这些与"静"字相符的箴言：

天地间真滋味，唯静者能尝得出；
天地间真机括，唯静者能看得透。

洒脱，是养心第一法。

谦退，是保身第一法。

安静，是处事第一法。

涵容，是待人第一法。

自处超然，处人霭然。

无事澄然，有事决然。

得意淡然，失意泰然。

有才而性缓，定属大才。

有勇而气和，斯为大勇。

有作用者，气宇定是不凡。

有受用者，才情决然不露。

意粗性躁，一事无成。

心平气和，万祥骈集。

以和气迎人，则乖沴灭。

以正气接物，则妖氛清。

以浩气临事，则疑畏释。

以静气养身，则梦寐恬。

观操守，在利害时。

观度量，在喜怒时。

观存养，在纷华时。

观镇定，在震惊时。

寡欲故静，有主则虚。

大事难事，看担当。

逆境顺境，看襟度。

临喜临怒，看涵养。

群行群止，看识见。

——[清]王之春：《椒生随笔》卷8《箴言》

305．枕上三字诀：塑、锁、梳

我一贯服膺孟子的话："吾善养我浩然之气"。我认为,这是养生的旨要。这种养气就如彭祖那样嘘嘘呼吸。但孟子又说："养其先,先持其志。"对于这"志",儒生子夏说是"心为志"。于是乎,养气乃在于养心。

孟子又说："养心莫善于寡欲"。对于这点,我也早已杜绝荣利,于世味一无所好,这已接近养心的要旨了。但我总觉得这还不是很好的养生法。因为这些养气、养心、寡欲等等都是人体内部的事;因为是人体内部的事,所以致养用力也无法看到,似乎有些玄。反过来,倒是我的方法要好些,即通过对人体耳目鼻口及四肢这些外部的、有形的控制而达到对人体内部的涵养。我认为这是一条养生捷径。这条养生捷径,我归纳为"枕上三字诀":塑、锁、梳。如果谁认为这三字诀于养生无用也不妨,但我觉到可以安神养身。

第一诀：塑

什么叫"塑"? 是将人体耳目口鼻、四肢百骸凝然不动,如同泥塑,这就叫"塑"。一旦使人体百骸凝然不动,无论是坐还是卧,都可使人体通畅安适,血气和调;这种凝然不动是需要约束的,"虽一毫发不许稍动",起到制外养内的目的。

第二诀：锁

什么叫"锁"? 是指锁着口。因为凡人之气,大部分是从口出,但我认为不好,于养生不利。故一定要锁着口、勿使妙忽之气从口而出,使气入鼻出;气从鼻出要出得微乎其微,但绝对不是禁绝。

第三诀：梳

什么叫"梳"？一般讲是栉发的工具：木梳。但这里的"梳"，不是指木梳，是指理气。是指呼吸顺而不逆，使呼吸徐徐而下至丹田，又徐徐而下至足下涌泉穴；然后又徐徐而上，就像梳理头发一样。这实际上是由外(塑与锁)向内的操作法，不使气妄行阻滞而不通。

——[清]俞樾：《俞楼杂纂》卷44

306. 省是非，息烦恼

即使外界的人说你好，你也不须多听；说你不好，你也不必多听。同样、你也不必说人是，说人非，这样就省去不少闲是非。因为，你去说是非，实际上会生出是非来，添出烦恼来；你去听是非，实际上也会生出是非来，添出烦恼来。所以最好的方法：你口不去说，你耳不去听，这样就省去不少闲是非，闲烦恼，不就很快活吗？

——王守仁：《王文成公全书》卷24

307. 不萦怀于生死

最大的祸福是死生。一般的人常常听到生则喜，听到死则悲；听到生就像登天堂那样高兴，听到死就像入地狱一样痛苦。实际上，人不必耿耿于怀在生死问题上；不必将生死荣辱问题打乱你的正常生活。大丈夫对这些问题看得平淡些，这样反而能葆生长命。

——[明]真可：《紫柏老人集》卷24

308. 身外之物

人总是这样看待：屋宇田园，牛羊车马，以至一些微细的物件都被认为是自己的；认为这些大小物件不是是祖传下来的，就是是自己苦心经营的，所以都倍加关怀的。出于这样的看法，所以一旦窗纸被人扯破，也要发怒和追究；一根针被人借去，也不忘讨回；家里仓箱盈满还不足；一夜不在家安息，就怀念起他所经营的家；一位仆人离家出走，就先检查一下家里有否东西遗失；……凡此种种，无不挂念、关怀。这样人的身体怎么能好起来呢？实际上，人只要想到大限死期来临，一切都将抛弃，还有什么好多怀念、挂牵的呢？人如果静下来想想，就能想通了，人生恍如一梦，所以庄子会说："有大觉者，然后知此其大梦亡"。

——［明］高濂：《遵生八笺》卷2《清修妙记笺》

309. 养生赠言

我这里有些养生的道理可作为名言赠送给人家：

百战百胜，不如一忍；万言万当，不如一默。

无可简择眼界平，不藏秋毫心地直。

——［元］邹铉：《寿亲养老新书》卷2

310. 四休养生法

医学家孙景初，自己封号为"四休居士"。书法家黄庭坚问四休居士的养生方法,四休答道:"粗茶淡饭饱即休,补破遮寒暖即休,三平四满过即休,不贪不妒老即休。"黄庭坚听后说:"这真是养生好方法:守欲者不伐之家,知足者极乐之国。"后来人对他的评介是:"太医诊得人间病,安乐延年万事休"。

——[明]沈仕:《林下盟》

311. 知足即为称意

圃翁自己拟了一对联,悬挂在客堂里,这对联是这样的:"富贵贫贱总难称意,知足即为称意。山水花竹无恒主人,得闲便是主人。"

在我看来,这对联尽管用的俚语,但却是至理名言:正是天下美景,美物无限,而富贵者追逐于名利,贫贱者受役于饥寒,所以也无闲情来领会享受过些美景,美物。

——[清]张英:《文端集》卷 45《聪训斋语》

312. 坦荡荡

天下事戏而已,唾他娘的蛋,东一犁,西一耙,你要怎底就怎底!

世间人苦矣哉,看我老子家,吃两碗,饮两杯,活到几时算几时。

——[清]傅山:《霜红龛集》

313. 清净明了

养寿之道，我认为最好的是"清净明了"四字。一旦清净明了，感觉到身体清空，感觉到万物皆空；这样，于养生有利。

——[明]高濂：《遵生八笺》卷1《清修妙论笺》

314. 任意自适

北宋元丰年间，文潞公彦博致仕归回洛阳；此时文彦博的年纪已近八十，但还很强壮。宋神宗看到这种情景，就问文彦博养生之道，文彦博说："没有什么，只是做到任意自适，不以外物伤人和气，不敢做不当之事。就是这么些。"一时，彦博的话成为当时的名言。

——[宋]叶梦得：《石林燕话》

315. 调养性情

以养花之情自养，则风情日闲；
以调鹤之性自调，则真性自美。

——[明]郑瑄：《昨非庵日纂》卷7《颐真》

316. 贫乐养神

有位士人名叫龚义林，最能做诗，作一首《贫乐》受人欢迎并被传诵。诗是这样的：

憔悴山妻苦恨贫，谁知贫里得天真。

菜蔬作饭甘于米，稻草铺床暖似茵。

户乏荆扉偏得月，袖多绳结好携春。

宵来莫厌长醒坐，不饮原来最养神。

————[清]王应奎:《柳南随笔》卷4

317. 恬 情 小 录

北宋哲学家邹雍喜欢饮酒，称之为"太和汤"：饮时不贪多，不喜欢饮醉。作诗道：

饮未微酡，口先吟哦。

吟哦不足，遂及浩歌。

又将所居之室名命为"安乐窝"；其安乐窝冬暖夏凉，遇到有睡意，就此枕寝。作诗曰：

墙高于肩，室如斗大。

布被暖余，蔾藿饱后。

气吐胸中，充塞宇宙。

见人而说人的好地方，这样和善待人，使自己也跟着喜悦。这是这样说的：

乐见善人，乐闻善事。

乐道善言，乐行善意。

晚年教育儿子读《经书》，使全家行为和言语都不离儒家的规矩。作诗说：

羲轩之书，未尝去手。

尧舜之读，未尝离口。

当中和天，同乐易友。

吟自在诗，饮欢喜酒。

百年升平，不为不偶。

七十康强，不为不寿。

——〔清〕马大年：《怡情小录》

318. 寻乐妙法

我们应当在不快乐中寻找快乐。这方法是，先要认清快乐与不快乐由什么原因造成的；现在看来，造成快乐与不快乐的根本原因还在于本身自己。同是两个人，同一样的环境，甲却能战胜这环境、乙反为环境所战胜；这样，能战胜环境的人与被环境所战胜的人一比较，就感到快乐了。因为自己到底战胜了环境。所以，要使自己快乐，就不必一天到晚羡慕他人之福、怨恨自己之命，这样就越感到不快乐，越容易毁灭自己的一生。由此可见，人无论处何种环境，都不必忧郁失意，反倒应该从忧郁失意中看到自己的希望和寻找快乐的意趣。

古人说："比上不足，比下有余"，这实际上是最好的寻乐方法。如果与啼饥者比，就会感到自己暖饱很快乐；与号寒者比，就会觉得自己饱暖很快乐；如又与从事劳役的人比，自己悠闲自在不很快乐吗？还有，与患病者比，自己健康强壮不很快乐吗？又与有祸者相比，自己平安无事，不也很快乐吗？还与死亡者比，自己还活着不也很快乐吗？所以，有人作诗说：

蜗牛角内争何事？石火光中寄此身。

随富随贫且欢喜，不开口笑是痴人。

还有人作诗云：

人生世间一大梦，梦里胡为苦认真。

梦短梦长俱是梦，忽然一觉梦何存？

更不知何氏人作这样的诗：

世事茫茫，光阴有限，算来何必奔忙。

人生碌碌，意短论长，

却不道，荣枯有数，得失难量。

看那秋风金谷，夜月乌江，

阿房宫冷，铜雀台荒，

荣华花上露，富贵草头霜。

机关参透，万虑皆忘。

夸甚么，龙楼凤阁；说甚么，利锁名缰。

闲来静处，且将诗酒猖狂，

唱一曲，归来未晚；歌一曲，湖海茫茫。

逢时遇景，拾翠寻芳。

约几个知心密友，到野外溪旁；

或琴棋适性，或曲水流觞，或说些善因果报；或论些今古兴亡。

看花枝堆绣，听鸟语，弄笙簧。

一任他，人情反复，世态炎凉。

优游闲岁月，潇洒度时光。

这一段顺口溜似的诗读了如大梦初醒，也如夏天火热世界的一帖清凉散。

——[清]沈复：《浮生六记》卷6《养生记逍》

319. 即事行乐

可以行乐的事很多，没有必要偏执一端。如睡有睡之乐，坐有坐之乐，行有行之乐，立有立之乐，饮食有饮食之乐，盥栉有盥栉之乐。即使是脱衣露身，随便大小便等秽亵的事，如操作得法，也有它们的乐趣。而碰到那些触景生情、逢场作戏等比较可悲的事也要使之转变为有乐趣的事。反过来,那些如养生无术,应事呆板的人,你即便让他参加有乐趣的事和活动,他也不会从中引出乐趣,而只会生出悲戚之感。

——[清]李渔:《笠翁一家言全集·闲情偶集》卷6

320. 笑一笑,少一少

笑一笑,少一少。恼一恼,老一老
斗一斗,瘦一瘦。让一让,胖一胖。

——[明]胡文焕:《类修要诀》卷上《养心要语》

321. 老要豪畅

少年之情欲要收敛,不欲豪畅,这样可以谨德;老年之情欲要豪畅,不欲郁闷,这样可以养生。

——[明]吕坤:《呻吟语》

322. 人有十乐

(1) 耕耘之乐

在农田里耕耘尽管辛劳肢体,但却健康身心。伏案多时,把锄半天,这样既可健壮人体,也可享受农家之乐;既不忘耕耘之劳,又有秋收丰食之望。这样的事何乐不为?

(2) 把帚之乐

拿把扫帚扫地,拿块抹布擦桌;这种躬身举手之劳,可以去除尘垢,明亮窗几,精神也会随之一乐。所有的情趣都在这当中。

(3) 教 子 之 乐

家居穷乡僻壤或深弄陋巷的话,左邻右舍没有读书科举之人物,这时只能自己教儿子诗文书画;如教育得儿子朴实诚厚,能以艺立身,自食其力,使我们无后顾之忧,这不也很快乐吗?

(4) 知 足 之 乐

像吾等这样的劳动者。世界上不知有多少。这样的卑工劳者远不如卿相富家;这样卿相富家有百万之奉禄,使人羡望不已。但如退一步想:像我们这般的劳者上千上万,还有,不如我们的还有不少;这样就感到公卿将相也不足以羡慕,于是安贫乐道,爱我行业,安于现状,不也很快乐吗?

(5) 安 居 之 乐

居住乡间,乡里人大都忠厚朴实,都是些自食其力的庄稼汉,能和睦为邻。这里听不到贪官污吏的呵斥声,这里看不到黑暗社会的丑事,这也是一大乐事。

(6) 畅 谈 之 乐

田间把锄,感到劳累之后坐歇于田头,这时与老农纵谈天下世事,闲聊乡间习俗,又或者预测天气晴雨,或者卜算年景丰歉。与这样的人坦胸畅叙,也其乐无穷。

(7) 漫 步 之 乐

饮不过量,饭不过饱;酒饭过分,令人昏沉欲睡;有时还伏案看书感到疲劳。这时可以起身信步于中庭,或漫步于柳岸溪边,这时心情为之焕然爽朗,这也是一件大乐事。

（8）沐浴之乐

严冬寒冷，不宜洗浴，其余的春夏秋三季却要多洗浴；这时，暖水温和，反复淋擦使遍身轻爽，血脉活畅，既可健身，也可使心情欣乐。

（9）夏卧之乐

每年赤日炎炎，大伏天不能使人正常工作，这时可设竹枕蒲席，窗下安卧，时有凉风吹来，使人五脏生凉，合目养神；养精蓄锐于此时，这也是劳者的一大乐事。

（10）曝背之乐

每年冬天，当天气晴和，在午时或坐于场上，或倚房南墙，取日光下晒；如再披一件狐装，就会通体温暖，畏寒冷缩之感就会马上消除。即可活人筋血，又可强人皮骨，这样的乐趣真是无穷的。

——［清］高桐杆：《十乐》

十七·娱乐养生

323. 齐斋十乐

读义理书,学法帖字,澄心静坐,益友谈论,小酌半醺,浇花种竹,听琴玩鹤,焚香煎茶,登城观山,寓意弈棋。这是我平生十大乐趣;有了这十大乐趣,即便有别的乐事,我也不想做了。

——[宋]倪思:《经锄堂杂志·齐斋十乐》

324. 六爱与四爱

我生平有六爱。第一爱早起静坐;第二爱在赤日之中、绿阴之下;第三爱夜月纳凉;第四爱花香;第五爱弦歌声;第六爱同好友促坐对谈。

希尚也说有四爱。第一爱在春天游山看桃柳,第二爱在夏天槐阴之中听蝉声;第三爱在秋天月下闻笛声;第四爱在冬天雪夜围炉共话。

——[清]孙宝瑄:《忘山庐日记》上册

325. 调养须知

流水之声可以养耳;青禾绿草可以养目;观书绎理可以养心;

弹琴习字可以养指;逍遥杖履可以养足;静坐洞息可养筋骸。

——[清]林春溥:《闲居杂录》

326. 读 书 养 心

人心是人体中最灵妙的物件,不能过分劳累,也不能过分安逸。对于人心,只有用读书可以调养。如果闲适无事的人终日不看书,这样就会使人的耳目无所安顿,身心无所栖泊,导致心意颠倒,妄生杂念,人感到处顺境也不好,处逆境更不乐,举止行为也变得乖悖好笑了。

反之,有福之人就佐以读书。对于这点,我是极赞赏的。本来在没有读书之前,对自己碰到的遭遇,只认为唯我碰见,后来读了书后知道,古人碰到的不称心事远远多于我,如白居易无嗣、陆游忍饥等皆载于书卷里。由于这样平心静观看书,对于自己碰到的不如意事和人间的不公平事就好理解了。反之如不读书,还不知怎样来安宁自己的心呢,而心不安宁,又怎样能做到养生安神呢?

——[清]张英:《文端集》卷 45《聪训斋语》

327. 笔墨挥洒,发抒性灵

平时挥洒笔墨是一件最有趣的事。当兴趣来时,就可书画一番;书必草书,画必兰竹;书画时不必拘束,可任意纵横,这样可以抒发灵性。吃饱饭后不宜提笔,因为俯首倚案有碍胃气。

——[清]曹廷栋:《老老恒言》卷 2《消遣》

328. 观弈听琴可以养性延年

棋可以用来遣闲,但下棋时容易引起心火。同样,琴可以用来养性,但弹起琴来容易磨损指甲。所以这些最好不要自己操作,在一间安静幽深的居间里听人弹琴,观人下棋,倒是可以养性的。

——[清]曹廷栋:《老老恒言》卷 2《消遣》

329. 玩弄字画可以养生延年

古人留下的名画、书法字幅,是古代人的精神寄托物。所以当窗明几净时可以展玩一番,这样可以领会古代人的精神实质,当看到心神领会处,你自有一股意气存在,一种趣味留下。

——[清]曹廷栋:《老老恒言》卷 2《消遣》

330. 博弈劳神伤生

医家说心动则神疲。所以凡是与人下棋有胜负者,未有不减年岁的;如周莱峰说:"我就见到因与人下棋过甚而死亡的;其中有宋豫齐、王连川、王汾源、郭南洲等。"陈雨泉也说:"有一位王同墟与人下棋,突然昏瞑,呼之不醒,随即死亡。"周莱峰还说:"不但下棋过甚伤人,还有作诗亡身的:如孙李泉五更天作诗,天天如此,时间一长积劳成疾而卒。"由此可见,在艺术中,作诗和弈棋是最劳神伤生的,诸位请注意。在劳神伤生之中,不但是酒色伤人,作诗、弈棋也是如此。

——[明]陈继儒:《养生肤语》

331. 种植花木可以养性安神

人生不可没有一种寄托,我没其他嗜好,唯有见好山就想种些花木。这就像晋朝的王羲之说的:爱好种果树,乐趣都在这当中;手种一树,一旦开花结果,既可以作为观赏,又可食用这果子,很是适意。

如有几亩园田,种数种果树,循环玩赏,这是一件非常有趣的事。如在城里居住,地隘而不能多种,也可在居室庭院里种植数种花草,这样自朝至夕,也可以酣赏饱看。一花一草,自始开到零落,这过程使人感到十分有趣。在这意义上说,除阅读外,耕耘种植也给人带来乐趣,也足以养性安神。

——[清]张英:《文端集》卷45《聪训斋语》

332. 灌园养性

筑成小圃近方塘,果易生成菜易长。

抱瓮太痴机太巧,从中酌取灌圃方。

这是我当时居住在山里的诗作。我觉得灌园之乐趣是在于以草木的生死为生死,否则会因不断的浇灌花木而感到厌烦。在这里,我们须知道,草木的欣欣向荣,不但为人耳目所娱乐,它还能为艺草植木之家带来瑞气和祥光。平时我们不是常见到那些生财之地万物欣荣,退运之家万物不生吗?这就是说,一家之气旺与不旺,可以在动植物身上应验。若是这样,这汲水浇花就如同听信风水而改向修门一样了。总之,灌园浇花木不能视之为苦,只能是看成乐在其中。率家人灌溉草木一可任勤,二可颐养性情,人何不乐为呢?

——[清]李渔:《笠翁一家言全集·闲情偶集》

333. 家置盆花供清养

平生只好种花植草,这种嗜好已经到了可笑的地步。实际上仔细想想,天下歌舞声伎、古玩字画、禽鸟博弈等多有费财耗神之缺点,所以这些东西是不可以过分地传给子孙后代的。而只有山水花木的种植,是与人无争的,并且可以自娱自乐。这些草木自有生意,人在这生意盎然中省却不少苦烦。但我居住在京城,城里难以树植,艰于旷土,于是,我就在书阁里置放几盆花草,费心培养,倒也可以供人观赏,以供人养性。

——[清]张英:《文端集》卷 46《聪训斋语》

334. 养鱼以养童心

有位客人喜欢养鱼,我与他开玩笑,"你倒还有这样的童心。"客人说:"我正以养鱼来养童心。"实际上也如此,每次待我读书疲倦之时就凭栏静观,不知不觉地所有杂念俱销去掉。

——[明]郑瑄:《昨非庵日纂》卷 7《颐真》

335. 观鱼之乐

在台阶上放大缸蓄水养鱼,几条金鱼浮沉于清水之中,旋绕于水草之间,正是鱼之乐趣。人如闲伫时驻足观鱼,能乐鱼之乐,既可恬情养性,又可清目安神。

——[清]曹廷栋:《老老恒言》卷 2《消遣》

336. 养鸟恬情

我向来认为笼中养鸟是最不好的。这当然不是不爱好养鸟。因为养鸟也有它的道理：养鸟不如多种树，使树木绕屋环院，这样的扶疏茂密可为鸟提供一个家；所以当你睡梦初醒，还在被里展转时就听到一片啁啾鸟鸣，这鸣声如《云门》、《咸池》乐曲，很是好听；而当你披衣起来，在洗脸漱口啜茶时又能看到鸟儿扇动着彩色的翅膀倏往倏来，使你目不暇给。这样的乐趣就不是看笼中之鸟后能得到的。所以我讲究以天地为囿来养鸟，以江河为池来养鱼。这种养法比在盆中养鱼，笼中养鸟，不知要仁慈多少倍。这种仁慈实际上也可培养人的仁慈心，而"仁者寿"又是一定的。

——[清]郑燮：《郑板桥集·家书》

337. 垂钓之乐

古人钓鱼意不在鱼，而在乐志，这也就是古人说的："一勾掣动沧浪月，钓出千秋万古心"。

钓鱼，有时可以红蓼滩头，有时可在青林古岸，如果其时正好西风扑面，飞雪打头，就可披蓑顶笠，执竿烟水，这派头就像米芾的《寒江独钓图》，不是很有情趣吗？

钓鱼，有时还可置一小舟于河岸，拴于柳树阴处，有闲之时可执竿垂钓；有时可将小舟放逐河中，可谓乐志于水；如当时雪霁月明，桃红柳媚，这时的你不是十分逍遥恬情吗？如果当时还可看到孤鹤乘风唳空，听到笛啸响动天籁，你的恬情不更倍增吗？而到你饱餐自然风光之后回舟返棹，归卧于松窗之下时，一生的烦恼都将被抛弃。可见垂钓足以养性安神。

338. 四 季 游 乐

当柔风和景、芳树鸣禽的春阳之际,可以邀友郊游;其时可以载酒踏青,或河中泛舟,或于林中听鸟鸣,或可岸堤观赏,或可野陌卧眠;其时还可看到鸥凫浪中、鹈睡沙中的情景;而当夕阳下山,就可与友们行歌踏月,一路舞风浴沂而归家。这就是春游乐趣。

当雪藕生凉、碧澄致爽的夏月之际,可以邀请宾客披衣松束或坐松涛之下观绿荫,或泛舟于湖中馥荷清;或避俗离喧于水亭中一枕,或入山阁间疏懒。这等幽欢绝俗,萧骚流畅是夏游之乐。

当酒泛黄花,馔供紫蟹的秋月之际,邀请朋友或凭高舒啸,或临水赋诗,或登楼咏月,或观涛思绪,或听雁汀沙,观花月夜。这种旷达野趣,使人爽朗。这就是胜过其他季节的秋游之乐。

当眼飞白雪,足履层冰的冬月之际,你可邀友或策马冲寒,或缓步探梅;或昼腾吟于僧阁,夜泛舟于月下;也可杖藜曝背于阳光下,也可驻脚观刈于东畴旁。如此冬游乐事可了却人间万事。

一岁韶华如过眼烟云,养性者应当偷闲寻乐于四季游玩中,这样才能养生。

——[明]高濂:《遵生八笺》卷8《起居安乐笺》

339. 看天下四妙景

我总感到天下有四大妙景;第一可看杨柳中楼台;第二可看松柏中山峦;第三可看梅花中时月;第四可看清竹中白雪:这四景可

谓绝妙境界。

——[清]孙宝瑄:《忘山庐日记》下册第 870 页

340. 目 享 六 境

有六种奇景,人的眼光是绝对不可放弃的:第一要看溪云初起;第二要睹山雨欲来;第三要见鸦影带帆;第四要看渔灯照岸;第五要睹江飞匹练;第六要见村结千茅。

——[明]郑瑄:《昨非庵日纂》卷 7《颐真》

341. 十二月燕游乐事①

正月

岁节家宴	立春日春盘
人日煎饼会	玉照堂赏梅
天街观灯	诸馆赏灯
丛奎阁山茶	湖山寻梅
揽月桥看新柳	安闲堂扫雪

二月

现乐堂瑞香	社日社饭
玉照堂西缃梅	南湖挑菜
玉照堂东红梅	餐霞轩樱桃花
杏花庄杏花	南湖泛舟
绮互亭千叶茶花	

① 这里的月份是指农历。

三月

生朝家宴	曲水流觞
花院月夕	花院桃柳
寒食郊游	碧宇观笋
满霜亭北棣棠	斗春堂牡丹芍药
芳草亭观草	艳香馆花红
宜雨亭千叶海棠	宜雨亭北黄蔷薇
花院紫牡丹	花院煮酒
现乐堂大花	经寮斗茶
瀛峦胜处山花	

四月

初八日亦庵早斋	南湖放生食糕糜
芳草堂斗草	芙蓉池新荷
蕊珠洞酴醿	南湖采花
玉照堂青梅	餐霞轩樱桃
安闲堂紫笑	艳香馆长春花

五月

清夏堂观鱼	听莺堂摘瓜
安闲堂解粽	夏至日鹅脔
南湖萱花	水北书院采草
清夏堂杨梅	丛奎阁前榴花

六月

观乐堂南白酒	楼下避暑
苍寒堂后碧莲	碧宇竹林避暑
芙蓉池赏荷花	约斋夏菊
清夏堂新荔枝	霞川食桃

七月

丛奎阁前乞巧	餐霞轩五色凤仙花

立秋日秋叶　　　　　　玉照堂玉簪
西湖荷花　　　　　　　南湖观鱼
应铉斋采葡萄　　　　　霞川水红花
珍林剥枣
八月
湖山寻桂　　　　　　　观乐堂秋花
社日糕会　　　　　　　众妙峰木犀
霞川野菊　　　　　　　绮互亭千叶木犀
浙江观潮　　　　　　　桂隐丛桂
杏花庄鸡冠黄葵
九月
重九登城把萸　　　　　把菊亭采菊
苏堤看芙蓉　　　　　　珍林尝时果
景全轩金桔　　　　　　芙蓉池三色柜霜
杏花庄笮新酒
十月
现乐堂暖炉　　　　　　满香亭蜜桔
烟波观买市　　　　　　赏小春花
杏花庄挑荠　　　　　　诗禅堂试香
十一月
摘星轩枇杷花　　　　　冬至节馄饨
味空堂腊梅　　　　　　苍寒堂南天竺
花院水仙
十二月
绮互亭檀香腊梅　　　　天街阆市
南湖赏雪　　　　　　　安闲堂试灯
湖山探梅　　　　　　　花院兰花
二十四夜饧果食　　　　玉照堂年早梅

除夕守岁

——[宋]张鉴:《赏心乐事》

342. 四 时 调 摄

我们如果能超尘脱俗、旷达意兴就可在自然界中得到很多奇观妙景;大自然中取之不尽、用之不竭的景色就会在你的慧眼下、悟心下呈现出不少妙观真趣,你也就会享受到神仙般的乐趣。

第一春时调摄

孤山月下看梅花

西湖孤山,原由北宋诗人林逋植梅三百六十枝,后因无人管理而荒废;现在由人补植管理,到初春时山中的梅表现得玉树参差、冰花错落,如果你倚台眺望,恍惚见到玄圃罗浮。要是能在黄昏时分,与友吟赏,更能见到暗花浮动,疏影横斜,十分有趣。

八卦田看茶花

从古时开始,有人种田,喜欢布成像八卦爻似的图像。这种习惯一直沿习到今。这样,春天来到时,菜花开发,你在天真高岭处遥望,这田、这菜花就像以碧玉为畴、黄金为墙;尤其那八卦爻似的图像使你犹见《河洛图》,如见阴阳象。真是极目了望,海阔天空,江波摇动,使你产生许多象外意念来。

虎跑泉试新茶

西湖,以虎跑之泉而闻名天下;加上雨山龙井之茶,就能享受到新茶的滋味。那就是,在谷雨前采茶,焙好后,用虎跑泉烹享;此时的茶清香味冽,凉沁肺脾。这也是春时一大调摄。

保淑塔看晓

春时这里山翠绕湖,千姿百态,或雾断山腰、或霞飞树梢、或淡烟隐霭而摇荡清晖;或峦气浮沉而掩映曙色。你同时还能看到峰含旭日,风散溪云,使天空变得明媚,使林皋变得爽朗。你如果更登高眺望,还可见到远处山岭湿翠柔蓝,远处天空顷刻万状。这种景色是生活在城市里的人所看不到的。

西溪楼啖煨笋

西溪地方多竹林,所以产竹笋极多。但笋味之美,却是人所难得的。实际上要尝到最好的笋味是应当这样的,在春笋中抽出最好的,就在竹林下扫堆叶子煨笋,待笋煨熟,用刀截剥食,其笋味清香无比;可这种食法为极少人知道。

东城望桑麦

东城郊外的桑麦最多,田畴万顷使你一望无际。春天时节这桑林麦陇高下竞季;尤其在雨后,这桑麦如绿云环绕,待风过,这桑如碧波荡漾。你如居住在这里的竹篱茅舍,还能听到雉鸣春阳,鸠呼朝雨呢!同时你居室旁的红桃白李、紫燕黄莺也使你超尘脱俗,生闲逸之念,无比适意。

三塔基看春草

高出水面数尺的湖中三塔寺基一到春时,就被茸茸翠色水草围着,站在三塔寺基中深惬素心、青眼望去浴鹭狎鸥;以及草长平湖,浮动波心,使你也有一种悠哉飘逸的感觉。这大概就是古诗中说的:"草长平湖白鹭飞"。正是幽赏不浅。

初阳台望春树

西湖三面绕山,东为城市,到春天时树色半新,你如登台眺望,就会感到颜色青碧,春树高低参差,面面回出。如再极目远望,见丛簇山村,掩映楼阁被浮烟云雨团团围着,而初阳台旁的碧波荡漾更使你生出不少意念来,你正可驰江云春树之想。

山满楼观柳

在苏堤跨虹桥东面数丈处,有一新筑小楼,名为"山满楼"。每次出游此处,都可巢居楼上,倚栏观望,只见堤上柳色鹅黄翠绿;这种撩人的颜色使人想起"忽见陌头杨柳"这样的诗句来。远处只见万柳被雾烟截横，长堤被风雨歔障，这种影形隐约能惹起人的无限遐想；人尽可在这山满楼上将自己置入风流意态之中。

苏堤看桃花

苏堤桃花，人争赏艳；就是这般，也未必能赏观到桃花出趣。但粗粗归纳，这观桃花有五妙：第一当晓烟初破、霞彩影红，微露轻匀之时，这桃花观来是风姿潇洒，如美人初起，娇怯新妆。第二当明月浮花，香雾影笼时，这桃花是色态嫣然，芳润夜容，看起来如美人步月，风韵幽闲。第三当夕阳在山，这桃花看来尽管花艳红影，但似乎有些酣春疲劳，不过还是妩媚无比，如美人微醉，风度羞涩。第四当烟雨濛濛之时，这桃花看来如美人浴罢，暖艳酥融，色更润滋，鲜洁华贵。第五当花事将残，这花呈现出枝条半脱、半落、半留之时，你看到的是万点残红，这时的桃花如美人病怯，铅华销退。你由此也会想到天地间的物质飘泊和自然的无情陡作。

天然阁上看雨

春雨来临，如于天然阁倚栏观望，能看到水色山光，一片迷茫；远处树梢云蒸，山头烟合。如正处在淡日西斜之时，你更能看到一片红霞照水，峰峦与树林被霏霏的细雨笼罩，似乎在飘摇和飞舞；天色暗黛，天际有残云飞鸟。在这乍起乍歇的春雨中你能感觉到一切变幻无常，阴晴难料；过眼尽是烟云，翻复弄人而已，所以你也应看破世事。

临水观鱼

在孔里园中隐居着一位名士，人称潇洒郎。其园里植竹万竿，处处乔木盖物，十分幽静。园内还置一池，池内养鱼数万，名曰"锦鳞池"。每到晴明天，能见到群鱼戏水，色彩斑烂，鱼态万状，十分有趣，为此，潇洒郎作诗曰："锦鳞伴碧草，水面做文章。"

第二夏时调摄

苏堤看新绿

农历三月中旬，苏堤上的桃柳树叶已构成片片绿荫，而苏堤周围似乎笼烟罩云；如到桃花残落之际，你一踏上这绿荫蔽空的苏堤，脚下又是点点残红，就仿佛将自己置入霞堆里，不知身外更有人世，非常幽闲。

东郊玩蚕山

此时正是初成蚕箔，白茧团团，丝联蓓蕾，如到东郊某一村庄去游玩，到处能见为养蚕而带来的煮茧、促织鸣棱的情景；同时也能看到村民和村妇互相称庆的场面。就为这些，使你能想起这样的诗句来："已闻邻里催织作，去与谁人身上着。"像我们这样遍身罗绮的城里人也应到这里来看看养蚕人的辛劳。

三生石谈月

在中竺后山，有三块可坐的石头，据说是泽公三生的遗迹。此处山僻景出、松荫树色、云深境寂。如能和好友来此一游，煮茗烹泉，然后谈禅说偈似乎也十分潇洒。如在炎热天的晚上来，更能看到满空孤月，身吹到四野清风，感受到露浥清辉。忽闻山头鹤唳，似乎驾我仙去，所有人间怨恨萧然冰释，远离五浊欲界。

飞来洞避暑

灵鹫山下有一四周虚敞、娇小玲珑的岩洞。岩洞气凉石冷，入径凛然；三伏天外界燎肌烧骨熏得厉害，如能在洞里披襟散发，顿时会感到体冷心凉，忘掉外界究竟是何月。

湖心亭采莼

今西湖三塔基旁长满莼菜，湘湖里生满野菱，初夏时节前往采莼剥菱，可尝到清津碧荻之味，远胜过燕烹兔炙的味道。说不定那些饱膏腴者笑我寒淡，但我却认为这是金波玉液。

湖晴观水面流虹

湖山下过雨后，你能看到的情景是林铺翠湿，峦峰浮霭，鸥鹭都争飞拂袂。忽然天际长虹亘天，五色炽焰，光彩浮濯，影荡湖波犹如蛟龙在渊，上下晃荡。此时你处在这水天交映中静观，你的情趣会随着烁电绝流、射日蒸霞而变得高远，你胸中的习气、俗气也会随着千贯长虹而吐尽。

山晚听轻雷断雨

在山楼上一觉醒来,你顿时觉得爽朗豁达。时值下着大雨,你更会觉得四周山寂林静,只听到的是淅淅细声和看到的是风云飘摇。人间一切似乎都被这湖波溶漾,你一身感到清幽绝俗。这时天间一闪,树头屋角殷雷隐隐,更可意触冥契,使你顿超色境胜地。

空亭坐月鸣琴

夏日黄昏时刻,当暑气西沉、凉风习习之际,你可找一山亭对月,奏《秋鸿出塞》、《石上流泉》、《风雷引》等琴曲避暑热引清冷,也可寒彻人间一切烦恼。

步山径野花幽鸟

夏天时候,山越深境也越幽;其时你步入林峦,就可曲径通幽;你在这松枝交映的小路上边走边看,边看边思;其间野花隐约生香,山禽鼓舌鸣叫,真是娱目悦心,静常无厌;远处还会传来山村傍午的鸡鸣声和农工伐木的叮当声。你就仿佛在一幅美丽的画中,与尘世恶界绝缘。

第三秋时调摄

西泠桥畔醉红树

在西泠桥畔有一公墓,其中有枫柏数株,秋来时便霜细雾紫,点缀成林;尤其在夕阳之下,更是鲜艳夺目。其时如你泛舟登桥观红树,或许能吟出几句新诗来;如值西风吹拂,一片红叶飞向尊前,你会有一种翩翩神爽的感觉。同样,如你拾起一片红叶掷于水中,红叶泛泛随流,不知飘泊何处,你就会产生出一种不必事事顶真,处处计较的想法来。

宝石山下看塔灯

保淑塔有七级燃灯,百盏燃灯错落于塔间,使之辉煌烛天,极目高空,仿佛在九霄之间。而看水面,却是另一种色相:灯影湖澄,霞光晃荡,摇曳长虹,夜静而水微寒。这时如从半空传来钟磬梵音,真会使你产生色尘幻破、清净无碍的佛念来。

满家衖赏桂花

在南山龙井处桂花最盛,难怪当地将此名命为满家弄;其村以市花为业,其桂花如栉如墉。秋天如褰足入山看花,数里外就有清香扑鼻;入径后只见珠英琼树,只闻香满空山;这种幽香僻静,使你仿佛进入灵鹫金粟世界。这时如能以龙井汲水煮茶,并配以山蔬野蕨作供,更令人五内芳香。回去的时候如能携带数枝桂花放在几旁桌上,伴你寝读,使你心清神逸,仿佛还在花境中,由此会引起你桂花季节桂花酒,凭借云梯登月球的遐想。

胜果寺月岩望月

在胜果寺的山傍,有一削立的石壁,石壁中穿一孔穴,形如圆镜,时值中秋月满,与隙相射,如你自孔穴中望月,感到光如合璧;如再与几位诗友赓和清赏,有一种世外玩月的味道。世间尽管阴阳圆缺、变化多端,但这里却圆镜完满,万古不亏,你能得到心宁神静的感觉。

水乐洞雨后听泉

在烟霞岭下有一洞,洞石虚豁,山泉从石隙间流出,滴地声韵如金石;而且,流出的山泉清凉甘甜,每次到这里,都以泉沁吾脾,泉漱我齿,使人体洁身健。

北高峰顶观海云

北高峰为湖山第一峰,如登峰绝顶眺望,目及数里外;从左观看澄湖如金饼晶莹;从右看江波如绳引银河;而前后的村庄城廓又如片纸画图,鳞次点点,十分壮观。大约日暮将西,海云东起,这时你恍惚见到霄雾溟蒙,朝烟霏拂,泄泄萦纡,英英层叠,横截半空,混合无际,四处野山浮浮冥漠;由此你会作尘外遐想,认为我等看客原无挂牵,为何要受尘世束缚呢?

策杖林园访菊

菊花乃是花中的隐者;秋来扶杖可访遍林园,投谒花主,与花主谈花、评花，讨论栽培的经验；或者与花主赋诗相酬，绕灯酒花，其乐趣也是无穷的。

六和塔夜观风潮

浙江潮讯期间，人都从四面八方来观看。在这看潮中人都知道昼观、却极少知道夜观，这夜观风潮别有一番情趣。当年曾在焚修寺中，燃点塔灯，其时午夜月色横空，江波平静，但顷刻风色陡变，海门潮起，这潮如银涛，如喷雪，卷浪奔来，其势如轰雷，如山崩，使人毛发欲竖，这就是古人说的："十万军声半夜潮"。这时你也仿佛像浪游似的随波逐浪，荡涤尽身外之物：名利、荣辱。

第四冬时调摄。

湖冰初晴远泛

西湖之水非严寒而不冰，但一旦结冰却另有情趣；当冰合初晴，朝阳闪烁，湖面上水澌琼珠、点点浮泛，时值手划小舟，敲冰开水路，尤如舟引长蛇，冰晶片片堆叠。如随从家僮善于击冰，会发出铿然声音，会进出玉屑流星。这种壮举会消除你我的戒惧心理，忘却湖岸的寒冬情景。

雪霁策寒寻梅

三冬寻梅的情景是这样的：跨乘一驴，身裹毡笠，并有一童子相随，然后踏雪溪山，寻梅林间，忽得梅花数株、梅香扑鼻，使你忘却花为目中之景，不知身为花中之我，出俗超然之趣油然而生。

三茅山顶望江天雪霁

三茅山为最高处，加上又靠近江湖，是览胜的好地方。时值积雪初晴，疏林开朗，江空漠漠寒烟，山峦重重白雪；湖中几片帆舟如银梭，小村几家玉瓦鱼鳞；此时山径人迹稀少，听到的是樵夫伐木歌，看到的是披蓑垂钓翁；极目高空，见鸟飞归云，使你感怀无际。

山居听人说书

如老人冬天畏寒，可不涉世故，居山曝背看梅初开；如有邻居善谈，炙糍共食，说几回《水浒》，讲几章《三国》，也使你抚掌欢欣，不知不觉中日暮西山。

扫雪烹茶玩画

以白雪烹茶,其味清冽,不受尘垢,是最好的饮茶法,也足以破除寒气。时值南窗日暖,并无寒冷扰人,静展古人画轴,如《风雪归人》、《江天雪棹》、《溪山雪竹》等,是以假雪景对真雪景来观察古人摹拟笔趣;时间一长,会产生这样的感觉,仿佛我就在这画景中。真可谓,千古尘缘,孰为真假?

山窗听雪敲竹

飞雪有声,当雪洒竹林时会发出淅沥沥声;其时寒夜山窗下你就能听到这悠然的声韵。这也是冬时颐养性情一乐事。

除夕登吴山看松盆

除夕之夜,杭州居民家家架柴燔燎,放炮起火;这种架柴燔燎,放炮起火称为松盆。如你有幽趣,可登吴山高旷,只见四周红光万道,火光烛天;在这炎焰火云中还能看到巷弄分界,屋宇房舍;其时声喧聒耳,震腾数里之远,满目星丸此起彼降,上下错落,这情景十分壮观。这时你处高瞭望,只觉下界人间繁喧,唯你处上界清静。

雪后镇海楼观晚炊

每当冬天下雪,导致积雪满城,房舍屋宇万瓦铺银,鳞次高低。时值登镇海楼高眺,只觉目际无痕,一片白银洒地;而当日暮之时,你更能看到千家万户青烟四起,缕缕腾起的青烟映在白银般的玉版上,十分玄妙。其阆画胜景大概没几个人能看到过。

——[明]高濂:《遵生八笺》卷6《四时调摄笺》

343. 春探梅,秋访菊

就人的养生调性来说,最为高雅的事是:春探梅,秋访菊。每当风晴和时,可偕同好友几位,安步当车数里,往梅菊园圃去观赏,这份性情十分舒适。但在探梅访菊中,不能乘兴纵步,一时客气为主,相忘疲困,当坐定便觉劳累,这就伤身体了。

——[清]曹廷栋:《老老恒言》卷1《散步》

附　录

单方、验方、秘方汇集

（总 979 种）

说　明

在中国传统医药学这一宝库中，除了保存着大量的已经被丰富的实践经验和理论总结，并被记载于医药典籍中的医方外，还保存着许多流散在民间的单方、验方和秘方（称谓"三方"）这部分珍宝。这些单方、验方和秘方是广大人民群众在同疾病进行长期斗争中，经过实践验证而被流传和保存下来的，具有效高的医疗价值。鉴于此，本《附录》对此"三方'作些收集、整理，以期对人民的健康有所贡献，对传统的医药宝库有所丰富。

一、内　　科(421方)①

1. 脑膜炎(4方)

(1)

方名　脑膜炎效方。

主治　头痛,胸中烦闷,颈项强急,角弓反张,神志昏迷等症状的脑膜炎。

处方　皂矾(即古法染元色之绿矾)

制法　置瓦上煅取结晶,去其砂石,用瓦器盛之在木炭上煅炼,初则化为流质,待干后其色变红,研成细末;在土上放一夜,以去火气,用玻璃瓶装盛待用。

用法　病人左边头痛吹右鼻,右边头痛吹左鼻;如左右皆痛,吹两鼻。

(2)

方名　脑膜炎验方。

主治　脑膜炎。

处方　蟾蜍小便。

制法　用香火烫入蟾蜍鼻头,其便即可取出。

用法　内服。

(3)

方名　脑膜炎外用药方。

主治　脑膜炎。

① 以下内科诸方选自上海市虹口区卫生局编印的《采方选编》(1959年,铅印本)和上海市黄浦区卫生局编印的《三方汇编》(1959年,铅印本)。方中药物剂量为旧制。

处方　水蛭虫一至二两。

制法　在瓦上用炭火焙干,待凉后研磨成粉末。

用法　用水调敷后发际至第二椎上,一宿即可好转。切忌口服。

(4)

方名　脑膜炎内服药方

主治　脑膜炎。

处方　犀角六分,羚羊角六分,当归二钱,白芍二钱,丹皮二钱,山栀二钱,竹茹二钱,柴胡二钱,生甘草六分,九节菖蒲五分。(如无犀角,可用紫雪丹,大力子,连翘,薄荷,僵蚕,蝉衣代用;如无羚羊角,可用生石决明,鲜生地,麦冬,玄参代用。)

制法　用水煎服。

用法　汤药内服。

2. 脑漏(4方)

(1)

方名　脑漏神效方。

主治　鼻中时流臭黄水者,脑痛不止。

处方　丝瓜藤近根处三至五尺长。

制法　烧存性为末。

用法　用热黄酒冲服。

(2)

方名　脑漏效方。

主治　老年人鼻流清涕不干,出鼻红血。

处方　独头蒜四只。

制法　放碗里打烂。

用法　贴脚底心,即生效果。

（3）

方名　脑漏效方。

主治　脑漏。

处方　石首鱼脑。

制法　煨透研末，丝绵烧存性研末。

用法　用丝绵包裹，塞鼻中即愈。

（4）

方名　脑漏方。

主治　脑漏。

处方　鹅不食草二钱，细辛八钱，辛夷一钱。

制法　三味药共研末。

用法　用棉花包少许药末，塞入鼻内有效。

3. 头痛（10方）

（1）

方名　头痛方。

主治　年久头痛。

处方　川乌头、南星各等分。

制法　共研细末。

用法　以葱汁调细末，搽涂太阳穴。

（2）

方名　头风久痛方。

主治　头风久痛。

处方　艾叶。

制法　揉成丸。

用法　时时嗅之。

（3）

方名　头痛方。

主治　治头昏、失眠、高血压。

处方　五味子八分,白芷一钱,酸枣仁五钱。

制法　煎汤。

用法　以煎汤代茶。

（4）

方名　头风病方。

主治　头风病。虽在盛暑,发时亦觉畏风,痛不可忍。

处方　用荞麦粉,量不拘。

制法　炒热后加醋再炒。

用法　乘热敷痛处,用布包紧勿使见风;冷则随换十余次,隔天再敷,二次之后可断根。

（5）

方名　头痛方。

主治　头痛,流浊涕。

处方　辛夷、白芷。

制法　共研末,加麝香少许。

用法　每日二三次,吸入鼻腔内。

（6）

方名　头痛方。

主治　头痛。

处方　鲜生姜一块,破开内放入雄黄五分。

制法　以湿草纸包好,用火煨。

用法　热贴敷于左右两边太阳穴。

（7）

方名　偏头痛方。

主治　偏头痛。时好时发、数年不愈。

处方　冰片二分,樟脑一钱。

制法　药放置在碗底上,用火点着。

用法　鼻嗅其烟。左痛用左鼻孔嗅,右痛用右鼻孔嗅。上药用
　　　量为一次用量。一天嗅三次,一次闻三回。嗅后觉得凉
　　　气直冲入脑,疼痛即减轻。

（8）

方名　偏头痛方。
主治　偏头痛。
处方　大乌头(去皮)四两,南星(泡)一两。共研末。
制法　加薄荷七分,盐梅一个煎汤。
用法　临睡前用薄荷、盐梅汤调服二钱。

（9）

方名　头风痛方。
主治　头痛、畏风。
处方　夏日小青蝉(小知了)。
制法　伏天收集,煅末收藏。
用法　患头风痛时,用开水吞服一二枚。

（10）

方名　偏头痛方。
主治　偏头痛。
处方　青头萝卜。
制法　捣汁。
用法　左痛滴左鼻孔内,右痛滴右鼻孔内。

4. 头晕（5方）

（1）

方名　头晕方。
主治　头旋如转。
处方　黑芝麻(黑壳绿肉为上佳)。
制法　炒熟研细末。

用法　每日吞服数匙。

（2）

方名　头晕方。

主治　头晕。

处方　明天麻、桂圆肉，不拘多少。

制法　在饭锅上蒸透。

用法　每天吃十枚，连天麻一起吃下。

（3）

方名　头晕方。

主治　肝风头眩。

处方　杨柳青叶二斤。

制法　在清明节前后采取，经过一冬阴干研末，和面为丸。

用法　遇头眩发作时，每日用清汤服三钱；连服数日。

（4）

方名　头眩方。

主治　头眩。

处方　鲜黄鱼脑骨二钱。

制法　研磨成粉。

用法　用酒吞服粉末。

（5）

方名　头风目眩方。

主治　头晕、眼花。

处方　花玳瑁片三钱，珍珠母（打）一两。

制法　二味煎汤。

用法　以汤代茶，一次日服量，连服四五次。

5. 高血压（14方）

（1）

方名　高血压方。

主治　高血压。

处方　棕树嫩叶五钱。

制法　煎汤。

用法　常服,每日一次。

（2）

方名　血压高方。

主治　高血压。

处方　夏枯草二钱,黄芩一钱,生杜仲三钱。

制法　煎服。

用法　三天服一帖。

（3）

方名　高血压方。

主治　高血压。

处方　桑树根二斤,水八碗。

制法　煮成一碗。

用法　饮服。

（4）

方名　高血压方

主治　高血压。

处方　马兜铃三钱。

制法　煎汤。

用法　饮服。连服一月。

方名　高血压方。

主治　高血压。

处方　臭梧桐三钱，鲜蚕豆花三钱，生石决明六线，料豆衣三钱，糯稻根五钱，夏枯草三钱。

制法　青梅十只煎汤。

用法　每日饮服。

方名　高血压方。

主治　头晕、血压高。

处方　鲜车前草三两。

制法　捣汁。

用法　开水冲服。

方名　高血压方。

主治　高血压。

处方　新鲜海带。

制法　将新鲜海带清蒸。

用法　每日服食一大碗。在服食清蒸海带期间，不能吃咸的食物。

方名　高血压方。

主治　高血压。

处方　野甜菜。

制法　用水煎服，不拘多少。

用法　连续吃数天。

方名　高血压方。

主治　高血压。

处方　鸡冠花三四个,红枣十几个。

制法　煎汤。

用法　饮服。

（10）

方名　高血压方。

主治　高血压。

处方　槐花、稀签草各一两。

制法　将药煎成浓汁。

用法　日服三次。

（11）

方名　高血压方。

主治　高血压。

处方　香蕉梗。

制法　蒸熟压成汁。

用法　服用汁水。

（12）

方名　高血压方。

主治　高血压。

处方　取生长在长生果地内的灯笼草。不拘量。

制法　煎汤。

用法　内服。

（13）

方名　高血压方。

主治　高血压。

处方　芹菜一斤,冰糖四两,蜜枣半斤。

制法　煎汤。

用法　日服二次,每次服一酒杯。

方名　高血压方。

主治　高血压。

处方　枸杞藤根三钱。

制法　煎汤。

用法　每日二次服用煎汤。

6. 中风（12方）

（1）

方名　中风方。

主治　中风口喝,半身不遂。

处方　白附子一钱,白僵蚕一钱,全蝎一只。

制法　研成细末。

用法　每服二钱,热黄酒调下。

（2）

方名　中风方。

主治　中风不语。

处方　黄芪、防风各四两。

制法　煎水一大盆。

用法　不间断地熏口鼻,一日即语。

（3）

方名　中风方。

主治　中风不省人事。

处方　南星、皂角、细辛、薄荷、生半夏等分。

制法　共研细末。

用法　先以少许吹入鼻中,有嚏可治,无嚏难治。

（4）

方名　半身不遂方。

主治　中风、半身不遂。

处方　黄芪四两,地龙一钱,赤芍一钱半,归尾二钱,红花一钱,桃仁一钱,川芎一钱。

制法　用水煎汤。

用法　服用煎汤。

(5)

方名　半身不遂方。

主治　半身不遂(无高血压者)。

处方　茅山苍术十两,打碎,用米泔浸透;川椒四两,老酒五斤。

制法　苍术、川椒与老酒共贮入瓶中,瓶口塞紧,隔水蒸一柱香时为度。

用法　每次吃酒尽醉,使之出一身臭汗,即愈。

(6)

方名　中风方。

主治　中风口噤。

处方　荆芥穗。

制法　将二钱荆芥研成粉末。

用法　用温陈酒冲服。

(7)

方名　中风方。

主治　中风后多痰。

处方　生黄芪五钱,全当归三钱,炒白芍二钱,制半夏一钱半,广桔络二钱,制首乌三钱,明天麻一钱半,双钩藤二钱,秦艽一钱半,抱茯神三钱,甘草粉一钱,竹沥一两。

制法　共煎浓汁。

用法　内服。分二次冲服。

方名　中风方。

主治　中风后面眼歪斜。

处方　白豆蔻一钱,飞朱砂一钱,蓖麻仁一两去油,黄鳝血不拘。

制法　研成细末,用黄鳝血调和。

用法　用纱布将膏药贴患处。面部歪左贴右,歪右贴左。

方名　中风方。

主治　中风不语。

处方　龟一只。

制法　将龟放荷叶上,用猪毛刺龟鼻孔,待龟尿出后取尿。

用法　将尿点滴在病人的舌上,便能言语。

方名　中风方

主治　中风口㖞。

处方　皂角。

制法　将皂角研成细末。

用法　用陈米醋调涂口上;左㖞涂右,干即调换。

方名　中风方。

主治　牵嘴风。

处方　牡蛎、枯矾、生附子(泡去皮)、伏龙肝。

制法　将药捣碎,以三岁雄鸡血调和匀。

用法　敷面颊左偏涂右,右偏涂左。

方名　中风方。

主治　口眼歪斜。

处方　鲜附子一两,冰片一钱。

制法　捣烂蜜调和。

用法　外敷患处。时间为五小时。

7. 失眠(3方)

(1)

方名　失眠症验方。

主治　失眠。

处方　猪胆汁一两,黄连一钱,研成粉末。

制法　胆汁熬成膏,加入黄连拌和匀,晒干后用炼蜜研成细丸。

用法　每天早晨和每天晚上临睡前各服一钱。

(2)

方名　镇心汤。

主治　心悸怔忡,不眠。

处方　公猪心(去心中血)二只,加朱砂三钱。

制法　将三钱朱砂嵌入猪心内,缝好煎汤。

用法　先饮汤,再食猪心。

(3)

方名　失眠方。

主治　失眠。

处方　川连一钱,山栀五钱,猪胆汁一个。

制法　三味药共拌晒干,研成细末为丸。

用法　每天早晚,以温水吞服各一钱。

8. 神经衰弱(4方)

(1)

方名　神经衰弱方。

主治　神志怔忡。

处方　朱茯神四钱,大生地四钱,酸枣仁三钱,紫石英四钱,远志三钱,菖蒲一钱,麦冬三钱,琥珀(冲)五分,朱灯心一钱。

制法　水煎。

用法　内服。

（2）

方名　神经衰弱方。

主治　虚烦不寐。

处方　鲜百合一斤,酸枣仁(炒)五钱。

制法　取鲜百合一斤,用清水泡二十四小时后取出洗净,然后将酸枣仁用水煎好去渣,再加入百合煮熟。

用法　熟食之。

（3）

方名　神经衰弱方。

主治　因虚睡卧不安。

处方　朱茯神三两,酸枣仁三两,远志一两,柏子仁三两,竹沥半夏三两,枳壳二两,生地四两,竹茹二两。

制法　共研细末炼蜜为丸。

用法　每服三钱,以糖开水送下。

（4）

方名　神经衰弱方。

主治　劳瘵虚损。

处方　紫河车一具,白茯苓三两,党参三两,山药四两。

制法　共研细末糊为丸,如梧桐子大。

用法　每服三钱;空肚米汤送下。

9. 盗汗（8方）

（1）

方名　盗汗方。

主治　止盗汗。

处方　糯稻根一两,碧桃干一两,红枣十只。

制法　煎汤。

用法　饮服。

（2）

方名　红豆汤。

主治　止盗汗。

处方　红枣十只,浮小麦五钱,穞豆衣三钱。

制法　煎汤。

用法　每日一帖。三帖见效。

（3）

方名　盗汗方。

主治　盗汗不止。

处方　白米醋二斤,沸水二斤。

制法　和匀。

用法　洗身即愈。

（4）

方名　盗汗方。

主治　盗汗,虚汗不止。

处方　糯稻根五钱,浮小麦五钱,穞豆衣四钱,龙骨打三钱,生黄芪四钱,牡蛎四钱,党参四钱,地骨皮三钱,红枣十只。

制法　水煎。

用法　饮服。

（5）

方名　盗汗方。

主治　自汗不止。

处方　旧蒲扇。

制法　烧灰。

用法　用酒调服，每次一钱。

（6）

方名　盗汗方。

主治　自汗不止。

处方　五倍子。

制法　研末。

用法　用膏药贴在脐内。

（7）

方名　盗汗方。

主治　盗汗。

处方　糖莲藕（蜜渍）四两。

用法　一次服完。

（8）

方名　虚汗方。

主治　失眠或出冷汗。

处方　野生毛豆和荷包草蒸南枣（对切开）。

制法　蒸熟透。

用法　吃南枣。

10. 阴寒（2方）

（1）

方名　阴寒方。

主治　阴寒（头阴症）。

处方　旱烟一两炒黄，高粱酒一两。

制法　共浸炖热。

用法　敷在脐上。

（2）

方名　阴寒方。

主治　阴寒症。

处方　大葱白十根，生姜一两。

制法　捣烂作饼。

用法　热贴脐上，以熨斗微火熨之，候热气入内觉响。

11. 感冒（4方）

（1）

方名　感冒方。

主治　感冒初起。

处方　藿香一钱半，佩兰三钱，荆芥一钱半，蝉衣一钱，薄荷一钱半，葱白二寸。

制法　煎汤。

用法　饮服。

（2）

方名　感冒方。

主治　外感风寒暑湿，头痛作胀，鼻流清涕。

处方　鹅不食草。

制法　研细末。

用法　嗅鼻，即刻通气。冬天更佳。

（3）

方名　感冒方。

主治　外感雨湿，头痛，头重，或腰脊重痛，或一身尽痛微热。

处方　羌活、独活、川芎、蔓荆子、防风、甘草、藁本各一钱半。

制法　水煎。

用法　饮服。

（4）

方名　感冒方。

主治　外感风寒，初起发热、咳嗽。

处方　薄荷一钱半，蝉衣一钱半，前胡二钱，淡豆豉四钱，瓜蒌皮三钱，大力子三钱。

制法　水煎。

用法　饮服。

12. 咳嗽（16 方）

（1）

方名　咳嗽方。

主治　咳嗽。

处方　川贝母一钱，生梨一只，冰糖一两。

制法　生梨去核，纳入川贝母、冰糖，隔水蒸热。

用法　一次服完。

（2）

方名　蜜雪梨。

主治　痰嗽喘急。

处方　甜梨一只。

制法　用刀切开梨，放入蜜，用灰煨熟。

用法　吃梨。

（3）

方名　咳嗽方。

主治　咳嗽。

处方　樱桃树根五钱。

制法　煎汤。
用法　饮服。

（4）

方名　痰饮咳喘方。
主治　咳喘有痰。
处方　茶叶二两,麻黄六钱,甘草六钱,滑石六钱。
制法　共磨细末。
用法　每次服用七分至一钱,每日二三次。

（5）

方名　咳嗽方。
主治　咳嗽无痰。
处方　天竺叶一钱,麦芽糖二块。
制法　蒸熟。
用法　饮汁。

（6）

方名　冷咳嗽方。
主治　冷咳嗽。
处方　生姜、枣子。
制法　用生姜打汁,浸泡枣子。
用法　吃枣子。每次四五只。

（7）

方名　热咳方。
主治　热咳不止。
处方　熟瓜蒌一只
制法　将熟蒌瓜放入一杯浓茶中,洗去其中籽,再加一品蜜,
　　　以碗盛于饭上蒸熟。
用法　取出,服食三匙。

（8）

方名　咳嗽方。

主治　咳嗽。

处方　冰糖、豆腐、冬瓜子。

制法　三样放一起蒸出水。

用法　饮服蒸出的水。

（9）

方名　咳嗽方。

主治　痰饮咳嗽。

处方　生西瓜子三钱，去壳。白冰糖一钱。

制法　捣烂。

用法　每次服用一钱，以开水冲服。连服一个月。

（10）

方名　咳嗽神效方。

主治　热咳。

处方　藕汁四两，梨汁四两，姜汁三两，萝卜汁三两，白蜜三两，甜杏仁泥二两，川贝末二两。

制法　将药共置瓷瓶内，用炭火熬膏。

用法　经常将此药膏放口中噙化。

（11）

方名　咳嗽方。

主治　痰哮咳嗽。

处方　苎麻根。

制法　将此药煅存性，研极细，同生豆腐（炖温）。

用法　蘸食三至五钱，每日一次。

（12）

方名　小儿咳嗽方。

主治　小孩久咳，体虚易感。

处方　蜗牛二只,加麝香一分。

制法　去壳,共搅烂。

用法　敷脐上用布绑牢,24 小时后拿去。

(13)

方名　咳嗽方。

主治　久咳不止。

处方　猪肺一只,鲜枇杷叶二十片,饴糖四两。

制法　将猪肺洗净,并洗拭净枇杷叶子上的毛,放一起蒸透,去渣取汁,加入饴糖。

用法　每日早晚各温服一茶盅。

(14)

方名　咳嗽方。

主治　咳嗽、多痰。

处方　圆萝卜一只,杏仁三钱,冰糖四钱。

制法　萝卜切开,杏仁捣碎,同冰糖蒸熟。

用法　每天热服一次。

(15)

方名　痰饮咳嗽预防方

主治　秋冬季节咳嗽易患者。

处方　夏季用伏姜十余斤,打汁,用棉花将姜汁吸尽。然后把姜汁棉花晒干,制于贴身衣服背部。

用法　冬时穿着,不易着寒,减轻咳嗽犯病次数。

(16)

方名　气管炎膏。

主治　气管炎,咳嗽。

处方　生麻黄二两,生石膏十两,光杏仁六两,生甘草一两,广桔红二两,葶苈子三两,半夏二两,海蛤壳四两,党参五两,冰糖十两。

制法　将药煎汁三次，加冰糖收膏。

用法　每日早晚空肚冲服一匙。

13. 化痰（1 方）

方名　化痰方。

主治　顽痰不化。

处方　芋艿连皮洗净切片晒干。

制法　研细，用姜汁泛丸。

用法　每服三钱，每日服二次。

14. 哮喘（21 方）

（1）

方名　哮喘方。

主治　哮喘。

处方　羊肺一只，少量冰糖。

制法　二物放锅内炖烂。

用法　平时佐餐用。

（2）

方名　哮喘方。

主治　哮喘。

处方　棉花根茎约三寸。

制法　煎汁。

用法　代茶服饮。

（3）

方名　哮喘方。

主治　遇寒即发的寒哮。

处方　焙白附子二钱，肉桂三钱，胡椒五分。

制法　研细末分五次，放入膏药内。

用法　贴在第五背椎骨,三日一换,共贴 15 天。

（4）

方名　哮喘方。

主治　哮喘症。

处方　淡豆豉五两,海粉五钱,川贝母二钱五分,珍珠粉八钱,制白信石四钱,甘草二钱,煅枯矾五钱,麻黄二钱,阿魏五钱。

制法　共研细末,饭汤和为丸,如梧桐子大。

用法　大人服十粒,小儿二三粒。忌食青菜虾蟹、生果寒冷物。

（5）

方名　哮喘方。

主治　哮喘。

处方　南星、半夏、陈皮各一两,甘草五钱。

制法　先将半夏、南星研末。用姜汁、皂角汁拌匀、焙干。同陈皮、甘草共研末。并取竹沥一碗浸透焙干。又浸又焙。以竹沥汁拌尽为度。再研杏仁四十九粒。蜜和为丸。

用法　每日早晚各服二钱。薄荷汤送下。久服可断根。

（6）

方名　哮喘方。

主治　哮喘。

处方　生白果七粒,陈皮一钱半。

制法　生白果去壳,肉打碎,用陈皮煎汤。

用法　饮服药汤。服到不喘为止。

（7）

方名　哮吼气急方。

主治　哮喘气急。

处方　麦芽糖一斤,高粱酒一斤。

制法　麦芽糖一斤入高粱酒一斤内浸化。

用法　冬至起每日随量饮服,不可间断,亦不可取醉,尽九为止。

（8）

方名　哮喘方。

主治　喘。

处方　鸡蛋十二只,生石灰。

制法　将十二只鸡蛋分别放入生石灰内,上加水,发热煮熟取出。

用法　每日服食四只鸡蛋,三天服完。服时用温水浸过。

（9）

方名　哮喘方。

主治　哮喘常犯。

处方　三脚北瓜五六只,姜汁小半酒杯,饴糖一斤。

制法　将三脚北瓜五六只连皮捣烂、滤汁,每一饭碗汁加姜汁小半酒杯,饴糖一斤。在加姜汁和饴糖之前先将北瓜汁煎透,收膏时加饴糖和姜汁。

用法　在冬至起,临睡前服一匙。温开水冲服。每晚一服,至春分。连服三四年,可断根。

（10）

方名　气喘方。

主治　老气喘。每逢西北风起而发者。

处方　陈麻黄二钱,橘(桔)络二钱,干芦根一支。

制法　将麻黄塞在芦根的中空茎内,用橘(桔)络封塞两头,煎汤。

用法　饮汤药 5—6 帖。喘咳自愈。

（11）

方名　气喘方。

主治　气喘(热喘)。

处方　万年青连根。

制法　煎汤。

用法　饮服一段时间。

（12）

方名　哮喘方。

主治　咳嗽、气急、痰多。久喘不止。

处方　紫金丹、砒末各一钱，淡豆豉（打烂）一两。

制法　上二药同研，极匀成丸，如麻子大。

用法　每服五丸，每日一二次。

（13）

方名　治喘要方。

主治　气喘。

处方　银杏叶二斤，枇杷叶（去毛）四斤。

制法　夏日取用，煎汁二钵，滤清收膏，用蜜二斤，膏成后服
　　　用。

用法　每晨服饮一匙。须在夏日服，至冬不发。

（14）

方名　哮喘吸入方。

主治　哮喘。

处方　洋金花、高粱少许。

制法　炒后研细末。

用法　装于烟斗内吸之。

（15）

方名　哮喘方。

主治　冷痰哮喘。

处方　天仙子散（即莨菪子）。

制法　将十两天仙子浸于廿两镇江醋里，浸一天。然后煮干炒
　　　燥为度，再晒干后研细末。伏天做为宜（其炒煮时必用

银锅、竹铲)。

用法　每天少则一分,多则五分,开水送下。

(16)

方名　哮喘咳逆方。

主治　虚空咳逆、哮喘气急、痰多壅寒。

处方　麻黄(去节)一斤,川贝粉四两,生白术四两,姜半夏四两,白茯苓四两。

制法　用隔底饭锅,置放在炭炉上,将麻黄先投入锅内拌热,乘热将生梨汁倾入再拌,等汁水吸收完后,再依次倾入韭菜汁、生姜汁、红皮甘蔗汁、藕汁、童便,制干后再合其他药物(川贝粉留下),一并研末,水泛为丸。然后用川贝粉裹成外衣。

用法　每服二钱。小孩减半。临睡时用生姜汤送下。

(17)

方名　气喘方。

主治　痰饮气喘。

处方　西瓜一只,伏姜四两,冰糖四两。

制法　夏天在初伏时取西瓜一只,挖去瓜瓤一大部分,纳入伏姜四两、冰糖四两。然后将切下之盖合上,用竹扦牢,隔水蒸到西瓜烂熟。

用法　饮服内部姜汁。在中伏、末伏天如法泡制饮服。

(18)

方名　气喘方。

主治　气喘病。

处方　麻黄五分,配豆腐浆四两。

制法　麻黄研末,以滚热豆浆冲,并加少许糖。

用法　饮服。能减轻气喘程度。

（19）

方名　气喘方。

主治　气喘。

处方　西瓜、生大蒜。

制法　将生大蒜放于西瓜内，把西瓜盖好，放置二三小时。

用法　饮服西瓜水。

（20）

方名　气喘方。

主治　气喘。

处方　驴子脚掌四两，大蒜头一两，红糖二两。

制法　烧灰研末，大蒜头，红糖煎汤。

用法　吞服，每日二钱，日服三次。

（21）

方名　治喘外用方

主治　气喘。

处方　取大伏天的伏姜汁、布衫一件。

制法　将姜汁浸透布衫。

用法　将衫穿在贴肉身上，使姜汁吸入体内。

15. 吐血（19方）

（1）

方名　吐血奇方。

主治　吐血。

处方　鲜藕去节一斤，鲜荷叶一张去蒂（冬天可用干的），鲜白
　　　茅根一两去芯，柿饼一个去蒂，红枣十只去核。

制法　煎汤。

用法　以汤代茶、连饮数日。

（2）

方名　吐血方

主治　肺病吐血。

处方　野百合。

制法　捣汁，微温。

用法　开水冲服其汁。

（3）

方名　吐血方

主治　肺痨吐血。

处方　猪胰子油二副，青蒿一两，陈酒一斤。

制法　将上二药同捣烂，加陈酒一斤，用小火炖五六个小时，去渣。

用法　每日空肚服一杯。

（4）

方名　吐血方。

主治　吐血。

处方　炒白芨三钱，猪肺一只，鸭蛋四只，碎冰糖四两。

制法　先将豆油熬熟，将猪肺、鸭蛋放入加水和冰糖、白芨煮。

用法　分三次服食，一天吃完。

（5）

方名　吐血方。

主治　吐血。

处方　白蚕豆花五钱。

制法　煎汤。

用法　每日分二次饮服。

（6）

方名　吐血方。

主治　吐血。

处方　生三七。

制法　将生三七捣汁（如无生三七，用干三七一钱研末）。

用法　开水冲服。

（7）

方名　吐血方。

主治　吐血。

处方　白边万年青一枝。

制法　煎汤。

用法　每日一次，二日饮服完。

（8）

方名　吐血方。

主治　吐血。

处方　新鲜马兰头根半斤。

制法　将马兰头根捣汁。

用法　用温开水冲服三四次。每年四五月服一次，连服三年。

（9）

方名　吐血方。

主治　吐血。

处方　白茅草根一两，红枣七只，藕节七个，红皮甘蔗节七个。

制法　煎汤。

用法　饮服。

（10）

方名　吐血方。

主治　吐血，咳嗽。

处方　生地四钱，玄参四钱，麦门冬二钱，川石斛二钱，鲜荷叶少量。

制法　煎汤。

用法　饮服。

方名　吐血方。

主治　吐血呕血。

处方　生梨汁一碗，青皮甘蔗汁一碗，人乳一碗，熟蜜半碗，藕汁一碗，芦根汁一碗。

制法　六汁同蒸。不必久煎，一开滚即可。然后贮瓷器中。

用法　每日五更温服半杯，可润肺止咳。

方名　出血方。

主治　忽然吐血冲血或七窍流血。

处方　蔓菁子数两（即榨油之大菜籽）。

制法　加水捣烂，取汁。

用法　饮服。

方名　痰血方。

主治　咳痰带血。

处方　大柿饼一只，青黛一钱。

制法　将柿饼放饭上蒸熟后放入青黛。

用法　临睡时常服一只。

方名　吐血方。

主治　吐血。

处方　生梨一只去核，红枣七只去核，鲜藕一斤去节，茅根一两去心，柿饼一只去蒂，鲜荷叶一张去茎。

制法　煎浓汁。

用法　饮服。

方名　吐血方

主治　咯血。
处方　葵白细根三四两。
制法　捣碎绞汁。
用法　每日三次饮服。

（16）

方名　吐血方。
主治　吐血及各种出血。
处方　当归三钱，白芍三钱，熟地五钱，荆芥炭二钱，川芎一钱、生地五钱，麦门冬三钱，茜草根三钱，甘草一钱。
制法　煎汤。
用法　饮服。

（17）

方名　肺病咳血方。
主治　肺病咳血。
处方　鲜河蚌一只（不可太大）。
制法　去壳打烂。
用法　每日一只，连吃七天（生吞服）。

（18）

方名　补肺方
主治　肺病吐血。
处方　白芨末一钱，生鸡蛋一只。
制法　打和，拌匀。
用法　开水冲服。

（19）

方名　肺病吐血方
主治　肺病吐血。
处方　白芨粉三钱。
制法　煮糯米粥。

用法　每天一次,清早服食,每服一钱调粥吃。

16. 肺病(23方)

(1)

方名　肺痨方。

主治　咳嗽痰血,人消瘦。

处方　白果二两,白芨五两,冬虫夏草五钱,熟地三两,百部草五两,甘草一两,桂圆肉五两,黄芪五两。

制法　共研细末为丸,大小如梧桐子。

用法　每服二钱,日服三次。

(2)

方名　肺痨方。

主治　肺结核病。

处方　冬虫夏草三钱,猪蹄膀一只。

制法　放锅炖烂。

用法　淡吃。

(3)

方名　肺病方。

主治　肺病。

处方　羊胆。

制法　蒸熟。

用法　每日吃一只。

(4)

方名　肺痨方。

主治　肺结核病。

处方　野菩提粒子根八钱。

制法　煎汤。

用法　饮服,每日一服,日服二次。

(5)

方名　肺病方。

主治　咳嗽,吐臭痰,秽浊不堪。

处方　菩提子根八钱,白蔻仁二钱,白芨三钱,陈皮一钱,生甘
　　　草一钱。

制法　煎汤。

用法　饮服。连服四帖。

(6)

方名　肺痨方。

主治　对初起肺结核病有疗效。

处方　白果100个自树上摘下用新菜油浸在甏内隔1—2年。

制法　浸放在甏内的果取出吃时去皮。

用法　每天清晨服食五颗。

(7)

方名　肺痈方

主治　肺痈咳吐脓血。

处方　陈年芥菜露。

制法　用纯芥菜露盛于甏内,封口埋入地下(人常行走之处)。
　　　年数越多越好。

用法　每日清晨饮服一盅。

(8)

方名　肺病方。

主治　肺结核。

处方　猪肺一只,螺蛳肉四两。

制法　所取的猪肺不必落水,然后将螺蛳肉放在猪肺内煮熟,
　　　时间需长些。

用法　吃汤。

(9)

方名　肺病方

主治　肺结核。

处方　大蒜头三只,西瓜一只。

制法　将大蒜头放入西瓜内同煮。

用法　吃西瓜汁。

(10)

方名　肺病方。

主治　肺痨,久咳,痰血,肺结核形成空洞者。

处方　山羊或绵羊胆汁一两,纯白蜂蜜二两(即二百花草膏方)。

制法　胆汁与白蜜调匀隔水蒸,蒸时内放十几粒米,以米熟为度。

用法　每早晚服一至二汤匙,开水送下,连服一月见效。服时有反应:腹痛,一泻即痛止,或泻剧。经期暂停服用。

(11)

方名　肺病方

主治　肺虚发热。

处方　活乌龟血。

制法　活乌龟血滴于温开水内。开水不宜过热,也不宜过冷;水温适中,防龟血凝块效力差。

用法　要随宰,随滴,随饮,一次饮下,或复饮数次。这样能使热度渐退。

(12)

方名　肺痈方。

主治　肺痈。

处方　金丝荷叶。

制法　捣汁。

用法　饮服。再将真橘叶泡汤常服。药汁服时即当呕吐出痰涎，如呕吐者有救，不呕吐者难活。

（13）

方名　肺痈方。

主治　肺痈，痰臭带血。

处方　金钱草一味同酒酿各半饭碗，再有清水大半碗。

制法　将采于荷花池中的金钱草漂净，和酒酿及加半碗清水煎汤。

用法　饮服。

（14）

方名　肺病方。

主治　肺痨（浸润型肺结核）。

处方　黑鱼一条，冰片一钱。

制法　黑鱼不剖腹，不去鳞，在胸腹部开口去肠杂后纳入冰片一钱；然后用厚泥包裹再用火烧至土裂去泥取鱼。

用法　鱼肉分食。病重者需连食四条。

（15）

方名　肺病方。

主治　肺病。

处方　冬虫夏草五钱，老鸡一只。

制法　共放一起煮烂。

用法　取冬虫夏草汁同鸡吃下。连吃十只。忌服酒烟。

（16）

方名　肺病方。

主治　肺病咳嗽，痰中带血。

处方　南北沙参各三钱，甜杏仁三钱，川象贝各一钱，云茯苓三钱，仙鹤草四钱，炙紫菀一钱半，炒枇杷叶包四钱，鲜茅根一两去心。

制法　水煎。

用法　每日一帖饮服。连服五十一帖。

（17）

方名　肺病方。

主治　肺结核。

处方　菠菜子二两,白芨末一两,生百部五钱。

制法　共研细末。

用法　每次服二钱,每日服二次。

（18）

方名　肺痨病秘方。

主治　肺痨。

处方　白信石一钱,香糟四两。

制法　白信石研末,用镇江醋调湿拌和白信石,再与香糟拌
　　　匀。

用法　令患者卧床,将糟涂于患者背脊骨,时间约一柱香。可
　　　连用三次。

（19）

方名　肺病方。

主治　肺病潮热,痰火上升,口干久咳。

处方　青蒿三钱,地骨皮三钱,龟板五钱,银柴胡三钱,川贝二
　　　钱,淡黄芩二钱,天门冬、麦门冬各三钱,鲜石斛四钱,
　　　玄参三钱。

制法　煎汤。

用法　饮服。

（20）

方名　肺痈方。

主治　肺痈。

处方　冬瓜子三钱,桃仁三钱,米仁四钱,芦根一两。

制法　煎浓汤。
用法　饮服。

（21）

方名　肺痈方。
主治　肺痈。
处方　南竹叶。
制法　打汁。
用法　饮服。

（22）

方名　肺病方
主治　肺痈痰有腥味。
处方　干芦根八钱,生米仁四钱,冬瓜子三钱,冬桑叶一钱,鲜
　　　竹茹三钱,远志肉一钱,瓜蒌皮三钱,光杏仁三钱,象贝
　　　母三钱,橘络一钱,枇把叶三钱包,金丝荷叶五张。
制法　煎汤。
用法　饮服。

17. 心悸（2方）

（1）

方名　心悸方。
主治　心悸。
处方　桂圆肉三十枚,朱灯心五扎。
制法　煎浓汤。
用法　饮服。

（2）

方名　心悸方。
主治　心悸。
处方　猪心一只,鸡蛋七枚,朱砂一钱。

制法　煎沙。

用法　服食。

18. 心痛（3方）

（1）

方名　冷气攻心痛方。

主治　冷气攻心。

处方　蓬莪术二两,醋制木香一两。

制法　煨成末。

用法　每服半钱,稀醋汤送下。

（2）

方名　心气痛方。

主治　心气痛。

处方　芝麻及叶子合一两。

制法　合炒黄,用优质米醋一杯煎至三分。

用法　内服。

（3）

方名　心痛方。

主治　心痛。

处方　乌梅一个,枣三只,桃仁一个,乳香、没药各五分。

制法　一起捣成粉末。

用法　内服。每日一服。

19. 呃逆（3方）

（1）

方名　呃逆方。

主治　呃逆。

处方　柿蒂二钱,丁香二钱,生姜五片。

制法　煎汤。
用法　饮服。

（2）

方名　呃逆方。
主治　呃逆。
处方　雄黄二钱。
制法　研末酒煎。
用法　令病人以鼻常闻之即愈。

（3）

方名　呃逆方。
主治　呃逆。
处方　灯草一把。
制法　烧灰。
用法　用开水冲服。

20. 噎膈（5方）

（1）

方名　噎膈方。
主治　膈症。
处方　绿萼梅一钱半。
制法　炙研末，烧酒调匀。
用法　饮服。

（2）

方名　治噎方。
主治　噎症。
处方　鹅血一杯。
用法　饮服。以症状消失为度。

方名　治膈方。

主治　膈症。

处方　甘遂四两,白面四两。

制法　共研末,调作饼。

用法　将饼隔布一层放胸膈上,用熨斗火在饼上运动。另用甘草一两煎汤代茶饮服。

方名　噎膈方。

主治　膈食膈气。

处方　韭菜汁、生梨汁、生姜汁、人乳各等量。

制法　放饭上蒸熟。

用法　徐徐饮服。

方名　噎膈方。

主治　噎膈。

处方　蝼蛄虫二十只,麝香五厘。

制法　将蝼蛄虫生捣烂,加上五厘麝香,成膏糊状。

用法　摊于患处,用布盖,以熨斗火运动,其病消失。

21. 反胃(5方)

方名　久冷反胃方。

主治　久冷反胃。

处方　制附子三钱,鲜生姜一两。

制法　同煮研烂,如糊状。

用法　每用一钱,米汤化服,一日一次。

（2）

方名　反胃方。

主治　反胃，食入即吐者。

处方　鲜芦根一枝去节，鲜茅根一两去心，淡竹茹五钱，鲜生
　　　姜五钱，姜川连一钱。

制法　煎汤。

用法　饮服。

（3）

方名　反胃方。

主治　反胃。

处方　半夏三钱，紫石英四钱，老苏梗三钱，云茯苓三钱，淡干
　　　姜一钱，广郁金二钱，伏龙肝四钱。

制法　煎汤。

用法　饮服。

（4）

方名　反胃方。

主治　反胃，朝食暮吐。

处方　香砂六君子丸一两，淡吴萸、姜川连、干姜各五分。

制法　水煎三次。

用法　每食后服用一次，一日三次。

（5）

方名　反胃方。

主治　反胃噎膈。

处方　大枳壳两半个去瓤，阿魏六分，光杏仁十粒。

制法　将杏仁、阿魏二味药研末，装入壳内对合，用绵纸七层
　　　包好，扎紧，水煎半日。然后去杏、魏，将枳壳切片晒干
　　　研细末。

用法　一个作一服，烧酒调送下。连服三个。

22. 胃痛（14方）

（1）

方名　胃痛方。

主治　平胃气痛。

处方　用活刺猬一只。

制法　破肚取心煎汤。

用法　食服。

（2）

方名　胃痛方。

主治　胃痉痛。

处方　台乌药三钱。

制法　煎汤。

用法　每日服一次。

（3）

方名　食滞胃气痛方。

主治　食滞胃气痛。

处方　鸡内金一两，陈佛手五钱。

制法　共研细末。

用法　食后服一匙，温开水送下。

（4）

方名　胃乐丸。

主治　止胃痛。

处方　青皮一两，生甘草一两，食盐一钱。

制法　水一碗煎干，晒燥研末成丸，每丸重一钱。

用法　日服三次，每次二丸，温开水送下。

（5）

方名　胃气痛方。

主治　胃气痛。

处方　螺蛳壳一百个,阳春砂一百个。

制法　将阳春砂嵌入螺壳内,以阴阳瓦焙酥研末筛细。

用法　每服一匙,白糖开水冲服。

（6）

方名　胃痛方。

主治　消化不良,胃痛。

处方　萝卜若干。

制法　每日早晨捣汁三杯。

用法　每次饭后饮一小杯。

（7）

方名　胃痛方。

主治　胃痛。

处方　红鸡蛋壳。

制法　放锅内炒后研细末。

用法　吞服,每服二钱。

（8）

方名　胃气痛方。

主治　胃气痛,痛经及各种气滞胸闷。

处方　延胡索。

制法　以延胡索炒研作粉剂用。

用法　每服三分至六分,用井水调服。如胃气痛甚者隔一小时
　　　　再服,三次痛止。

（9）

方名　胃痛方。

主治　肝胃作痛。

处方　蚌壳煅灰研细末。

用法　每服一至二钱,用盐水吞服。

方名　胃痛方。

主治　胸胃处痛,吐清水。

处方　大蒜头一个,醋一酒盅。

制法　把大蒜头去衣打烂,放在平镬内煎之,以醋一酒盅浇干为止,形成一大蒜头饼。

用法　在痛时取大蒜头饼一钱左右含在口中,因酸辣涎水甚多,即咽下,二至三次痛即可止。

方名　胃痛方。

主治　胃痛,胃出血。

处方　墨鱼骨。

制法　研极细末。

用法　每天三次,每次一钱,用开水吞服。

方名　胃痛方。

主治　胃脘痛。

处方　木瓜二钱,吴茱萸一钱,食盐二钱。

制法　炒研末,分两服。

用法　滚开水送下一服,愈后不必再服。

方名　胃痛方。

主治　胃痛,消化不良。

处方　文旦皮,玫瑰花,蜂蜜。

制法　三物各取若干,用水合煎。

用法　饮服。服一二剂即生效。

方名　胃痛方。

主治　胃痛、呕吐清水或噫嗳不舒。

处方　甘松一钱，吴茱萸五分。

制法　共研细末。

用法　开水送下吞服。

23. 肝胃气痛（6 方）

（1）

方名　肝胃气痛方。

主治　肝胃气痛。

处方　全当归三钱，广木香四钱，川芎三钱，地鳖虫三钱，顶血
　　　竭四钱，丹参三钱，杜红花三钱，川断四钱，高良姜三
　　　钱，制乳香三钱，制没药三钱，制香附三钱，酒白药四
　　　钱，香白芷四钱，上肉桂四钱。

制法　以上十五味药晒或焙干，研细末存瓶，使勿泄气。

用法　每次服二至三分，开水送下，日服三次，立时见效。

（2）

方名　肝胃气痛方。

主治　肝胃气痛（久治不愈者）。

处方　绿梅花二两，滑石七两，丹皮二两，制香附二两，白茯苓
　　　二两，甘松五钱，蓬莪术五钱，党参二两，黄芪二两，砂
　　　仁、益智仁各五钱，远志肉五钱，山药一两，木香一两，
　　　甘草三钱。

制法　共研细末，白蜜十二两为丸，如龙眼大，蜡封固。

用法　每服一丸，开水化服。

（3）

方名　肝气痛方。

主治　肝气痛。

处方　当归三钱，白芍三钱，半夏三钱，左金丸包一钱，云茯苓

四钱,陈皮一钱半,金铃子二钱,玄胡索二钱,制香附三钱,春砂壳一钱,炒谷、麦芽三钱,煅瓦楞五钱,陈香橼一钱半。

制法　煎汤。

用法　饮服。

（4）

方名　肝胃气痛方。

主治　肝胃气痛。

处方　玄胡索二钱,高良姜一钱半,草果仁一钱,乳香一钱半。

制法　煎汤。

用法　饮服。连服二三次。

（5）

方名　肝胃气痛方。

主治　肝胃气痛。

处方　野猪肚一只。

制法　煅灰

用法　每日用绍兴酒吞服三钱。

（6）

方名　肝胃气痛方。

主治　肝胃气痛(属于寒者)。

处方　桂枝八分,高良姜一钱半,香附三钱,炒白芍二钱,橘皮一钱半,广木香八分,吴茱萸一钱,姜半夏三钱,玫瑰花三朵。

制法　煎汤。

用法　饮服。

24. 泄泻（13方）

（1）

方名　脾虚泄泻方。

主治　脾胃虚弱泄泻已久。

处方　肉豆蔻一钱，补骨脂二钱，炒白术三钱，煨诃子肉二钱，罂粟壳三钱，茯苓三钱，炮附片三分，白芍三钱。

制法　煎汤。

用法　依据病情变化而加减饮服。

（2）

方名　脾虚泄泻。

主治　脾虚泄泻。

处方　白米（上炒）、白芍各一两，煨肉豆蔻五钱。

制法　共研末为丸，如梧桐子大。

用法　每服五十丸，日服三次。

（3）

方名　久泻方。

主治　久泻。

处方　黄丹一两，飞枯矾一两，黄蜡一两。

制法　将黄蜡溶化水铜杓内，再以丹、矾两味细末投入，乘热为丸，如豆大。

用法　每服二丸、空肚以白汤送下。

（4）

方名　腹泻方。

主治　体虚腹泻。

处方　红枣、糯米，不拘多少。

制法　煮粥，食用前加白糖。

用法　吃粥。

（5）

方名　四神散。

主治　五更泄泻。

处方　煨玉果三钱，补骨脂三钱，淮山药四钱，于术四钱。

制法　研打碎煎汤。

用法　饮服。

（6）

方名　年老泄泻方。

主治　年老泄泻。

处方　炒于术八两，益智仁三两，补骨脂四两。

制法　共研细末，姜汤泛丸。

用法　每服三至五钱，每日三次。

（7）

方名　吐泻腹痛抽筋方。

主治　肚痛、吐泻。食物中毒者。

处方　藿香二钱，白芷一钱，川朴一钱半，茯苓三钱，桔梗二
　　　钱，青蒿一钱半，陈皮一钱，甘草一钱，大腹皮三钱。

制法　夹湿则频频水泻加苍术一钱，扁豆三钱。夹暑则身热头
　　　痛汗出、大渴、引饮加香薷一钱，黄连二钱，山楂三钱。
　　　抽筋加木瓜三钱、吴茱萸一钱。小便不利加益元散三钱
　　　冲服。

用法　饮服。忌生姜。

（8）

方名　脾虚久泻不止方。

主治　脾虚久泻。

处方　陈火腿骨头一根。

制法　煨炙酥存性研末，红曲一两，砂糖二匙和匀。

用法　每服三钱,用陈酒送下。

(9)

方名　久泻方。

主治　肠炎症,久泻。

处方　巴豆一味。

制法　用湿草纸包好,放在火上煨焦研末。

用法　以米仁汤送服约一钱。

(10)

方名　外用治肠炎药。

主治　肠炎。

处方　公丁香六钱,硫黄六钱,京白川八钱,绿豆粉一两半。

制法　共研细末,药放在膏药上。

用法　将膏药贴在肚脐上,泻即可止。

(11)

方名　水泻方。

主治　水泻不止。

处方　车前子二钱,真白术二钱,厚朴二钱。

制法　煎汤、并加少许生姜汁。

用法　饮服。

(12)

方名　腹泻方。

主治　腹泻。

处方　赤石脂一两,干姜三钱。

制法　用米饮汤煎。

用法　每日空肚时饮服。

(13)

方名　腹泻方。

主治　腹泻不止,服药无效者。

处方 隔年的黄豆壳。

制法 烧灰,磨成粉。

用法 吞服二至三次即愈。开水送下。

25. 痢疾(20方)

(1)

方名 治痢方。

主治 痢疾。

处方 茄根烧灰,石榴皮各等分。

制法 石榴皮研末,和匀茄根

用法 以砂糖水送服,每次服三四钱。

(2)

方名 赤白痢方。

主治 赤白痢。

处方 大蒜头。

制法 大蒜头煮熟,拌糖。

用法 服食。赤痢以红糖,白痢以白糖。

(3)

方名 治痢秘方。

主治 痢疾,久患不愈。

处方 酒炒黄芩三钱,桂枝六分,炒白芍四钱,薄荷八分,白头
    翁三钱,赤石脂三钱,乌梅肉三钱,扁豆花三钱,煨诃子
    三钱。

制法 煎汁。

用法 饮服、连服三帖可愈,忌食生、冷、荤腥。

(4)

方名 治痢方。

主治 多年痢疾。

处方　活鳝鱼。

制法　将活鳝鱼去肠杂切断,放瓦上焙枯研末。

用法　每服三钱,黄糖拌热酒送下。

（5）

方名　治痢方。

主治　泻红痢。

处方　白扁豆花叶。

制法　将白扁豆花叶捣碎。

用法　和米汤一起饮食。

（6）

方名　治痢方。

主治　噤口痢。

处方　巴豆二粒,黄蜡二钱,麝香三厘。

制法　将药共打烂。

用法　脐上放一块薄绸,将药放上,外布扎紧,鼻内闻药味立
　　　即解开噤,稍食薄粥。

（7）

方名　赤白痢奇效方。

主治　赤白痢。

处方　臭梧桐五钱。

制法　水煎。

用法　饮服。痢疾初起一帖便愈。

（8）

方名　治痢方。

主治　休息痢十余年不愈,痛泻不爽时见血丝;日夜七八次。
　　　胃纳尚强治宜行血理气宣导阳明。

处方　白头翁二钱,川连八分,川军二钱,山楂三钱,银花二
　　　钱,苦参子十五粒（去壳）,木香一钱,槟榔二钱,当归

（炒）三钱,甘草(炒)一钱,赤白芍(酒炒)各二钱,枳实二钱,黄芩二钱,青皮一钱半。

制法　煎汤。

用法　饮服。

（9）

方名　痢疾验方。

主治　痢疾。

处方　萝卜汁二小杯,生姜汁半杯,生蜜一杯,细茶叶五分。

制法　煎一杯和匀。

用法　饮服。于赤白痢均有效。

（10）

方名　痢疾方。

主治　痢疾。

处方　新鲜马齿苋一两。

制法　煎汤。

用法　饮服。每日空肚服一次。重者服二次。在抗战时期,浙江省丽水县第一保育院的患儿新服此方而病愈。

（11）

方名　治痢秘方。

主治　痢疾。

处方　细茶三钱同盐炒后去盐,槟榔三钱。

制法　煎汤。

用法　饮服。

（12）

方名　泻痢方。

主治　肚泻痢疾。

处方　罂粟壳二钱,石榴皮三钱,白扁衣三钱,焦山楂四钱。

制法　煎汤。

用法　饮服。

方名　治痢方。

主治　赤白痢。

处方　水鱼蛋(甲鱼蛋)

制法　用食盐腌之甚久。

用法　甲鱼蛋约二两,烫粥服之,二三次即愈。

方名　治痢方。

主治　治赤白痢。

处方　苋菜根连茎四两。

制法　煎水一大碗,加冰糖二两。

用法　饮服二三次。

方名　治痢方。

主治　痢疾。

处方　藕粉二匙,砂糖一匙。

制法　藕粉冲砂糖。

用法　空肚时服;每日二次。

方名　治痢疾神验方。

主治　赤白痢。

处方　淡吴茱萸一钱五分,小川连一钱五分,生姜一钱。

制法　水煎。

用法　每日空肚服下,一日两服。

方名　痢疾方。

主治　赤白痢疾。

处方　陈茶叶二钱,陈皮二钱,生姜二钱,食盐一钱。

制法　水煎。

用法　每日空肚服下,一日两服。

(18)

方名　治痢脱肛方。

主治　久痢脱肛。

处方　诃子、赤石脂、龙骨各二钱。

制法　共研细末。

用法　以茶少许和药末掺入肛门上,绢绵揉入。

(19)

方名　小儿痢疾方。

主治　小儿痢疾。

处方　当归一钱,黄连三分,白芍一钱半,枳壳五分,槟榔一钱半,甘草五分。

制法　水煎。

用法　饮服。

(20)

方名　治痢方。

主治　赤白痢疾。

处方　炒荆芥一钱半,银花炭三钱,赤芍三钱,当归三钱,木香一钱,槟榔三钱,焦山楂三钱,枳实导滞丸一两包。

制法　水煎。

用法　饮服。

26. 臌胀(31方)

(1)

方名　臌胀方。

主治　诸种臌胀。

处方　千金子霜一钱二分,加陈芭蕉扇一把去柄筋。

制法　烧灰研和。

用法　五更时,空肚以开水吞服。

(2)

方名　臌胀秘方。

主治　以气水臌胀为最有效。

处方　冬瓜皮四两,赤小豆四两。

制法　同煮烂去皮。

用法　食服。

(3)

方名　臌胀方。

主治　臌胀。

处方　大蟾蜍一个,砂仁三钱为末。

制法　将砂仁装入蟾蜍肚内,塞满,缝口,用黄泥封固,炭火煅红,取出后冷,将蟾蜍研末作三服。

用法　陈皮汤送下。

(4)

方名　黑白牵牛汤方。

主治　腹水病。腹水病,腹大如鼓、周身洪肿。

处方　黑牵牛二钱,白牵牛二钱,七星乌醴鱼一尾,泽漆三钱,赤小豆五钱,甜杏仁三钱去皮尖两仁者。

制法　上药清水煎汤。

用法　饮服。

(5)

方名　腹肿方。

主治　腹肿。

处方　青壳蛋,石灰。

制法　将青壳蛋放在石灰里。

用法　吃一百零八只。

（6）

方名　臌胀丸。

主治　臌胀。

处方　鸡粪白二钱,鸽子粪一两,牛粪一两。

制法　上药放在瓦上烘,以神曲汤糊为丸,如豌豆大。

用法　每服三钱,服一月即消。男用雌鸡粪白,女用雄鸡粪白。

（7）

方名　臌胀方。

主治　臌胀。

处方　冬瓜一只。

制法　冬瓜一只重二三斤,外用黄泥包好,放火内煨熟,去泥,用布将汁绞出来。

用法　饮服汁水。

（8）

方名　臌胀方。

主治　臌胀。

处方　陈香橼一只。

制法　瓤入溺白垢(即尿硝)填满。瓦上煅灰研末。

用法　空肚服二钱。气胀用砂仁汤,血胀用饭蒸土牛膝汤,虚极用人参汤送下。

（9）

方名　气臌方。

主治　气臌胀。

处方　砂仁米一斤,萝卜汁适量。

制法　先以萝卜用方竹筷刮成丝,用纱布绞汁,拌砂仁米,放在太阳下晒干,再加萝卜汁拌和再晒,反复七次,最后一次加萝卜汁后,即做成赤豆大小丸。

用法　每日早、中、晚用温开水吞服一钱。

（10）

方名　水臌胀方。

主治　**水臌胀。**

处方　茯苓皮三钱，大腹皮三钱，生姜皮一钱五分，广陈皮一
　　　钱，桑白皮三钱，甘遂一钱，大戟二钱，芫花二钱。

制法　煎汤。

用法　饮服。每日一帖，二次分服。多泻停服，忌食盐酱。

（11）

方名　水肿胀方。

主治　水肿胀急，大便不通。

处方　**郁李仁一两，大黄一两，牵牛一两，芒硝五钱，甘遂五
　　　钱，木香三钱。**

制法　将药共研成细末。

用法　每服二钱。

（12）

方名　水肿方。

主治　水肿。

处方　**陈葫芦烧成灰，红砂糖。**

制法　上二味药研成细末成丸。

用法　吞服。每次二钱，每日二次。

（13）

方名　锬坎散。

主治　水臌胀。

处方　黑皮西瓜一只，砂仁四两，独头蒜十枚。

制法　黑皮西瓜挖洞，将砂仁四两，独头蒜放入西瓜内，外面
　　　将酒齄泥封好，用炭火煅存性，研末。

用法　每次吞服一钱。

方名　气水臌胀方。

主治　气水臌胀。

处方　黑矾二两,红枣二两,猪腰一对,瘦肉四钱。

制法　共捣烂为丸,如赤豆大。

用法　吞服。每次服六丸。

方名　肾炎方。

主治　慢性肾炎,有肿胀。

处方　玉蜀黍的须(即珍珠米的须)。

制法　将玉蜀黍的须煎成汤。

用法　饮服。连服数月。或将玉蜀黍的须放板烟斗里吸。

方名　肾炎方。

主治　肾炎性水肿。

处方　糖(炒黄)、粳米(炒黄)、白糖玉蜀黍须、马鞭草、赤豆、红枣各等分。

制法　糖及粳米磨细,加糖拌食当点心。其他药煎汤。

用法　汤饮服,连服一个月。研细的糖和粳米拌食当点心。

方名　臌胀外用方。

主治　臌胀。

处方　大田螺三只,大蒜头五瓣,车前草三钱。

制法　将上三药一起捣成泥。

用法　将此敷于肚脐上,用硬壳罩住不使药水流出,用布扎紧,隔一周时方能解开。如肚脐处有黄水泡,刺破,臌胀即消。

（18）

方名　臌胀方。

主治　单腹胀，腹部臌大。

处方　大戟、白牵牛、木香各一钱，猪腰子一对。

制法　以上药研末，将粉末纳入猪腰子内，用湿纸包，火中煨熟。

用法　空肚服食。

（19）

方名　肾脏性水肿方。

主治　肾脏炎、水肿。

处方　蝴蝶花连根三钱。

制法　水煎。

用法　饮服。

（20）

方名　肝肿大方。

主治　肝肿大。

处方　平地木一两。

制法　将一两平地木（一日用量）煎汤。

用法　饮服。连服十天有效。

（21）

方名　痞块仙方。

主治　痞块。

处方　蓖麻子七粒，蜈蚣一条。

制法　捣烂。

用法　敷于患处。

（22）

方名　臌胀方。

主治　臌胀，气、血、食、热、风痨、虫疳等。

处方 大戟、甘遂、麻黄、乌梅、葶苈子、葫芦巴、黑丑、细辛、槟榔、汉防己、海蛤壳、陈皮、桑白皮、芫花，每味药三钱。

制法 锅内微热，存性研极细末，水泛为丸如梧桐子大。

用法 每服一钱，病剧者可服二钱，小儿服五分。须俟五更时用生姜一钱煎汤吞服，连服七天。禁忌食盐酱醋一百天。在此期间严禁房事。百日后须开盐，先服开盐散。

（23）

方名 开盐散。

主治 臌胀愈后服开盐散。

处方 石膏一两，食盐八钱。

制法 用大鲫鱼一条，破腹去肠杂，不用水洗。将上二药放于鱼腹中，文火中煅，待存性捣如末，如开盐时以此代盐。药将服完时可以吃盐酱醋。

（24）

方名 水臌胀方。

主治 水臌胀。

处方 生大鲫鱼一条，麝香二分。

制法 一起捣烂，去骨。

用法 敷于肚脐上十二小时，能引起小便量多而胀消。

（25）

方名 肾炎方。

主治 慢性肾炎，全身水肿。

处方 野石榴（根或皮均可）。

制法 煎汤。

用法 饮服。

（26）

方名 臌胀方。

主治 臌胀。

处方　干芦根、竹叶、赤白松等量。

制法　煎汤。

用法　大量饮服。三日后小便奇多,腹胀消失。

（27）

方名　**慢性肾炎方**。

主治　**慢性肾炎**。

处方　茧子十只。

制法　以十只茧子煮汤。

用法　饮服。每日服一次。五天为一疗程。

（28）

方名　水肿方。

主治　水肿。

处方　葡萄嫩心十四个,蝼蛄七个去头尾。

制法　共研露,七日晒干为末。

用法　每服五分,淡酒调下,暑月尤佳。

（29）

方名　水肿方。

主治　水肿。

处方　蝼蛄七只。

制法　去头足,新瓦上焙干研末。

用法　用酒吞服。

（30）

方名　浮肿方。

主治　浮肿。通身浮肿。

处方　皂矾一钱,活黑鱼七八两重的一条。

制法　黑鱼去鳞、肠杂,皂矾研成细末擦于鱼腹。用酒和泥包
　　　　寸厚,文火炙灰。

用法　吃一二条即可使浮肿消失。

(31)

方名　肝脾肿大方。

主治　肝脾肿大。

处方　白术一两,雷丸三钱,白薇三钱,甘草一钱,大黄一两,当归一两,丹皮五钱,萝卜籽一两,红花三钱。

制法　煎汤。

用法　饮服。

27. 黄疸（14方）

(1)

方名　黄疸方。

主治　治水伤(黄疸)。

处方　绿矾一两,黑枣四两。

制法　黑枣去核,将绿矾嵌枣内打烂做丸。

用法　温开水吞服,每早晚各服一钱。

(2)

方名　黄疸外用方。

主治　黄疸。

处方　雄鲫鱼一尾(去骨只用背上二块肉)。鱼肉每一钱胡椒十粒,麝香三分,备用大蛤蜊壳一只。

制法　先将鱼、椒二味药捣烂极细,取起拌以麝香,填满蛤蜊壳内。

用法　用填满药物的蛤蜊壳合于患者的肚脐上,用布绢缚紧。一日夜即愈。

(3)

方名　黄疸神效方。

主治　黄疸。

处方　全当归二钱,砂仁一两,川芎三钱,焦白术二钱,炒陈米一斤,大枣一斤半,陈皮一两,煅皂矾一两,煅石燕雌雄一对(一两),煅针砂二两,砂糖一斤半。

制法 大枣去核煮烂,余药共研细末加糖和枣,共打烂做丸,如梧桐子大。

用法 每早晚各服二钱,开水吞服。

(4)

方名 黄胖病方。

主治 肤黄浮肿,心悸亢进,头晕,指甲发白,舌苔水白色,四肢无力等症状的萎黄病。

处方 五倍子二两,醋煅土次针砂二两,姜汁炒红绿矾二两,川芎一两,制香附一两,苍术二两,神曲一两,麦芽一两,全当归一两,砂仁五钱,木香五钱,炒苡米一两,陈广皮五钱,川朴五钱,黑枣一斤煮熟去皮核。

制法 上药共研细末,用枣肉连汤做成丸,如梧桐子大。

用法 每服三钱,温开水送下。有钩虫加花椒二钱。

(5)

方名 黄疸方。

主治 黄疸病。

处方 马蹄草根(生于河边,挖取根部洗净晾干)一斤。

制法 加黄酒六两,清水十两,文火煨成汁六两。

用法 一次饮服。

(6)

方名 黄疸特效药。

主治 黄疸(有阳黄、阴黄之分)。

处方 鲜平地木(在乡间竹园内,像小枇杷树一样),鲜车前草,红枣不拘多少。

制法 煎汤(如阴黄,向坟上采;如阳黄向竹园内采)。

用法 连饮数天,黄立退。

（7）

方名　黄疸外用方。

主治　黄疸。

处方　老虎脚爪（草药。如老虎的脚爪样子）。

制法　捣烂后放于蛤壳内。

用法　敷于后颈下三个脊椎骨上和四肢脉窝,等起泡为度。

（8）

方名　黄胖病方。

主治　黄胖病。

处方　黄柏四两,茵陈四两,生鸡内金四两,飞雄黄四两,冬术四两,皂矾四两。

制法　研细末,水泛为丸。

用法　每服五分,每日三次,饭后服。

（9）

方名　黄疸方

主治　黄疸。

处方　满天星叶（多生于花盆及阶砌下）不拘多少。

制法　连根洗净,约半茶盅,捣烂煎猪肉数两。

用法　吃汤和肉。

（10）

方名　黄疸土方。

主治　黄疸。

处方　野芹菜。

制法　将野芹菜打烂成渣。

用法　在患者的手腕脉息上放一铜钱,以野芹菜汁涂在铜钱上于铜钱眼下的脉息上,待发出一个水泡后就将药渣拿走。再将水泡刺破出水,则病渐愈。

（11）

方名　黄疸外用方。

主治　黄疸。

处方　活鲫鱼一条(约四五寸长)，新鲜热饭一碗。

制法　将鱼与热饭放在一起捣烂后，放在一块细布内。

用法　然后包放在脐上二十四小时取下。

（12）

方名　黄疸方。

主治　**黄疸(阻塞性黄疸)。**

处方　鸡蛋一只，猪胆一个。

制法　二味药一起调匀，再加糖拌和。

用法　服用。饮服前先用生姜一片擦舌苔或用姜汤开水送下。
　　　每隔日服一次。

（13）

方名　黄疸方。

主治　黄疸。

处方　丝瓜根三或七根。

制法　捣烂，水一碗煎八分。

用法　冲黄酒服。

（14）

方名　黄疸方。

主治　黄疸。

处方　皂矾二两，黑鱼一条。

制法　将鱼剖开，皂矾塞鱼腹内，鱼肠杂亦须全齐，用线扎好，
　　　置新瓦上炭火炙焦存性研末。

用法　每服三钱，开水送服，日服三次。

28. 疟疾（6方）

（1）

方名　消疟方。

主治　疟疾。

处方　草果二粒，白胡椒粉少许，淡膏药三张。

制法　草果研末丝绵包。

用法　塞鼻内，再用胡椒粉放膏药上，一张贴肚脐，一张贴背脊椎第三节。

（2）

方名　疟疾方。

主治　恶性疟疾。

处方　甜茶三钱，槟榔三钱，乌梅五只，生姜三钱，草果二钱。

制法　煎汤。

用法　饮服。

（3）

方名　治疟外敷方。

主治　疟疾。

处方　斑蝥二只，草果五粒。

制法　打碎研末，按入膏药内。

用法　贴背脊椎第三节，一周时间，该处起泡。

（4）

方名　久疟外用药。

主治　久疟不愈。

处方　雄黄、制附子、真潮脑各五分。

制法　共研细末。

用法　在疟疾未发前时，棉花少许包药末三分，塞入鼻孔内。

男左女右。

(5)

方名　治疟外用方。

主治　疟疾。

处方　蒲公英草。

制法　将蒲公英草捣成糊状。

用法　用蒲公英草糊剂敷于手腕脉息处，放二十四小时。起水
　　　泡而不可弄破。

(6)

方名　治疟方。

主治　疟疾，寒热不退。

处方　红信二分。

制法　将红信研细末。

用法　以红信粉末用膏药一张贴在背脊椎第三节处。待泡起
　　　挑穿，寒热即退。

29. 腰痛肾虚（6方）

(1)

方名　肾虚腰痛方。

主治　腰痛肾虚。

处方　半腰一对，去白筋切片。

制法　以盐腌去腥水，入杜仲三钱，蒸熟。

用法　服食。或可将羊腰切片和杜仲包入荷叶内，用火煨熟后
　　　服食。

(2)

方名　腰痛方。

主治　腰痛无力。

处方　补骨脂、核桃肉等量。

制法　二药共研细末,炼蜜为丸。

用法　每服三钱。

（3）

方名　腰痛方。

主治　腰痛。

处方　补骨脂八两(酒浸炒),杜仲八两(姜汁炒),胡桃肉(去皮)十八个。

制法　上药共研细末,用蒜捣膏一两和丸如梧桐子大。

用法　每早晚空肚以酒送下二十粒。妇女用淡醋送下。

（4）

方名　腰痛方。

主治　腰痛。

处方　雄猪肚一只洗净,加入杜仲半斤。

制法　将杜仲放入猪肚内,并用线缝固,煮烂后去杜仲药渣。

用法　连汤吃完。连吃二三只猪肚。

（5）

方名　肾虚腰痛方。

主治　肾虚腰痛脚软无力。

处方　焦杜仲一两,补骨脂三钱。

制法　煎汤。

用法　饮服。

（6）

方名　补腰痛方。

主治　腰痛。

处方　胡桃肉四两,芝麻四两,白糖四两。

制法　捣研成末。

用法　冲酒吃,每服一大匙。

30. 糖尿病（7方）

（1）

方名　糖尿病方。

主治　糖尿病。

处方　淮山药四钱,芡实四钱,茯苓四钱,炒米仁四钱,猪胰（俗称"夹肝"）两条。

制法　煎浓汤。

用法　饮服。

（2）

方名　糖尿病方。

主治　糖尿病。

处方　猪胰二两,大生地二两,天花粉三两。

制法　先将猪胰煮烂和药共打晒干研粉,另用蚕豆壳五钱,煎汤,泛成丸。

用法　每日二次,每次三钱,开水送下。

（3）

方名　糖尿病方。

主治　糖尿病。

处方　生地、杞子各一斤。

制法　煎成清膏。

用法　每日服三次,每次一汤匙。

（4）

方名　糖尿病方。

主治　糖尿病。

处方　玉蜀黍须（珍珠米须）五钱,淮山药二两。

制法　用水煎。

用法　当茶饮服。不计量。

方名　糖尿病方。

主治　糖尿病。

处方　生白芍、生甘草各一两半。

制法　共研细末，分十五包。

用法　每日三次，每次一包；用开水送下。

方名　糖尿病方。

主治　糖尿病；消渴。

处方　麦冬一两，天冬一两，党参三钱，生地五钱，茯苓五钱，金银花一两。

制法　煎汤。

用法　饮服。

方名　糖尿病方。

主治　口渴消瘦。

处方　川石斛三钱，天花粉三钱，生甘草八分，抱茯神三钱，远志肉一钱，川贝母二钱，生熟谷芽三钱，橘白一钱，炒竹茹一钱半，鲜藕二两。

制法　煎汤。

用法　饮服。

31. 尿频（2方）

方名　小便夜多方。

主治　小便夜多。

处方　白莲须一两，杞子二两，猪腰子一对。

制法　煎汤。

用法　饮服。

（2）

方名　小便夜多方。

主治　小便夜多。

处方　生黄芪一两,炒炙甘草二钱。

制法　水煎。

用法　饮服。

32. 尿闭（9方）

（1）

方名　小便不通方。

主治　小便不通。

处方　蜗牛数个,麝香一分。

制法　蜗牛捣烂,加麝香和匀。

用法　安放在肚脐上以温布盖之,用手按摩。

（2）

方名　小便不通方。

主治　小肠湿火,小便不通。

处方　生白芍四钱,车前草四钱,石苇三钱,将军干十只,生滑
　　　石五钱。

制法　煎汤。

用法　饮服。

（3）

方名　尿管闭塞方。

主治　小便不通,尿管闭塞。

处方　鲜车前草半斤。

制法　用水四碗,煎成一碗半汤药。

用法　饮服。

（4）

方名　小便混浊方。

主治　小便似米汁。

处方　姜川朴一两，茯苓一钱。

制法　用水、酒各一碗煎汤。

用法　饮服。

（5）

方名　蟋蟀汤。

主治　小便不通，小便癃闭。

处方　蟋蟀一对。

制法　用水一杯煎成半杯汤药。

用法　空肚服下。连服五至七对。

（6）

方名　小便不通方。

主治　小便不通。

处方　无花果（生用）三钱。

制法　水煎。

用法　饮服。

（7）

方名　利尿方。

主治　小便不通。

处方　蟋蟀七对，灯芯三结，木通一钱，细生地四钱。

制法　煎汤。

用法　饮服。

（8）

方名　小便不通方。

主治　小便不通，口干咽肿。

处方　赤苓三钱，猪苓二钱，木通一钱，车前子三钱，瞿麦三钱,甘草一钱,枳实一钱半,滑石四钱,射干一钱,冬葵子三钱。

制法　煎汤。

用法　饮服。

（9）

方名　尿闭外用方。

主治　小便不通。

处方　麝香少许,冰片少量,田螺一个。

制法　将田螺剥开口,放入冰片少量,螺肉即化水,将水调少许麝香。

用法　将此药填入肚脐内,用布缚紧,片刻即通。

33. 遗尿（5方）

（1）

方名　遗尿方。

主治　遗尿。

处方　生黄芪五钱,煅牡蛎五钱。

制法　再用不浸水鸡内金连肠五副炙炭。男用雌,女用雄,炒桑螵蛸三枚,炙甘草三分,研末为丸。

用法　每服二钱。

（2）

方名　遗尿方。

主治　遗尿。

处方　桑螵蛸二两,益智仁一两。

制法　共研细末。

用法　砂糖调服。

（3）

方名　遗尿方。

主治　遗尿淋沥。

处方　龙骨、桑螵蛸等量。

制法　共研为末。

用法　用盐汤服二钱。

(4)

方名　遗尿效方。

主治　遗尿。

处方　补骨脂八钱,覆盆子二两,桑螵蛸二两,菟丝子三两,煅牡蛎三两,清炙黄芪二两。

制法　共研细末,水泛为丸。

用法　每服三钱。

(5)

方名　遗尿方。

主治　睡中遗尿。

处方　雄鸡肝、桂心等量。

制法　共捣研为丸,如小豆大。

用法　每服一丸,米汤送下。日服三次。如遗精可加白龙骨。

34. 小便淋痛（11方）

(1)

方名　小便淋痛方。

主治　小便淋痛。

处方　蜀葵花根少量。

制法　水煎。

用法　饮服。

(2)

方名　小便刺痛方。

主治　白浊(小便时刺痛)。

处方　琥珀粉五分。

用法　用温开水吞服，每日一次。

（3）

方名　小便刺痛方。

主治　小便不利，尿道内痛欲死者。

处方　鲜土牛膝（连叶）。

制法　以酒煎汤。

用法　饮服。

（4）

方名　小便刺痛方。

主治　小便刺痛。

处方　小生地五钱，木通一钱，淡竹叶三钱，甘草一钱，块滑石
　　　五钱。

制法　煎浓汁。

用法　饮服。

（5）

方名　小便淋痛方。

主治　石淋（导尿）。

处方　蝼蛄七枚，食盐一两。

制法　新瓦上焙干研末。

用法　温酒服饮，每日一次，每次一钱。

（6）

方名　小便淋痛方。

主治　血淋涩痛。

处方　芭蕉根，旱莲草等量。

制法　煎汤。

用法　饮服。每日二次。

（7）

方名　淋症方。

主治　淋症。

处方　王不留行十余叶。

制法　煎汤。

用法　饮服。

（8）

方名　淋病方。

主治　淋病。

处方　用妇女刷头发的刨花水。

用法　饮服七天。

（9）

方名　赤白浊方。

主治　赤白浊。

处方　（第一方）海金砂三钱,金樱子一钱,石菖蒲二钱,甘草梢一钱,韭菜子二钱,车前子三钱,芡实三钱,牡蛎四钱,藕节四个,白丝螺壳（去泥）八粒,通草五分,灯芯一束。

　　　（第二方）照方,除白丝螺壳。

制法　煎汤。

用法　饮服。先服第一方三帖,再服第二方三帖。六贴见效。

（10）

方名　赤白浊秘方。

主治　赤白浊。

处方　地防风（即茅草根）一两,白莲须一两,千打水（即凿木头的木柄头）五钱,大黑枣半斤,陈年白酒二斤。

制法　隔汤煎三柱香时取出。

用法　次日天明吃枣三枚,饮酒半杯。如病久者可食枣六枚,饮酒一杯。

（11）

方名　赤白浊方。

主治　赤白浊。

处方　草决明二钱,甘菊花二钱,淮小麦四钱,地榆炭四钱,白蒺藜三钱,丹皮炭二钱,海浮石二钱,忍冬藤三钱,生甘草梢八分。

制法　煎汤。

用法　饮服。连服三帖见效。

35. 小便出血（9方）

（1）

方名　血尿方。

主治　血尿（阴囊血肿、尿血）。

处方　琥珀一钱。

用法　分作三次用,开水吞服。

（2）

方名　血尿方。

主治　小便溲血。

处方　苧麻根一把。

制法　用水煎。

用法　饮服。谨用此方,此药有毒。

（3）

方名　小便出血方。

主治　小便出血。

处方　荆芥一分,砂仁一分。

制法　上药共研细末,旱莲草三钱煎汤。

用法　用汤药送药粉。

(4)

方名　肾炎血尿方。

主治　肾脏炎症,小便尿血。

处方　石榴树根。

制法　煎汤。

用法　饮服。

(5)

方名　小便出血方。

主治　小便出血,尿道阻塞,流尿刺痛。

处方　地骨皮一两。

制法　优质陈酒半斤,加少许清水与地骨皮煎汤。

用法　饮服。二三次后血即停止。

(6)

方名　小便出血方。

主治　小便出血。

处方　鸡蛋壳三钱,瞿麦三钱。

制法　用鸡蛋壳烧灰,瞿麦研细末。

用法　空肚用黄酒服下。

(7)

方名　小便出血方。

主治　小便溺血。

处方　旱莲草三钱,车前子三钱,豆豉三钱。

制法　煎汤。

用法　饮服。

(8)

方名　小便出血方。

主治　小便不通,小便尿血。

处方　莴苣笋叶。

用法　捣烂,敷肚脐上。

（9）

方名　小便出血秘方。

主治　小便出血。

处方　血余炭二钱,滑石四钱,生地五钱。

制法　煎汤。

用法　饮服。

36. 遗精(7方)

（1）

方名　遗精外用方。

主治　遗精(无论有梦无梦)。

处方　五倍子。

制法　五倍子研末。

用法　用自己的唾液调和粉末,然后涂在肚脐心中,用纸膏贴
　　　　牢。每晚临睡时可用。

（2）

方名　梦遗方。

主治　阴虚梦遗。

处方　荷叶末三钱。

用法　用酒吞服。每晚临睡前吞服一次。连服三次。

（3）

方名　遗精方。

主治　阴虚遗精。

处方　莲须十两,莲肉十两,芡实十两去壳。

制法　共研细末。金樱子三斤去毛子淘净,入锅内煎汤过滤。
　　　　再加饴糖收膏和前药为丸,如梧桐子大。

用法　每日早晚空肚服吞五钱,淡盐汤送下。

(4)

方名　遗精方。

主治　遗精。

处方　淮山药三钱,抱茯神三钱,炒黄柏一钱,远志肉一钱,潼蒺藜三钱,芡实三钱,煅石决明四钱,白莲须一钱半,生白芍一钱半。另吞三才封髓丹三钱,清早淡盐汤送下。

制法　煎汤。

用法　饮服。

(5)

方名　遗精方。

主治　遗精。

处方　山上金樱子藤一两。

制法　煎汤。

用法　饮服。

(6)

方名　遗精方。

主治　遗精。睡即遗精。

处方　白龙骨四钱,韭菜子五合。

制法　研末为散。

用法　空肚用酒送服二钱。

(7)

方名　梦遗方。

主治　梦中遗精。

处方　六味地黄汤内去泽泻,加生龙骨三两,莲须一两,芡实二两,线鱼胶四两,牡蛎粉炒成珠。

制法　共研细末,蜜为丸,如梧桐子大。

用法　每日早晚各服四钱。用鹿衔草三钱煎汤送下。

37. 肠痈（3 方）

（1）

方名　慢性肠痈方。

主治　慢性肠痈。

处方　五灵脂五钱,穿山甲五钱,乳香三钱,没药三钱,白芷三钱,生大黄二两,马鞭草一两。

制法　共研细末,炼密为丸。

用法　每服三钱,陈酒送下。每日三次,空肚服下。

（2）

方名　大肠痈方。

主治　大肠痈,右足不能伸。

处方　金银花一两,当归五钱,地丁草五钱,麦冬三钱,玄参三钱,甘草三钱,米仁五钱,黄芩三钱。

制法　煎汤。

用法　饮服。二帖药煎服,可使足伸;三帖而毒尽消。

（3）

方名　小肠痈方。

主治　小肠痈,左足不能伸。

处方　金银花一两,茯苓五钱,米仁五钱,甘草三钱,车前子三钱,刘寄奴三钱,泽泻三钱,肉桂五分。

制法　煎汤。连服三帖,症状可消失。

38. 盲肠炎（2 方）

（1）

方名　慢性盲肠炎方。

主治　慢性盲肠炎。

处方　川黄连五分,杭白芍三钱,郁金二钱,乳香、没药各三

钱,甘草一钱,延胡索二钱,酒黄芩三钱,炒山栀三钱,
当归四钱,荷梗二尺。

制法　煎汤。

用法　饮服。

（2）

方名　盲肠炎方。

主治　盲肠炎痛。

处方　红藤四两,败酱草五钱,乳香、没药三钱,丹皮四两。

制法　煎汤。

用法　饮服。

39. 便秘（7 方）

（1）

方名　便秘方。

主治　老年人习惯性便秘。

处方　淡苁蓉三两。

制法　煎汤。

用法　饮服。

（2）

方名　便秘方。

主治　习惯性便秘。

处方　萝卜汁半碗,蜂蜜二两。

制法　二药调匀。

用法　临睡前或空肚饮服。

（3）

方名　便秘方。

主治　大便不通。

处方　麻油、蜂蜜各半杯。

制法　调匀蒸熟。

用法　饮服。

（4）

方名　便秘方。

主治　习惯性便秘。

处方　香橼皮三钱,野蔷薇二钱,火麻仁四钱。

制法　煎汤。

用法　饮服。

（5）

方名　便秘方。

主治　大便虚闭。

处方　松子仁、柏子仁、芝麻各一两。

制法　共研细末为丸如梧桐子大。

用法　每日三次,每次十丸。

（6）

方名　便秘方。

主治　大便热闭。

处方　芝麻二两,大黄二钱,茶叶五钱。

制法　共研细末。

用法　每次服二钱。一日三次。

（7）

方名　便秘方。

主治　经常性便秘。

处方　黑木耳五钱,大红枣七只。

制法　加白糖煮烂。

用法　当点心吃。连吃数天,大便即正常。

40. 便血(9方)

(1)

方名 便血方。

主治 大便出血。

处方 柿饼八两。

制法 烧灰研末。

用法 每日用酒吞服二钱。

(2)

方名 便血单方。

主治 止大便血。

处方 石榴皮五钱,罂粟壳五钱,苦参子五钱。

制法 共研细末。

用法 糖汤送下,每次二钱。

(3)

方名 肠风下血方。

主治 下血如溅。

处方 鸦胆子三十粒,不可去壳。

用法 吞服。每服十粒,日服三次。

(4)

方名 肠风下血方。

主治 肠风下血。

处方 茄子。

制法 经过霜冻的茄子选其细长,色深紫,柔软而籽少,连蒂烧存性研成粉末。

用法 每早晨空肚服三钱,用热陈酒送下。连服七八天血即止而愈。

（5）

方名　便血方。

主治　大便出血。

处方　大田螺五个。

制法　将田螺五只烧干,除壳取肉研末。

用法　用热陈酒吞服。

（6）

方名　大便下血方。

主治　大便下血。

处方　广木香、川黄连等量。

制法　将广木香、川黄连研末,入猪肠内,两头结扎煮烂。去药
　　　吃肠或连药捣烂为丸。

用法　空肚用开水送饮。

（7）

方名　肠血方。

主治　肠血。

处方　椿根皮三钱,槐角一钱,侧柏叶一钱,水竹叶一钱,地榆
　　　炒黑一钱。

制法　用水煎汤。

用法　饮服。

（8）

方名　肠风下血方。

主治　肠风下血。

处方　乌梅七只,蜂蜜四两。

制法　用水两碗煎半杯。经露天一宿。

用法　早晨服一次即效。

（9）

方名　便血方。

主治　便血。

处方　扁柏叶一斤,柿饼一斤。

制法　扁柏叶蜜浸一夜晒干,青州柿饼煅存性研末拌匀。

用法　每服三钱,开水送下。

41. 脱　肛(4方)

(1)

方名　脱肛方

主治　脱肛。

处方　猪大肠拖捎头一只。

制法　大肠内装糯米,淡烧熟,切片。

用法　淡服食。

(2)

方名　脱肛方。

主治　脱肛。

处方　五倍子三钱,白矾一块约七钱,木贼草一两。

制法　用五倍子末及白矾,用水一碗煎汤、木贼草烧研为粉。

用法　以煎好汤水洗肛门,再以木贼草灰搽肛上。

(3)

方名　脱肛外敷方。

主治　脱肛。

处方　蜗牛灰,猪油。

制法　蜗牛烧灰和匀猪油。

用法　敷于患处。

(4)

方名　肛门痒方。

主治　肛门痒。

处方　马齿苋二两,花椒五钱。

制法　煎水。

用法　薰洗肛门。

42. 疝气（6方）

（1）

方名　疝气单方。

主治　男子阴肿核痛。

处方　马鞭草，不拘多少。

制法　洗净捣汁。

用法　涂患处。

（2）

方名　疝气外用药。

主治　疝初起，寒热、疼痛。

处方　鲜地骨皮八两（即枸杞子根），生姜四两。

制法　共捣如泥。

用法　用绢包于患处。

（3）

方名　男子小肠气痛方。

主治　小肠气。

处方　荔枝核、福桔核共一两，川楝子三钱，芒果核一两，小茴
　　　香五分，广木香一钱，文旦核一钱。

制法　水煎。

用法　饮服。

（4）

方名　疝气方。

主治　疝气。

处方　大茴香用姜汁浸一夜后晒干，荔枝核打碎，盐水适量研
　　　末。

制法　水煎或作丸。

用法　服用。

（5）

方名　棉籽方。

主治　男子睾丸偏坠,肿胀痛疼。

处方　棉籽一把。

制法　煎汤放入盌内。

用法　临睡前脱裤子坐于盌上烘薰约半小时。

（6）

方名　疝气方。

主治　疝气、发热、剧痛。

处方　延胡索三钱,小茴香一钱,川楝子三钱,全蝎八分,大附子三钱,黑山栀三钱。

制法　加少量陈酒,煎汤。

用法　饮服。

43. 甲状腺肿（1 方）

方名　甲状腺肿方。

主治　颈瘿初起(甲状腺肿)。

处方　海藻、海带、海蛤壳、海螵蛸、昆布各五钱。

制法　煎汤。

用法　以汤代茶饮。外用樱桃核研末,用好醋调敷。

44. 癌肿（6 方）

（1）

方名　食道癌方。

主治　食道癌。

处方　鲜鹅血。

制法　杀鹅时将鹅血盛在碗内。

用法　等候在旁边的病人当即饮服。可治食道癌初起。

（2）

方名　癌症方。

主治　**癌症。**

处方　向日葵头。

制法　**煅灰存性**，研细末。

用法　开水送下。约饮服三个月可见效。已经出血者无效。

（3）

方名　胃癌方。

主治　**胃癌。**

处方　生石灰。

制法　生石灰用刀削成圆粒如芡实大，分量不得超过一分，外包桂圆肉干。

用法　吞一粒，二小时内切勿饮水，以免危险。过一些时候腹内有轰然声，顿觉松爽。翌日再服一丸，其病如失。

（4）

方名　癌肿方。

主治　**癌肿。**

处方　羊胆汁。

制法　**用胆汁隔水炖温。**

用法　每服一、二匙，每日二服。

（5）

方名　子宫癌方。

主治　子宫癌症。

处方　**蟋蟀草。**

制法　煎汤。

用法　饮服。

方名　胃癌方。

主治　胃癌。

处方　粗草纸一张,大蒜头,艾绒。

用法　先以粗草纸一张放背心上,要对正胃部,再以大蒜头剥去外衣切成片,拼放在草纸上,再以艾绒一粒放在大蒜上面燃烧,待将要烧完时再接第二粒,依次烧完为止。每天照样烧 3—4 次,日久即愈。

45. 脚气肿痛（6 方）

（1）

方名　足肿方。

主治　足肿。

处方　牛膝二钱,槟榔二钱,汉防己三钱,熟附块一钱,姜皮一钱,吴茱萸一分,冬瓜皮四钱,带皮苓四钱,苏梗三钱。

制法　煎汤。

用法　饮服。

（2）

方名　手足肿痛方。

主治　手足肿痛。

处方　吴茱萸三两。

制法　煎汤。

用法　热洗手足四五次。勿见风即愈。

（3）

方名　脚气方。

主治　脚气冲心。

处方　黑豆一茶杯,甘草三钱。

制法　煎汤。

用法　饮服。

（4）

方名　脚气方。

主治　脚气。

处方　赤小豆半斤。

制法　小赤豆炖烂，水放多，放入桶内。

用法　脚伸入桶内浸薰。同时内服炒熟糠。

（5）

方名　脚气方。

主治　脚气冲心。

处方　黑鱼一条。

制法　将头剖开，去肠杂，不可入水中洗；然后用草纸包裹十
　　　余层，用水浸湿放在火中煨熟后剥去外面烧焦部分即
　　　可。

用法　淡吃，不可加盐。

（6）

方名　脚肿方。

主治　足肿，步履不便。

处方　赤豆二两，米糠四两，花生米二两，生米仁二两。

制法　先用糠放水四斤烧汁后，用以上三物烧烂。

用法　当饭食用。分二次服尽。

46. 癫　痫（3方）

（1）

方名　羊痫方

主治　羊痫。

处方　猪心一个，辰砂二钱，甘遂二钱。

制法　将甘遂、辰砂二味药研细末，置于猪心内，以黄牛粪燃

火煨熟,再将药取出研细末为丸,并以猪心煎汤。

用法　用猪心汤和丸吞下。

（2）

方名　羊痫猪痫方。

主治　羊猪痫。

处方　石膏一两,辰砂五钱。

制法　共研细末,生蜜调开水入药末拌匀。

用法　温服。大人服三钱。十三至十六岁服二钱半,八至十二
　　　岁服二钱,四至七岁服一钱半,一至三岁服一钱。忌食
　　　猪油荤物。

（3）

方名　羊痫方。

主治　羊痫风。

处方　青橄榄一斤,白矾八钱。

制法　将青橄榄打碎放锅内熬数十沸,去核捣烂再熬到无味
　　　去渣成膏,用白矾研末加入拌匀。

用法　每日早晚取膏二钱,开水送下。

47. 风湿（15方）

（1）

方名　风湿方。

主治　风湿麻木。

处方　威灵仙一两,草乌一两,五灵脂一两。

制法　共研细末,水泛为丸。

用法　每服一钱半。

（2）

方名　风湿方。

主治　鹤膝风。

处方　水蛭(即蚂蟥)一只。

用法　将活蚂蟥放在痛处,吸出血后,蚂蟥即自行落下,其病可愈。

(3)

方名　风湿方。

主治　鹤膝风(关节痛久不愈)

处方　年久石灰四两,芙蓉叶四两,生姜四两,菖蒲四两。

制法　将上药打为细末,如膏药状。

用法　贴于患处,三次即愈。

(4)

方名　风湿方

主治　鹤膝风(腿部疼痛,行走不便)。

处方　生地龙三钱,无名异六钱,制乳香五钱,麝香六厘,川乌一钱半,地骨皮三钱,大熟地二钱。

制法　研成细末,用陈酒、车前草汁(鲜的最好)各半杯,将汁调药末成糊状,摊布上烘热。

用法　热敷扎于患处,每日三次。

(5)

方名　风湿方。

主治　鹤膝风。

处方　苎麻根捣烂,猪脑子二个,乳香二钱,没药二钱。

制法　四味共搅,调匀。

用法　敷于膝关节处,1~2次可愈。

(6)

方名　疯痛方。

主治　疯痛。

处方　地梳木半斤。

制法　以烧酒一斤浸透。

用法　每晚吃一小杯酒。

（7）

方名　风湿方。

主治　鹤膝风。

处方　冷饭团草（即商陆取叶）。

制法　内放食盐少量，捣碎和匀。

用法　敷于患处。

（8）

方名　风湿方。

主治　鹤膝风。

处方　陈酒糟、艾绒。

制法　将糟做成二分厚的饼状。

用法　贴敷于患处，上用艾绒团烧烘约一二十团。

（9）

方名　脚跟作痛方。

主治　脚根作痛。

处方　柳叶一把，杏仁三钱，枯矾二钱。

制法　共捣烂。

用法　敷于患处。

（10）

方名　风湿方。

主治　一切风湿痹症，多年劳伤。

处方　自然铜（研细）一钱半，制首乌一钱半，炙虎骨一钱半，炙甲片一钱，厚杜仲三钱，原红花一钱，制乳香三钱，五加皮一钱半，柴胡二钱，炒川芎一钱半，制没药一钱半，制草乌一钱半，粉丹皮一钱，山楂二钱，孩儿茶一钱，地骨皮二钱，香樟木枝三钱，金银花二钱，煅月石一钱，淮牛膝二钱，花龙骨一钱半，全当归一钱，上肉桂一钱,公丁香一钱,上血竭一钱,粗桂枝二钱。

制法　上二十六味药用绢布盛包,入大口瓶内,用土烧酒四斤浸十四天,瓶口密封勿泄气。

用法　轻病每日早晚各服酒一两,重病每日早晚三次,每次服酒一两。鱼腥发物及酒类刺激之物,切不可过量。

（11）

方名　风痹方。

主治　一切酸痛风痹。

处方　马钱子散(即土木鳖子)。

制法　用水浸(春秋十天,夏七天,冬十五天),刮去皮毛,劈作二片,去心,晒干,沙土炒透,研作细末。

用法　开水送服,少则五厘,多则二分。

（12）

方名　风痹方。

主治　口眼歪斜。

处方　斑蝥虫七只,公丁香七个,葱白头七个,朱砂少许。

制法　将药研细,以葱白头捣成糊并做成膏药。

用法　左歪贴右,右歪贴左。

（13）

方名　塞鼻药方。

主治　口眼歪斜(面部神经麻痹)。

处方　生乌头四钱,黑矾一钱,火硝二钱,麝香五厘。

制法　将上药研为细末,用青布包好。

用法　纳入鼻内,如左斜歪塞右鼻孔,右斜歪塞左鼻孔。一日三次,用时鼻流黄水。

（14）

方名　痛痹方。

主治　骨节酸痛、肩背痛、鹤膝痛风等。

处方　方八半斤,川牛膝十四两,制川乌一斤,制没药七两,当归十四两,制乳香七两,制草乌一斤,羌活一斤,独活一斤,木瓜一斤,制附子四两,麻黄半斤。

制法　方八用绿茶叶一两,煮透去水淘净,晒干用菜油炙炒,并麻黄同燥为度,和以上药共研细末,桂枝汤为丸。

用法　每日服一钱。

（15）

方名　风湿痛方。

主治　腰脚风痛,不能践地。

处方　鲜松毛打如泥(约一斤)。

制法　陈酒三斤打和浸七日。

用法　每日饮一杯。

48. 风疹块（18方）

（1）

方名　风疹方

主治　风疹块时发。

处方　丹皮三钱,芦根二节或芫荽一两。

制法　煎汤

用法　饮用。

（2）

方名　风疹方。

主治　风疹块(发时全身奇痒,抓之成块和吹风掀起成块)。

处方　蝉衣打五钱,西河柳一钱,防风四钱,防己二钱,紫草一钱。

制法　煎汤。

用法　饮服。服三剂有效。

（3）

方名　风疹方。

主治　风疹块

处方　木鳖子。

制法　用鸡蛋一只，打一小洞，把木鳖子去毛，症重的大半粒，症轻的小半粒，切成数块，置入鸡蛋内用纸封口，放在饭上蒸熟。

用法　把蒸熟的鸡蛋（木鳖子去掉）吃掉。

（4）

方名　风疹方

主治　风疹块。

处方　苍耳子一两。

制法　水煎并加红糖。

用法　一次内服。

（5）

方名　风疹块外用方。

主治　风疹块。

处方　芝麻叶新鲜的一把。

用法　擦患处即愈。

（6）

方名　风疹方。

主治　风疹块。

处方　炙麻黄八分，紫背浮萍三钱，荆芥、防风各二钱，桔梗二钱，蝉衣八分，苦丁茶三钱，竹茹三钱，丝瓜络三钱，丹皮二钱，木通一钱。

制法　煎汤。

用法　饮服。

(7)

方名　风疹方。

主治　风疹块。

处方　稀莶草五钱,地肤子四钱,六一散(包)四钱,丹皮三钱,夏枯草三钱,金银花三钱,京赤芍三钱,荆芥二钱,白鲜皮四钱,杭甘菊二钱,大连翘四钱,防风二钱。

制法　煎汤。

用法　饮服。

(8)

方名　风疹方。

主治　风疹块。

处方　苍耳子五钱,海桐皮六钱,樟木一两。

制法　三味药煎汤。

用法　先薰后洗。约二三次,以痊愈为度。

49. 白癜风（1方）

方名　白癜风方。

主治　白癜风。

处方　当归身三钱,赤芍三钱,茺蔚子三钱,大小生地各三钱,夏枯草三钱,金银花三钱,旱莲草三钱,白麻四钱,天虫三钱。

制法　煎汤汁。

用法　饮服。

50. 麻　风（3方）

(1)

方名　大麻风方。

主治　全身肌表麻木不仁,局部针刺无感觉,次发红紫,斑点如云,久则破烂,浮肿无脓,面如狮颜,或指节脱落,毛发脱掉等症状,俗称大麻风。

处方　稀莶草十斤,海桐皮十斤,净苦参十斤,桦皮十斤,乌不宿十斤。

制法　以上五味药共研细末,水泛为丸,如梧桐子大。

用法　每日早晚各服百丸,开水送下。禁忌一切油腻荤腥。

（2）

方名　麻风方。

主治　麻风。

处方　粪蛆半茶杯(炙燥研末),冰片一分,白糖一两。

制法　以药调和研末。

用法　热酒冲服。服药后被盖卧半日,必全身出汗,急脱衣将身抹拭,换以新衣,另居他处。原住之室用硫黄闭窗户熏一日夜,脱下之衣必须严密消毒,以免再传染。

（3）

方名　麻风方。

主治　麻风。

处方　苍耳草。

制法　小暑前三日起割取此草叶子与根,取草与根切碎、煮烂,取汁熬膏,不加他物。

用法　每饭后取一汤匙冲服。

51. 中　毒（11方）

（1）

方名　中毒方。

主治　中鳖毒。

处方　白芷三钱,雄黄三钱,辰砂一钱,山楂三钱,枳实一钱,茯苓五钱。

制法　水煎。

用法　饮服。

（2）

方名　中毒方。

主治　河豚鱼中毒。

处方　桐油，橄榄汁。

用法　桐油灌下喉，吐之，再吃橄榄汁。

（3）

方名　中毒方。

主治　河豚鱼中毒。

处方　橄榄或槐花。

制法　橄榄煎汤或槐花煎汤

用法　饮服。

（4）

方名　中毒方。

主治　食蟹中毒。腹痛、腹泻。

处方　苏叶三钱，白菊花五钱，生姜二片，糖少许。

制法　上药煎汤。

用法　饮服。

（5）

方名　中毒方

主治　误食巴豆。

处方　川连一钱，或绿豆汤。

用法　川连煎汤内服。或绿豆汤内服。

（6）

方名　中毒方

主治　误吞砒霜，砒中毒。

处方　菊花根，扁豆。

制法　菊花根水浸捣烂、绞汁。

用法　将汁水灌下，再以生扁豆研末开水送下。

（7）

方名　中毒方。

主治　中菌毒。

处方　金银花一两。

制法　煎汤。

用法　饮服。

（8）

方名　中毒方。

主治　中水银毒。

处方　生炭研末。

制法　煎汁。

用法　内服。

（9）

方名　中毒方。

主治　误食水银。

处方　生鸡蛋。

用法　吞生鸡蛋白，即解。

（10）

方名　中毒方。

主治　解盐卤毒。

处方　甘草三两。

制法　煎汤。

用法　饮服

（11）

方名　中毒方。

主治　中瘴气毒。

处方　蕹菜（即无心菜）

用法　晒干、研末,置放五钱于稀粥中,吃一大酒盅。

52. 虫病（9方）

（1）

方名　杀虫方。

主治　虫积肚痛。

处方　葱汁、菜油各半。

制法　二药调和。

用法　内服。使虫化水,解出除根。

（2）

方名　杀虫方。

主治　蛲虫。

处方　大蒜头五只。

制法　大蒜头捣烂。

用法　加200毫升冷开水过滤,清洁灌肠后,再将此大蒜汁灌入。

（3）

方名　杀虫方。

主治　绦虫。

处方　贯众五钱,石榴根皮一钱,槟榔一两。

制法　煎汤。

用法　内服。

（4）

方名　杀虫方

主治　钩虫。

处方　川军三钱,雷丸一钱,黑丑三钱,白丑三钱。

制法　以上为一料共研末,分作三包。

用法　每晨空肚用糖水吞服一包,连服三日。如病顽固,隔三
　　　日后可以服一料。

（5）

方名　杀虫方。

主治　血丝虫病(乳糜尿)

处方　荠菜四两至一斤。

制法　煎汤。

用法　饮服。

（6）

方名　杀虫方。

主治　蛔虫、钩虫或蛲虫。

处方　香榧子七枚。

用法　空肚服下。连服三至五天,虫即从大便排出。

（7）

方名　杀虫方。

主治　蛲虫。

处方　生百部一两,生乌梅一钱(成人加倍)。

制法　以水 200 毫升,煎半小时成 20 至 30 毫升。

用法　每晚临睡前(蛲虫在肛门口排卵前)用灌肠器吸收药液
　　　灌入肛门之内,再以药棉球覆盖肛门。

（8）

方名　杀虫方。

主治　血丝虫病

处方　瞿麦穗三钱,扁蓄草三钱,陈葫芦五钱,白蒺藜二钱,粉
　　　丹皮二钱,福泽泻三钱,生甘草五分,粉草薢二钱,川木
　　　通一钱,鲜生地五钱,赤小豆三钱,苦参片三钱。

制法　煎汤。

· 349 ·

用法　饮服。连服六帖。

（9）

方名　杀虫方。

主治　蛔虫。

处方　雄黄二分，鸡蛋二只。

制法　同炒。

用法　服食。

二、妇科（80方）^①

1. 胎前产后诸症（17方）

（1）

方名　产后痨方

主治　产后痨。

处方　产后草（义乌县野生植物）。

制法　用乌骨白毛鸡，宰杀去毛及肠杂，将草塞满鸡腹内扎好，用水酒各半煮煎到鸡烂。

用法　饮服汁水及食鸡肉。

（2）

方名　产后血乱丹方。

主治　产后血乱，四肢软瘫者。

处方　狗头骨（烧灰）。

用法　酒服二钱。

（3）

方名　下阴破裂外用药。

① 以下妇科诸方选录自上海市原邑庙区（该区后归入南市区和黄浦区）人民委员会卫生科编印的《献选集》（1959年，铅印本）。方中药物剂量为旧制。

主治　产妇下阴破裂。

处方　老蚌连壳炙灰。

用法　用菜油调，涂于患处。

（4）

方名　产妇风瘫方。

主治　产妇月内风瘫。

处方　金钱艾。

制法　金钱艾烧水。

用法　用金钱艾烧成的水薰浴，数次见效。

（5）

方名　产后血晕方。

主治　产后血晕。

处方　生半夏。

制法　研成细末。

用法　吹鼻数次。

（6）

方名　产后阴道肿痛散。

主治　产后阴道内肿痛。

处方　生甘草五钱，蛇床子一两，蝉衣三钱，野菊花一两。

制法　水煎汤。

用法　洗患处。

（7）

方名　妊娠遗尿方。

主治　妊娠遗尿。

处方　益智仁或用桑螵蛸二十枚。

制法　研成细末。

用法　空肚调服，每服二钱。

（8）

方名　孕妇痢疾方。

主治　孕妇痢疾。

处方　陈年火腿骨。

用法　煎浓汤饮服。

（9）

方名　胎漏方

主治　胎漏。

处方　炒熟蚕豆壳。

制法　研成细末。

用法　每次服三四钱，加白糖少许调服。

（10）

方名　胎漏方。

主治　习惯性漏胎。

处方　淮山药半斤，杜仲半斤（盐水浸炒断丝）。

制法　上药晒干，共研细末，糊为丸。

用法　每服三钱。常服可保全。

（11）

方名　胎动腰痛方。

主治　怀孕胎动腰痛。

处方　桑寄生一两半，阿胶珠五钱。

制法　用水煎汤。

用法　饮服。

（12）

方名　胎漏下血方。

主治　胎漏下血。

处方　土炒白术五钱，熟地一两，三七根末三钱。

用法　煎服。

（13）

方名　安胎方。

主治　孕妇腹痛（防止流产）。

处方　南瓜柄十个,红枣十只,白麻上筋一两。

制法　煎汤。

用法　饮服。

（14）

方名　安胎方。

主治　滑胎易堕。

处方　苎麻根三钱,糯米三钱,莲肉三钱去心不去皮。

用法　每晨煎服。

（15）

方名　催产方。

主治　催产。

处方　燕子蛋壳五只,水一茶盅。

用法　煎服。不产再服三只。

（16）

方名　顺气散。

主治　产前心痛不可耐。

处方　草果一粒,延胡索三钱,五灵脂一钱,没药八分。

制法　用酒煎汤。

用法　半饥不饿时饮服。

（17）

方名　猪肾丸。

主治　产后腰痛。

处方　猪腰子二只,青盐四钱。

制法　青盐入腰子内,蒸熟焙干,制成蜜丸。

用法　每服三钱,日服二次。空肚服下。

2. 子宫疾病（7方）

（1）

方名　子宫颈炎方。

主治　子宫颈炎。

处方　椿根皮三钱,芡实三钱,海螵蛸三钱,震灵丹三钱。

制法　煎汤。

用法　饮服。

（2）

方名　子宫壁下垂方。

主治　阴挺突出（子宫壁下垂）。

处方　乌龟一只。

用法　煎汤和肉一起吃。约吃三、四只。

（3）

方名　子宫下坠方。

主治　子宫下坠。

处方　炒党参四钱,生黄芪六钱,五倍子一钱半,小茴香一钱,
　　　乌梅二钱。

制法　煎汤。

用法　饮服。连服三帖。

（4）

方名　子宫癌方。

主治　子宫癌,外治坐药。

处方　生桃仁、生大黄各一钱,明矾、冰片各五分。

制法　研如泥,如干燥稍加甘油使之软润,成丸如桂圆大,外
　　　以新丝棉少许薄裹之,将丝棉扎于油线上。

用法　每日一丸纳入阴道内,如小便时滑出,仍行纳入,二日

一换。愈后服补中益气之品。

（5）

方名　阴部堕结外用方。

主治　妇人病阴部堕结。

处方　莲蓬壳三个,绿升麻四钱。

制法　煎汤。

用法　洗患处。

（6）

方名　子宫癌(赤白带下)方。

主治　子宫癌赤白带下。

处方　川楝子、蚯蚓、三棱各二钱,大蜈蚣去足头一条,上桂一
　　　钱五分,桃仁泥三钱,归身一钱五分,地鳖虫四钱,木馒
　　　头三钱,乌附片一钱半,鼠妇虫二钱。

制法　煎汤。

用法　饮服。

（7）

方名　子宫癌方。

主治　子宫癌。

处方　红色连根苋菜一斤,新鲜童子甲鱼一只约十两。(这是
　　　一次剂量)

制法　捣极烂涂布上。

用法　敷于外阴户外,每一昼夜换一次,连敷四五次。

3. 月经病（14方）

（1）

方名　通经方。

主治　闭经。

处方　白毛鸽一只,绍兴酒半斤,血竭一两。

制法　白鸽去胆襛,不可用水洗,新布抹干,同血竭。酒一起
　　　煎。如经闭一年,血竭用一两;二年闭经,用二两血竭。
用法　食服。

(2)

方名　经闭方。
主治　经闭。
处方　黄毛小鹅一只。
制法　割喉管取血和酒。
用法　乘热服下。一次即愈。

(3)

方名　月经不调方。
主治　月经不调。
处方　美人蕉花。
用法　美人蕉花适量,用黄酒吞服。

(4)

方名　月经不调方。
主治　月经不调。
处方　紫丹参。
制法　紫丹参每日三钱煎汤。
用法　饮服。

(5)

方名　月经不调方。
主治　经行腹痛。
处方　归尾三钱,川芎一钱半,赤芍二钱,制香附三钱,延胡索
　　　三钱,土红花一钱半,单桃仁三钱,青陈皮各一钱半,广
　　　郁金一钱半。
制法　煎汤。
用法　饮服。

方名　月经不调方。

主治　经前乳痕。

处方　青桔叶三钱,青陈皮各一钱半,金铃子三钱,云茯苓三钱,广郁金一钱半,炒枳壳一钱半,全当归三钱,赤芍二钱,肉桂五分,路路通三钱。

制法　煎汤。

用法　饮服。

（7）

方名　痛经方。

主治　痛经。

处方　当归尾五钱,川芎二钱,桃仁三钱,炒白芍三钱,炒延胡索三钱,广木香二钱,丹参二钱,芫蔚子三钱,五灵脂炒三钱,川楝子三钱。

制法　煎汤。

用法　饮服。每日一帖,连服三帖。

（8）

方名　月经腹痛方。

主治　月经肚痛。

处方　端午用艾蓬摘其头晒干。

用法　月经来的前一天,用七个艾头加红枣煎汤饮服。

（9）

方名　妇女干血痨方。

主治　妇女干血痨。

处方　麒麟血竭一钱,鸽子一只。

制法　鸽子一只洗净后,用麒麟血竭塞在鸽子腹中,然后用线将肚腹缝好,用黄酒煮煎。

用法　饮服。

方名　血崩方。

主治　月经过多如崩。

处方　牛角腮。

制法　煅存性研粉末,用十灰丸、固经丸各五钱煎汤。

用法　以汤药吞服牛角腮粉三钱,每日二次。

方名　经漏方。

主治　经漏如崩。

处方　鹿角霜、柏子仁、归身、川续断各三钱,白茯神、焦杜仲、
　　　阿胶珠、蒲黄炒各四钱,大熟地五钱,川芎炭、炙甘草各
　　　一钱,制香附一钱半,荆芥炭二钱。

用法　水煎服。

方名　暴崩方。

主治　暴崩。

处方　先服童便一杯急救,再服下药:
　　　潞党参四钱,炙黄芪六钱,焦白术三钱,朱茯神四钱,蒲
　　　黄炒阿胶珠四钱,炒归身四钱,焦杜仲六钱,续断三钱,
　　　藕节炭一两,荆芥炭三钱。

制法　煎汤。

用法　饮服。

方名　倒经方。

主治　妇女倒经。

处方　韭菜一两捣汁,童便一杯。

用法　冲和饮服。

方名　经崩方。

主治　妇女经行如崩。

处方　陈棕炭一两，牛角腮炭四钱。

用法　煎汤服。

4. 白　带（11方）

（1）

方名　白带方。

主治　妇女体虚、白带。

处方　煅白螺丝壳（打）五钱，椿根皮三钱，白槿花三钱，炒艾绒一至二钱，贯仲一钱半至二钱。

制法　水煎。

用法　内服。

（2）

方名　白带方。

主治　白带多。

处方　车前子草（连根和子）。

用法　煎浓汤内服。

（3）

方名　赤白带方。

主治　妇女赤白带。

处方　向日葵梗内白蕊（质地松软）。

用法　煎汤内服。

（4）

方名　白带多。

主治　白带。

处方　莲心皮一把。

制法　炙灰。

用法　用开水吞服。

（5）

方名　白带验方。

主治　白带。

处方　真秋石三两,枣十五枚。

制法　二味药放饭上蒸,捣烂成丸如梧桐子大。

用法　每日服六十丸。空肚用醋汤送下。

（6）

方名　赤白带方。

主治　妇女赤白带下。虚实并理,极有效果。

处方　白术二两,墓头回(醋炒)四两,黄柏二两,豆腐锅巴四两,砂仁四两,椿根皮四两,云茯苓四两,生薏仁二两,菟丝子四两。

制法　共研细末,米糊为丸。

用法　每日服二次,每次服三钱。

（7）

方名　白带方。

主治　白带,尿道炎。

处方　蚂蚁草(乡间野生)。

制法　水煎。

用法　饮服。

（8）

方名　白带特效方。

主治　白带。

处方　贯仲(去毛皮)四两。

制法　用酸醋浸一夜后,取出焙干或晒干,研末为丸。

用法　每日吞服三次,每次约半匙。

方名　白带外治方。

主治　白带。

处方　杏仁、枯矾各五钱。

制法　共捣烂和蜜为丸,分作五粒。

用法　每晚塞于阴道内。

方名　白带方。

主治　白带(有腥气)。

处方　生白术、车前子、姜半夏、白芍、茅术、山药、党参、炒川
　　　柏、椿根皮各三钱,陈皮一钱半,甘草一钱。

制法　水煎。

用法　饮服

方名　白带方。

主治　有孕白带。

处方　苍术、黄芩炒、椿根皮炒各三钱,白芷二钱,炒黄柏一钱
　　　半,炒黄连一钱,白芍三钱,山茱萸三钱。

制法　共研细末,为丸。

用法　每次空肚温酒送下五十丸。

5. 滴虫（6方）

（1）

方名　滴虫病洗方。

主治　阴户生滴虫。

处方　花椒三钱,地骨皮四钱,蛇床子四钱。

制法　煎汤。

用法　洗阴道。

(2)

方名　滴虫外用方。

主治　滴虫（阴道作痒如虫行）

处方　苦参子二两。

制法　煎水。

用法　薰洗。

(3)

方名　阴道滴虫方。

主治　阴道滴虫。

处方　黄连三两五钱，切片泡在二斤淡水中。

制法　浸一天去渣存汁，加葡萄糖、硼酸末等量。

用法　先洗阴户，然后用棉花球蘸上药水塞在阴道内，二小时
　　　后取出，连续使用五天，每天一次。

(4)

方名　滴虫方。

主治　阴道滴虫。

处方　大蒜头。

制法　大蒜头捣烂成糊状，蘸纱布塞入阴道内 15 分钟取出。
　　　如辣得厉害，可用水冲淡。连用 15 次。

(5)

方名　滴虫外用方。

主治　滴虫。

处方　蛇床子、五倍子、花椒、葱白各五钱，生明矾一钱。

用法　煎水薰洗阴道。

(6)

方名　妇女阴痒带多方。

主治　妇女阴痒带多。

处方　蛇床子四钱,花椒二钱,薄荷二钱,银花二钱,枯矾少许,生甘草一钱。

制法　煎汁。

用法　薰洗阴户

6. 种子避孕（6方）

（1）

方名　节育方。

主治　节育。

处方　乌龟肉。

用法　当菜吃,要常吃。月经后连吃一星期更有效。

（2）

方名　不育(种子)方。

主治　不育。

处方　金马兰草(端午节取采)。

用法　晒干,炙灰,用陈酒蒸热。十余年不育吃后有效。每次月经前服一匙金马兰草灰;在房事前一天服更为有效。

（3）

方名　调经种子方。

主治　调经种子。

处方　酒炒当归四钱,云苓二钱,吴茱萸四钱(滚水泡三次),川芎四钱,大熟地六钱,延胡索三钱,丹皮三钱,香附六钱(打碎),陈皮三钱,酒白芍四钱。

用法　上药称准分量分作四帖在经至之日服起,一日一帖,用水一碗半,煎至一碗,空肚服,渣再煎,临卧服;如经月月超前,其色赤则加条芩三钱;如经月月落后,其色淡则加干姜三钱,官桂三钱,艾叶三钱,亦分四帖煎服。

(4)

方名　避孕方。

主治　避孕。

处方　蚕卵破纸（"蚕纸"就是蚕娥生卵的纸，用时须连纸和卵同炙灰，大约用一尺见方三四张）。

制法　烧灰存性为末。

用法　每次月经干净后，即用陈酒空肚吞服二钱。大约连服一星期，可使终身不孕。

(5)

方名　停孕金丹方。

主治　永不受胎。

处方　川芎八钱，当归一两，砂仁五钱，大生地二两，秋蚕子五钱。

制法　共研为细末，用酒糊为丸。

用法　服之可以永不受胎，其效如神。

(6)

方名　避孕方。

主治　避孕。

处方　紫茄子花（含苞未放的）。

制法　十四朵紫茄子花，晒干后放在瓦上，不能用铁器焙成黄色，再研成粉。

用法　分三份取下。在产后第一次的月经干净后用黄酒送服，此后不要吃茄子，可以避孕。

7. 催乳回乳（5方）

(1)

方名　催乳方。

主治　无乳。

处方　鲤鱼、丝瓜仁一两。

用法　煎汤,食鱼汤。

（2）

方名　催乳方。

主治　乳不通或少。

处方　七星猪脚二只,通草二钱。

用法　煎汤,连猪脚一起饮食。

（3）

方名　回乳方。

主治　回乳。

处方　朴硝少许。

用法　包敷两乳头及周围。

（4）

方名　回乳方。

主治　回乳。

处方　生熟麦芽各二两。

制法　水煎。

用法　饮服。

（5）

方名　乳汁不通方。

主治　乳汁不通。

处方　赤小豆(米赤豆)一斗。

制法　煮粥。

用法　服食。

8. 难产(10方)

（1）

方名　难产方。

主治　难产。

处方　蛇蜕壳一条，要头向下者。

制法　瓦上焙干为末，加麝香三分，用人乳调为胶。

用法　将胶贴于肚脐上，即能产下，产后速去之，不可久贴。

（2）

方名　催生方。

主治　催生。

处方　黑芝麻一撮，茉莉花数朵。

制法　用水二碗入药煎成一碗。

用法　饮服，能催生。

（3）

方名　难产方。

主治　难产。

处方　云母粉一两。

用法　用绍兴酒一盅，将云母粉调服即下。

（4）

方名　难产方。

主治　难产。

处方　当归五钱，冬葵子五钱，川芎五钱，龟板一两（研），杜牛膝五钱，本人血余（头发）一撮，洗净煅存性。

制法　上药入水煎。煎好冲酒酿一大盅。

用法　服之即生。

（5）

方名　难产操作法。

主治　胞衣不下。

手法　视所生之小儿用男左女右法，男孩将产妇左足向上抬举，女孩将产妇右足向上抬举，胞衣即下。

(6)

方名　难产方。

主治　难产。

处方　麦芽、榆树皮二味。

用法　煎汤饮服。

(7)

方名　难产方。

主治　子死腹中。

处方　巴豆、蓖麻子、麝香各等分。

用法　研作饼状,贴肚脐上。

(8)

方名　难产方。

主治　子死腹中不出。

处方　丹参一两。

用法　水煎浓汤,温服。胎儿不出再服。

(9)

方名　难产方。

主治　耻骨紧闭。

处方　柞木四钱,龟板三钱。

用法　煎汤饮服。

(10)

方名　难产方。

主治　胞衣不下。

处方　生鸡蛋白三个。

用法　米醋调,一次服下。

9. 妊娠恶阻（4方）

（1）

方名　孕吐良方。

主治　孕妇呕吐。

处方　川黄连五分,姜半夏三钱,春砂仁一钱,广陈皮二钱,炒乌梅一只,姜竹茹三钱,炒白芍三钱,炒黄芩一钱半,香谷芽三钱。

制法　用水二碗煎成大半碗。

用法　饮服。

（2）

方名　妊娠恶阻方。

主治　妊娠恶阻。

处方　粳米、姜水。

制法　淘净粳米和入姜水少许,炒微黄。

用法　每天早晨起床前嚼二三十粒,其吐即止。

（3）

方名　妊娠恶阻方。

主治　妊娠恶阻。

处方　食盐三分,煨姜六分,竹茹三分,炒老米一撮,砂糖三钱。

制法　水煎。

用法　饮服。

（4）

方名　妊娠恶阻方。

主治　妊娠恶阻。

处方　绿萼梅三钱,左金丸一钱。

制法　绿萼梅煎汁。

用法　用汁汤送下左金丸。

三、儿　科(104方)①

1. 疳　积(10方)

(1)

方名　疳积方。

主治　奶痨。

处方　活蟾蜍，大脚爪肉。

制法　活蟾蜍剥皮和大脚爪肉一起烧熟烂。

用法　服食。

(2)

方名　疳积方。

主治　疳积。

处方　墨鱼骨四钱，川贝母二钱，生硼砂四钱。

用法　研成细末。每岁一分，用粥送下。

(3)

方名　疳积方。

主治　小儿吃泥。

处方　轻粉一分，砂糖和丸，如麻子大小。

用法　空肚米汤饮送一丸。

(4)

方名　疳积方。

主治　疳积。

----

① 以下儿科诸方选录自上海市原邑庙区人民委员会卫生科编印的《献选集》(1959年，铅印本)。方中药物剂量为旧制。

处方　生山楂(去壳)四钱,杏仁三钱,丁香一钱,胡椒一钱,鸡蛋清一个,葱头七个。

制法　飞罗面少许,优质高粱酒调匀。

用法　用荷叶托足心,男左女右。

(5)

方名　小儿腹胀方。

主治　小儿腹胀。

处方　车前子炒研,大蒜二瓣。

用法　捣烂敷脐四小时。

(6)

方名　疳积方。

主治　小儿疳积。

处方　芦荟、五灵脂、夜明砂、砂仁、橘红、木香、莪术,使君子各二钱,川连、川芎、干蟾各三钱,当归、青皮各一钱半。

制法　共研细末,猪胆汁三个和面为丸。

用法　米汤送下,量以小孩大小而定。

(7)

方名　小儿疳积方。

主治　小儿疳积,劳倦发热,腹臌如块,便泄或便秘溲浑。

处方　干虾蟆(炙焦)三钱,芦荟(酒炒)二钱,砂仁二钱,蓬莪术二钱,木香二钱,川连二钱,五灵脂二钱,夜明砂(焙)二钱,使君子二钱,川芎三钱,归身一钱半。

制法　共为细末,以猪胆汁和粟米粉糊为丸,如龙眼大。

用法　每服二丸,米汤送下。

(8)

方名　消积散。

主治　小儿食积,肚硬筋青并下虫积。

处方　黑丑（半生半熟）、槟榔、大黄各三钱，木香五分。

制法　共研细末。

用法　每服一二分。黄糖调滚水送服。

（9）

方名　坤宁散。

主治　小儿恣食肥腻过啖生冷，腹坚胀痛。

处方　乌药、厚朴、麦芽、山楂肉、广木香、莪术、三棱各等分。

制法　共研细末，并筛过。

用法　每服每岁一钱，姜汤调下。

（10）

方名　童子痨方。

主治　童子痨。

处方　屋上干猪屎六两，赤砂糖。

制法　用干猪屎六两瓦上焙灰，研细末，拌砂糖。

用法　内服。

2. 惊风（13 方）

（1）

方名　惊风方。

主治　小儿惊风。

处方　燕子蛋壳。

用法　煅灰存性研末服。

（2）

方名　惊风方。

主治　小儿惊风。

处方　叫蝈蝈二只，白芷三钱，荆芥三钱。

用法　煎汤。口服三次。

（3）

方名 急慢惊风方。

主治 急慢惊风。

处方 好朱砂五钱,轻粉五钱,白露前青蒿草内虫七条,金箔少许,大僵蚕七个,全蝎三个。

制法 研细末、捣汁为丸,如绿豆大,外用金箔为衣。

用法 每岁一粒,人乳送下。

此方的歌谣曰:"一半朱砂一半雪,其功全在青蒿节,
任凭死去也回魂,吃时应用生人乳。"

（4）

方名 小儿惊风方。

主治 小儿惊风,身热面红痰多,手足牵引,啼不出声,目睛上视。

处方 活蚌二个。

用法 用针挑开活蚌,滴入姜汁,将蚌仰天,片刻即有水出,用杯盛之,隔汤炖热,灌下即愈。

（5）

方名 小儿惊风方。

主治 小儿惊风。

处方 青蒿虫,灯心灰汤。

用法 青蒿虫焙干,研末和灯心灰汤调送下。

（6）

方名 抽筋方。

主治 小儿抽筋。

处方 癞蛤蟆数只。

用法 用纸在蛤蟆肚上薰,此时蛤蟆即小便,用此小便擦在患儿肢部。

（7）

方名　小儿惊风方。

主治　小儿惊风。

处方　活蟾蜍一只。

用法　将小儿衣服解开，露出背部，用蟾蜍腹部蘸少许香油在小儿背部擦，使背部发红即可。

（8）

方名　惊风定搐方。

主治　小儿惊风。

处方　螳螂一只，蜥蜴一条，赤足蜈蚣一条。

制法　将上述各物中分之，随左到右研末。

用法　用一匙吹鼻，男左女右。

（9）

方名　急惊高热方。

主治　急惊高热。

处方　荷包蛋，麝香。

用法　煎荷包蛋一只，待温和后，令患儿仰卧，置麝香于肚脐上，再以蛋覆上。十二小时后，患儿转危为安，苏醒过来，欲饮茶，并能开口，恢复知觉。

（10）

方名　小儿慢惊风方。

主治　小儿慢惊风。

处方　制附片一钱半，制半夏二钱，苍、白术各一钱半，米炒党参一钱半，煨木香八分，抱木茯神四钱，伏龙肝三钱，炒扁豆三钱，炙甘草四分，炮姜四分，青龙齿（先煎）四钱。（理中汤加减）

制法　煎汤。

用法　饮服。

方名　小儿抽惊风。

主治　小儿抽惊。

处方　老鼠睾丸一副。

用法　用阴阳瓦焙黄，研粉末。开水冲服。

方名　急慢惊风外用方。

主治　小儿急慢惊风抽筋。

处方　芙蓉花嫩叶六片，鸡卵一枚。

用法　用芙蓉花叶切碎和鸡卵打匀，煎成薄饼乘热敷患儿的
　　　肚脐上，待冷取下再换上。数次可愈。

方名　小儿急惊风方。

主治　急惊风。

处方　鲜菖蒲三钱。

用法　捣烂滤汁。取二三匙加老姜汁数匙和匀灌服。

3. 百日咳（9方）

方名　百日咳方。

主治　百日咳。

处方　百部、车前子、甘草各三钱至六钱，大蒜头十五个至二
　　　十个。

制法　剂量视年龄大小而定，煎浓汁。

用法　日服七八次。

方名　百日咳方。

主治　百日咳。

处方　鲫鱼头七只。

用法　煎汁饮服。

（3）

方名　百日咳方。

主治　百日咳。

处方　紫竹一根,麦芽糖二两。

用法　先用紫竹煎水调麦芽糖服饮,隔日一次,每日分两次
　　　服。

（4）

方名　百日咳方。

主治　百日咳。

处方　鸡苦胆一只。

用法　鸡苦胆刺破,放些白糖,一天服二次。

（5）

方名　百日咳方。

主治　百日咳。

处方　大蒜头三只剥开,百部二钱,马兜铃二钱。

用法　每日三药煎服,连服十帖。

（6）

方名　百日咳方。

主治　小儿百日咳。

处方　露蜂房一只。

制法　先用开水泡四五次,至无红汤为止。再用清水漂数次,
　　　然后用纱布包好,加水两碗,煎数沸,再加冰糖一两再
　　　煎。取汁。

用法　待温顿服。

（7）

方名　百日咳方。

主治 小儿百日咳。

处方 橘子上挖洞加川贝母粉二钱。

用法 放火上煨熟。连皮温服,分三次吃,一日服完。

(8)

方名 百日咳方。

主治 百日咳。

处方 胖大海三钱,蝉衣一钱,玉蝴蝶两对,冬瓜子四钱,枇杷
叶三张。

用法 煎服。

(9)

方名 百日咳方。

主治 百日咳。

处方 天门冬、麦门冬各五钱,百部根三钱,瓜蒌仁三钱,桔红
二钱。

制法 煎汤二次。

用法 一至三岁分三次吃。四至五岁分二次吃。七至十岁一
次吃。

4. 麻 疹(10方)

(1)

方名 预防麻疹方。

处方 鸡蛋,梅花。

制法 将鸡蛋一只开一小口,梅花七朵,去除花心,放入鸡蛋
内封闭烧熟。

用法 必须在春分日吞服。

(2)

方名 预防麻疹。

处方 西瓜皮,皮蛋。

制法　用清盐西瓜皮,不拘多少,切细,再加皮蛋切细,放在饭
　　　锅内蒸熟。

用法　拌粥内给小孩吃。

（3）

方名　麻疹方。

主治　痧子出不透。

处方　香椿头根。

用法　用水煎服。

（4）

方名　麻疹方。

主治　麻疹(中途隐去)。

处方　活鸽子一只。

用法　将鸽子用碗片剖开腹部,趁热放在心口下(大约胃部),
　　　用布扎紧;小儿如能睡觉,效果更明显。

（5）

方名　麻疹方。

主治　麻疹。

处方　麻黄八分,杏仁三钱,象贝二钱,桔梗一钱,半夏一钱,
　　　陈皮一钱。

用法　用水煎服。

（6）

方名　麻疹方。

主治　小儿麻疹尽透高热,咳嗽,便闭。

处方　石膏三钱,麦冬三钱半,天花粉一钱,甘草五分,贝母一
　　　钱,赤芍一钱,生地四钱。

用法　水煎温服。

（7）

方名　小儿麻疹方。

主治　透发痧子。

处方　陈猫屎。

用法　屋瓦上的陈猫屎需质轻色如石灰，入水能氽者可用。在新瓦上焙焦，绢包用水煎服。

（8）

方名　透发麻疹方。

主治　麻疹不透。

处方　芫荽一两（香菜），荆芥穗三钱。

用法　水煎。薰吸其气，一日二次，每一次一小时至二小时。

（9）

方名　痧疹外洗方。

主治　小儿痧疹外洗。

处方　芫荽（香菜）不拘多少。

用法　煎汤。温洗，忌风吹，房内保持温度。

（10）

方名　麻疹方。

主治　麻疹初现。

处方　大力子一钱半，连翘三钱，前胡一钱半，桔梗六分，江枳壳一钱，银花二钱，荆芥一钱，防风一钱，甘草六分，西河柳一钱半，茅根五钱。如肺热痰热加黄芩一钱半，川连五分。

用法　煎服。

5. 白　喉（2方）

（1）

方名　白喉方。

主治　白喉。

处方　幼青蚕豆叶子。

用法　捣成汁饮服。

（2）

方名　白喉方。

主治　小儿雪口。

处方　马兰头连根。

用法　捣汁。每日三五次,用手指蘸药汁涂擦。

6. 遗 尿（6方）

（1）

方名　遗尿方。

主治　小儿遗尿。

处方　桑螵蛸二两,覆盆子一两。

制法　将药加酒同炒,至深黄色碾粉,共约分包 30 包,每包剂
　　　量一钱。

用法　每日上下午各服一次,每次一包。药粉和白糖用开水吞
　　　下(饭前)。连服七天。

（2）

方名　遗尿方。

主治　小儿遗尿。

处方　甲鱼头尾。

用法　甲鱼头尾烘干研成粉。每日二次,每服一钱半。

（3）

方名　遗尿方。

主治　小儿遗尿。

处方　龙虱。

用法　临卧前服六七个。服半个月见效。

（4）

方名　小儿遗尿方。

主治　小儿遗尿。

处方　韭菜子三钱。

用法　研粉和面做饼,分二次吃。

(5)

方名　遗尿方。

主治　小儿遗尿。

处方　补骨脂盐水炒一两二钱,煨益智仁三钱,桑螵蛸三钱,
上肉桂三钱。

制法　共研细末,炼蜜为丸,如梧桐子大。

用法　每日早、中、晚饭前各服一次,每次三钱,淡盐汤送下。

(6)

方名　遗尿方。

主治　小儿遗尿。

处方　炙龟板五钱,茯神三钱,炙远志一钱半,煅龙骨一钱半,
九节石菖蒲一钱半,桑螵蛸四钱,益智仁一钱半,炙甘
草一钱半。

用法　水二碗煎至一碗。口服一日二次。

7. 胎 毒(4方)

(1)

方名　胎毒方。

主治　初生婴儿从六七天到一个月,体温 36～38℃,日夜啼
哭,气促喉哑少涕,口内红肿,满腹青筋,四周坚硬,色
红且肿胀刺痛。

处方　内服:川连五分,黄芩一钱,黄柏一钱。

　　　外敷:活大黄鳝二条。

用法　内服药用一碗水煎成半碗药汁,每次服二匙,隔三小时
服一次,连服三四次,大便即下,成紫酱黑色,这是排泄

的热毒。外敷药将黄鳝杀死,用血滴入瓷碗内,用手指蘸血在坚硬红色的肚腹四周涂满时,遂即有热气上腾,此证明有效。涂后再用锡箔纸正面贴上,俟十二小时撕下,连续二三次,即可退消。

（2）

方名　胎毒方。

主治　小儿胎毒胎疮。

处方　白附子、蛇床子、黄丹各五钱,羌活、白藓皮、飞滑石、雄黄、枯矾、胭脂、独活各三钱五分。

用法　共研细末,然后用香油调涂于患处。

（3）

方名　胎毒方。

主治　小儿胎毒。

处方　生地、大黄各等分。

用法　捣烂用黄酒调和。敷患儿两足心。一昼夜取下,胎毒即从大便下。

（4）

方名　胎毒方。

主治　小儿胎毒及热节丹毒。

处方　白马兰、白凤仙、丝瓜叶等分。

用法　捣烂取汁涂于患处。

8. 腹 泻（5方）

（1）

方名　泄泻外用方。

主治　小儿水泻不止。

处方　吴茱萸五分。

用法　炒熟绑于患儿足心的涌泉穴。

方名　止泻方。

主治　小儿泻绿便及消化不良症。

处方　樱桃叶三钱,冰糖三钱。

用法　樱桃叶煎冰糖,内服。

方名　小儿泄泻单方。

主治　小儿泻便,消化不良。

处方　柿饼六两。

制法　炭火上烧红,放地上马上用碗盖住(不盖则烧成灰),候冷研末。

用法　米汤调服一钱,服四五次即愈。

方名　小儿泄泻单方。

主治　小儿食积泄泻。

处方　焦山楂三钱,鸡内金一钱,赤砂糖少许。

制法　共研细末和砂糖拌匀。

用法　开水调服。

方名　吐泻方。

主治　小儿伤食吐泻。

处方　山楂炭一钱半,茯苓三钱,莱菔子一钱,炒神曲一钱半,半夏一钱半,陈皮一钱,焦谷、麦芽各三钱。

用法　水煎饮服。

9. 感 冒（2方）

方名　感冒方。

主治　婴儿感冒。

处方　带根青葱三支，人乳半酒盅。

制法　放一起置饭锅上蒸熟。

用法　取乳汁给婴儿服。

（2）

方名　感冒方。

主治　小儿感冒。

处方　荆芥一钱半，薄荷一钱，酒炒黄芩一钱半，枯梗一钱，甘草一钱，前胡一钱半，紫苏二钱，橘红一钱，生姜一钱。

用法　共研细末。每服每岁一钱，糖开水送下。

10. 肺炎（1 方）

方名　肺炎方

主治　小儿肺炎。

处方　青鸭蛋一只，蜗牛一至二条。

制法　青鸭蛋上弄一个小洞，放入蜗牛，煅成灰研末。

用法　用开水吞服。

11. 化痰（3 方）

（1）

方名　化热痰方。

主治　小儿痰多。

处方　毛茹菇一钱五分，冰糖三钱。

用法　同炖内服。

（2）

方名　化痰方。

主治　小儿痰积。

处方　厚朴五分,麦芽一钱半,莱菔子一钱。

用法　水煎饮服。

(3)

方名　止咳化痰方。

主治　小儿咳嗽。

处方　生梨一只,玉蝴蝶两对,冰糖三钱。

制法　将生梨切盖去芯,装入玉蝴蝶同冰糖放碗内蒸。

用法　内服。

12. 小儿杂症（33方）

(1)

方名　解痘毒验方。

主治　解痘毒。

处方　净银花一斤,甘草四两,白糖二两。

制法　煎水去渣再煎熬膏。

用法　每日早晚服一二匙开水冲服。

(2)

方名　预防脐风方。

主治　预防小儿脐风。

处方　枯矾二钱五分,硼砂二钱五分,冰片五厘,麝香五厘。

制法　共研细末。

用法　掺脐上,每日更换,可免脐风。

(3)

方名　脐中湿肿方。

主治　脐中湿肿。

处方　胭脂、海螵蛸等分。

用法　共研细末,麻油调搽患处。

方名　脐中出血方。

主治　初生婴儿脐中出血。

处方　白石脂。

用法　研末搽患处。

方名　脐内出水方。

主治　小儿脐内出水。

处方　龙骨、枯矾等分。

用法　共研细末搽之。

方名　小儿吐乳方。

主治　小儿食乳即吐。

处方　炒麦芽三钱,橘红一钱,丁香三分。

用法　水煎浓汁饮服。

方名　小儿吐乳方。

主治　小儿吐乳。

处方　白蔻仁七粒,砂仁七粒,生、炙甘草各一钱。

制法　共研极细末。

用法　频擦口中,任其咽下自愈。

方名　小儿吐乳方。

主治　小儿吐乳。

处方　灶心土二块,竹茹(姜汁炒)一钱半。

用法　二味同煎内服。

方名　小儿胎热撮口方。

主治　小儿胎热撮口。

处方　牛黄五分,竹沥二两。

用法　牛黄研末与竹沥调和,每次服半匙,日服二次。

(10)

方名　疔嘴病方。

主治　小儿疔嘴病。

处方　火硝一钱,辰砂五分,月石二钱,上梅片五厘。

用法　研细末,待婴儿饮乳后用少许搽舌心,一小时后再搽
之。如此二三次即愈。

(11)

方名　鹅口白方。

主治　鹅口白(小儿口内生白腐)。

处方　青橄榄核一两,凤凰衣五钱。

用法　共炙灰研细,加入冰片少许,外搽。

(12)

方名　小儿口疮外用药。

主治　小儿口疮。

处方　黄瓜一条,梅片三钱。

用法　切开黄瓜,放入梅片三钱,稍久瓜外有霜(即黄瓜霜),
以霜抹疮。

(13)

方名　小儿黄水疮外敷方。

主治　小儿胎毒肉赤无皮黄水疮。

处方　制甘石四钱,煅龙骨二钱。

用法　研细末,用生猪板油和匀捣烂摊贴患处。

(14)

方名　赤游丹方。

主治　婴儿出生后肛门发丹毒。

处方　黄鳝血。

用法　涂抹患处见效。

（15）

方名　赤游丹方。

主治　婴儿赤游丹。

处方　水飞寒水石八分,滑石粉八分,甘草四分,制甘石一钱,广丹三分,冰片二分,黄柏粉三方,大黄四分。

用法　共研细末,香油调敷患处。

（16）

方名　赤游丹方。

主治　小儿赤游丹毒一岁以内者。

处方　芭蕉根不拘多少,洗净。

用法　捣汁。涂抹患处。

（17）

方名　赤游丹方。

主治　小儿赤游丹毒一岁以内者。

处方　朴硝、大黄、青黛各等分。

制法　共研细末。

用法　清洁水调敷。

（18）

方名　红臀方。

主治　小儿红臀。

处方　青黛散加入中白珍珠母粉。

用法　和均。先以香油涂臀,然后用粉末扑之。还另加内服三黄汤。

（19）

方名　屁股脱皮方。

主治　屁股脱皮。

处方　青果核烧灰,加冰片研细末。
用法　用香油调匀,以鹅毛搽患处。

（20）

方名　臀疮方。
主治　屁股生疮。
处方　乳香、冰片少许。
用法　乳香研细末加冰片少许。以鸡蛋白调涂患处。

（21）

方名　大便不通方。
主治　初生小儿大便不通。
处方　麻油一两,芒硝一钱。
用法　同煎,等冷后徐徐滴入口中。

（22）

方名　小便不通方。
主治　初生小儿小便不通。
处方　麝香三厘,葱白三个。
用法　葱白捣烂,以麝香调拌,敷于脐上。

（23）

方名　小儿尿如米泔样方。
主治　小儿尿如米泔样。
处方　荠菜花四钱,生、熟米仁各四钱。
用法　煎汁服五天。

（24）

方名　小儿疝气方。
主治　小儿疝气。
处方　金铃子肉一两,吴茱萸五钱。
制法　共研细末,酒煮面糊状为丸,如麻子大。
用法　每服数丸,盐汤送下。

方名　脱肚方。

主治　小儿脱肛。

处方　地榆、五倍子各等分。

用法　共研细末，每服五分。

方名　小儿脱肛外用方。

主治　小儿脱肛。

处方　百草霜一钱，梅片三分，雄黄五分，灶心土一钱。

用法　共研细末，香油调搽患处。

方名　小儿心热夜啼方。

主治　小儿心热夜啼。

处方　生地一钱，麦冬、车前子、木通、竹叶各五分。

用法　煎汁饮服。

方名　小儿脾寒夜啼方。

主治　小儿脾寒夜啼。

处方　藿香八分，厚朴、砂仁、陈皮、炙草各五分，生姜一片。

用法　水煎汁饮服。

方名　耳疮方。

主治　小儿耳前后生疮。

处方　黄柏、枯矾、海螵蛸、滑石、龙骨等分。

用法　共研细末，如湿用干搽，如干用猪油调敷。

方名　小儿头疮方。

主治　小儿头疮年久不愈。

处方　胡桃一个、轻粉少许。

用法　胡桃放灯上烧存性、出火，研末和轻粉、麻油调搽患处。

方名　头上生癞方。

主治　小儿头上生癞。

处方　盐西瓜皮。

用法　炙灰研末，麻油调敷患处。

方名　小儿阴囊肿坠方。

主治　小儿阴囊肿坠。

处方　蝉脱一两。

用法　煎汤，频洗患处。另用生紫苏叶捣烂如泥，敷于患处。

方名　小儿初生不啼方。

主治　小儿初生不啼。

处理　小儿落地不啼，奄奄如死者，急看其悬雍前上腭有一小泡，速用针刺破，急以帛拭出恶血，不令咽下，即能通声啼哭。

13. 小儿虫病（7方）

方名　蛔虫方。

主治　小儿生蛔虫。

处方　使君子肉炒二两，白糖二两。

制法　将使君子肉炒趁热加入白糖。

用法　服食。服后忌吃茶水。

方名　虫积方。

主治　小儿虫积。

处方　使君子肉一钱,雷丸一钱,槟榔一钱,鹤虱一钱,丁香五分,陈皮五钱。

制法　共研细末,用鸡蛋三只入药摊饼加糖。

用法　候小儿肚饿时给食之。

（3）

方名　蛲虫单方。

主治　蛲虫。

处方　香榧子肉一斤。

用法　炒熟。当零食吃。

（4）

方名　蛲虫外用方。

主治　小儿蛲虫。

处方　大蒜头,凡士林。

制法　大蒜头捣烂和入凡士林。

用法　每晚涂于患儿肛门,同时吃煨熟大蒜头二个。

（5）

方名　蛲虫外用方。

主治　蛲虫。

处方　醋二两。

用法　醋加适当的水,灌入肛门。

（6）

方名　泻虫方。

主治　腹中白虫。

处方　马齿草四两。

用法　水煮一碗和盐醋少许。空肚服食。

（7）

方名　绦虫验方。

主治　绦虫。

处方　炒熟南瓜子四两去壳,槟榔一两,泻盐四钱。

制法　将瓜子肉研碎,槟榔煎浓汁。

用法　先以瓜子肉开水服下,过二小时后再服槟榔水一杯,再过半小时服泻盐。

四、外　科(274方)[①]

1. 水火烫伤(5方)

(1)

方名　火烫伤方。

主治　火烫伤。

处方　生大黄末。

用法　上药以麻油调敷;起泡时将泡挑破去皮,使毒水外出,将上药末干扑。特效。

(2)

方名　火烫伤方。

主治　火烫。

处方　黄连三钱,当归尾五钱,细生地一两,黄柏三钱,姜黄二钱,陈菜油十二两。

制法　将上药煎枯去渣滤清,再用黄蜡四两溶化麻油收膏。

用法　搽伤处能止痛消肿。

以下外科诸方选录自上海黄浦区卫生局编印的《三方汇编》(1959年,铅印本)和上海市原邑庙区人民委员会卫生科编印的《献选集》(1959年,铅印本)。方中药物剂量为旧制。

（3）

方名　水火烫伤方。

主治　水火烫伤。

处方　红皮老鼠（即未开眼小老鼠）。

用法　浸在菜油中待用，涂敷伤处。

（4）

方名　火烫神方。

主治　各种烫伤。

处方　生大黄六钱，白芷四钱，松香一两（漂净），赤石脂三钱
　　　六分。

用法　共研细末，用麻油调敷。立时止痛。

（5）

方名　烫伤方。

主治　烫伤。

处方　腊梅花、菜油。

用法　腊梅花摘下浸在菜油内，待像油膏状即可取出使用，涂
　　　在烫伤部位。

2. 烂脚（12方）

（1）

方名　烂脚方。

主治　老烂脚。

处方　陈锡箔灰。

用法　上药以菜、麻油调匀，敷于患处。有效果。

（2）

方名　脚丫痒方。

主治　治脚丫痒。

处方　坏船上的油灰（又名水龙骨，煨过）

用法　上药研末敷于脚上。可以止痒。
（3）
方名　老烂脚方。

主治　老烂脚。

处方　水仙花根。

用法　水仙花根捣烂涂于烂脚处。
（4）
方名　老烂脚方。

主治　久年不愈的老烂脚。

处方　豆腐渣。

用法　将豆腐渣涂于患处，干则再换，以愈为止。能祛腐提毒、
　　　长肉长肌。
（5）
方名　烂脚方。

主治　烂脚癣、皮破水流。肿痛不能行走。

处方　车前草叶。

用法　将车前草叶洗净拭干，贴于烂处，数小时换一次。用药
　　　三四天即可结皮消肿。屡试屡验。
（6）
方名　湿烂方。

主治　湿气烂脚。

处方　石膏三钱，轻粉三钱，赤石脂三钱，冰片一钱，制炉甘石
　　　三钱，密陀僧三钱。

用法　共研细末，用猪油调和敷患处。
（7）
方名　远年烂腿方。

主治　远年烂腿。

处方　蛇床子一两，枯矾六钱，轻粉四分，

用法　研细末,菜油调敷。纸布包扎七日不可动。

（8）

方名　朱氏白玉膏。

主治　久远烂脚不能收口。

处方　黄蜡一两,白占一两,密陀僧六钱,制甘石六钱,铅粉六
　　　钱。

制法　上药除黄蜡、白占外,共研细末,用好麻油放锅内煎滚,
　　　再将黄蜡、白占化入,等白占化完将药末一并调入搅
　　　匀,只须片刻即离火贮磁器。

用法　候烂脚伤口大小摊贴。

（9）

方名　脚缝出水方。

主治　脚趾缝出水。

处方　好黄丹加滴乳石。

用法　研末掺之。

（10）

方名　烂脚方。

主治　臁疮腿。

处方　炉甘石三钱,铜绿一钱,黄蜡一两,冰片五分,松香一
　　　钱。

用法　共研细末。猪油黄蜡熬熔化;摊于纱布上,药末置其上。
　　　扎紧于患处,一日换一次。

（11）

方名　臁疮方。

主治　大腿溃疡。

处方　鸡胫骨。

用法　鸡胫骨煅存性研末,麻油调搽患处。

（12）

方名　烂腿方。

主治　烂腿。

处方　鸽粪一两,煅焦乳香八钱,黑芝麻一两炒。

用法　共研细末,麻油调敷患处。

3. 癣（10方）

（1）

方名　癣方。

主治　癣。

处方　土槿皮一两,百部五钱,樟脑粉三钱,米醋二两。

用法　用文火煎十五分钟。每日涂于癣处三次。

（2）

方名　癣方。

主治　癣。

处方　椰树枝。

用法　用刀砍在树身上,直到流出树汁,将汁涂患处。

（3）

方名　治癣方。

主治　圈癣或顽固性皮肤黑不脓不痛有痒。

处方　杜牛膝、生黄柏、蛇床子、白鲜皮、土槿皮各等分。

用法　将上药切成小块,用四至六两凡士林放文火上煎熬到
无白沫时取下,等冷用纱布涂用患处。

（4）

方名　治癣方。

主治　癣。

处方　大蒜头。

用法　大蒜头打烂敷于患处。

（5）

方名　阴癣单方。

主治　阴癣。

处方　鲜旱莲草，不拘多少。

用法　揉成团擦患处。

（6）

方名　癣方。

主治　诸癣。

处方　樟脑一两，百部一两，白芨一两，白鲜皮一两，大枫子一两，花椒一两，土槿皮一两，五倍子一两，南星一两，密陀僧一两，西土一两，斑蝥五钱。

用法　研细末用酒精浸一个月左右，用酒精棉球擦患处。

（7）

方名　癣方。

主治　癣。面癣如钱。

处方　雄黄、滑石、硼砂各一钱。

用法　共研细末，搽患处。

（8）

方名　癣方。

主治　颈面花癣。

处方　腊梅花叶。

用法　持久搽擦患处。

（9）

方名　牛皮癣良方。

主治　牛皮癣。

处方　斑蝥十只（去翅头足），煅月石五分，土槿皮三钱，枯矾三钱，花椒三钱，蛇床子三钱，地肤子三钱，烟胶三钱，升药底三钱，信石粉一钱（后下）。

用法　以上药用烧酒八两七天去渣。将酒搽患处。

（10）

方名　癞皮癣方。

主治　癞皮癣。

处方　土槿皮三钱,斑蝥七只,樟脑二钱,花椒三钱,槟榔二
　　　钱。

用法　上药浸于烧酒一星期,取汁搽癣。

4. 神经性皮炎（2方）

（1）

方名　神经性皮炎方。

主治　神经性皮炎（顽癣）。

处方　白醋。

用法　搽之。

（2）

方名　神经性皮炎方。

主治　神经性皮炎。

处方　羊舌头,米醋。

制法　将羊舌头、米醋磨成糊状。

用法　每日涂患处二次。约二星期可痊愈。

5. 绣球风（6方）

（1）

方名　绣球风方。

主治　肾囊风（即绣球风）。

处方　五倍子一钱(焙脆研细末),孩儿茶一钱(研细末)。

制法　二味和匀。

用法　绣球风有湿水者用棉花蘸药扑于患处;无水,燥痒者入

甘油一两内,涂之即愈。

（2）

方名　绣球风方。

主治　绣球风。

处方　杉木炭、鸡蛋黄。

用法　杉木炭研末,用蛋黄炒去油调。搽在患处。

（3）

方名　绣球风方。

主治　绣球风。阴囊奇痒。

处方　蛇床子一两,川椒三钱,白矾一钱。

用法　将上药共煎成药液,每晚睡前涂于患处。

（4）

方名　阴囊奇痒方。

主治　绣球风奇痒。

处方　大枫子四钱,蛇床子四钱,地肤子四钱,花椒三钱,明矾二钱。

用法　共煎汤液,每晚早二次洗患处。

（5）

方名　阴囊肿痛外敷方。

主治　阴囊肿痛。

处方　葱白五钱,乳香二钱。

用法　捣烂涂痛处。

（6）

方名　绣球风方。

主治　肾囊风。

处方　紫苏叶三钱,枯矾一钱。

用法　共研细末,干敷于患处。

6. 乳痈(10方)

(1)

方名　乳痈未溃高热方。

主治　乳痈。

处方　蒲公英一两,忍冬藤一两,象贝母四钱,甘草节一钱,细青皮三钱,僵蚕二钱。

用法　煎服。

(2)

方名　乳痈方。

主治　哺乳期间尚未化脓的乳腺发炎。

处方　全瓜蒌六钱,蒲公英四钱,当归须三钱,鹿角霜三钱,王不留行三钱,软柴胡一钱。

用法　上药合煎汁热服。第二次煎的时候,用一条毛巾入药内同煎,然后将毛巾绞干热敷患处,敷到冷时再煎再敷。如是四五次即可消炎。

(3)

方名　乳痈方。

主治　乳痈。

处方　葱白一斤,麦芽一两(外用)。

用法　葱白捣烂取汁,以黄酒分二次冲服。麦芽加虾子酱少许同煎,频洗患处。

(4)

方名　乳痈方。

主治　乳痈。

处方　细辛八分,生半夏三钱。

制法　上二味药研细末,合新鲜车前草二三茎、连须葱二三根，加少许白糖和匀。

用法　左乳痈塞右鼻，右乳痈塞左鼻。数次即愈。

（5）

方名　乳痈方。

主治　乳痈、乳癌，去毒止痛。

处方　白菊花叶（如无叶用花根）。

用法　上药打烂取汁，热酒冲服，立即止痛。再以渣加酒糟或酒饼煮热敷患处。效果神奇。

（6）

方名　乳痈方。

主治　妇女乳部肿胀疼痛。

处方　生米夏末。

用法　将上药散在药棉球上，塞入鼻孔：左乳病塞右鼻，右乳病塞左鼻。

（7）

方名　乳痈初起方。

主治　乳痈初起红肿，胀硬疼通寒热，尚未化脓。

处方　冬葵子五钱，穿山甲五钱，鲜菊花（连根）一两，橘叶三钱，蒲公英一两，肥知母二钱半，全瓜蒌（打碎）四钱，乳香三钱，漏芦二钱半。

制法　煎汤。

用法　饮服。每日一帖，连服三帖可以消肿痛，再服三帖可痊愈。

（8）

方名　乳痈，乳疖消散经验方。

主治　乳痈，乳疖。

处方　柴胡一钱，黄芩三钱，荆芥一钱半，防风一钱半，炒牛蒡三钱，金银花三钱，连翘三钱，天花粉三钱，蒲公英三

钱,皂角刺三钱,制香附二钱,橘皮三钱,生麦芽六钱,
生甘草一钱半。

用法　煎汤饮服。每日服一帖,三帖即愈。

（9）

方名　发散膏。

主治　痈疽乳核等初起（消散）。

处方　野菊花二两,野艾二两,凡士林。

用法　先将菊、艾同捣烂如泥和凡士林调匀,敷患处。

（10）

方名　乳痈方。

主治　乳痈。

处方　玉簪花根,不拘多少。

用法　洗净,捣烂,敷于患处。

7. 乳部疮疖（10方）

（1）

方名　乳头破裂外用方。

主治　妇女乳头破碎。

处方　人齿、鸡黄。

制法　用人齿炙成灰,将鸡蛋烧熟取蛋黄放火上烧出油和齿
灰调和加冰片。

用法　敷于患处。隔日即愈。

（2）

方名　乳房溃疡方。

主治　乳房溃烂久不收口,脓水淋漓。

处方　乌梅炭二钱,干地黄炭四钱,熟石膏二钱,轻粉四分。

用法　共研细末,麻油调和如薄膏状,摊纱布上贴于患处。每
日换二次。敷药时患处先用硼砂水洗净。

（3）

方名　奶疖方。

主治　奶疖。

处方　僵蚕一两,麻油少许。

用法　僵蚕研末,用麻油调和涂于患处,干后再涂。

（4）

方名　乳疖溃烂方。

主治　乳疖溃烂。

处方　熟蟹壳煅灰存性研末。

用法　麻油调和敷于患处。

（5）

方名　发散乳块方。

主治　发散乳块。

处方　元寸香五分,雄精五分,乳香一钱,没药一钱,生鹿角粉
　　　五分。

用法　研成细末。用黄酒吞服。

（6）

方名　奶疖方。

主治　乳疖初起。

处方　蒲公英一两,金银花一两。

用法　水煎冲酒一小杯饮服。

（7）

方名　奶疮方。

主治　奶疮。

处方　生洋金花一两,生柏叶一两。

用法　共捣烂敷于患处。

（8）

方名　奶疮方。

主治　奶疮。

处方　生葱头四两,雄黄五钱,蜜糖一两。

用法　捣烂和匀,敷于患处。

（9）

方名　**乳疖方**。

主治　**乳疖**。

处方　当归、生地、金银花、浦公英各一两。

用法　水酒各半煎浓汁内服,其药渣敷患处。

（10）

方名　乳部湿疮方。

主治　乳部湿疮脓血淋漓。

处方　煅蚌壳五钱,轻粉五分,梅片一分。

用法　共研细末。用金银花汤调搽患处二三次。

8. 乳吹（1方）

方名　乳吹方。

主治　乳房红肿疼痛有块。

处方　全当归三钱,蒲公英五钱,全瓜蒌打六钱,青陈皮各一
　　　钱半,炙甲片三钱,净连翘四钱,忍冬藤四钱,皂角针
　　　三钱,青橘叶三钱,丝瓜络三钱（另鹿角粉三钱,以黄
　　　酒炖温吞服）。

用法　水煎汁饮服。如发热加荆芥防风各三钱。

9. 乳癣（2方）

（1）

方名　乳癣方。

主治　奶癣及其他皮肤病。

处方　青黛三钱,川黄柏三钱,煅石膏六钱,梅片六分。

用法　共研细末,用麻油调搽。

(2)

方名　奶癣方。

主治　奶癣。

处方　鸡蛋。

用法　鸡蛋煮熟取蛋黄,用针串好放蜡烛上烧到出油;用滴下
　　　之油涂患处。

10. 乳癌(10方)

(1)

方名　乳癌初起方。

主治　初起乳癌。

处方　生蟹壳不计多少。

用法　用生蟹壳放砂锅焙焦为末,每服二钱,陈酒送下,须逐
　　　日服,不可间断。

(2)

方名　乳癌方。

主治　乳癌。

处方　香附一两研末,麝香一分,蒲公英一两,酒二盅。

用法　先煮蒲公英,煎熬汤去渣取汁,加酒入香附末作饼,将
　　　麝香置于饼中,趁热敷于患处,包扎。

(3)

方名　乳癌未溃方。

主治　乳癌未溃。

处方　经霜土楝子三钱,两头尖(即雄鼠粪)三两,露蜂房三
　　　两。

用法　上药共研细末,每服三钱,陈酒送下。间日服很有效。

（4）

方名　乳癌方。

主治　乳癌。

处方　大虾蟆一只。麝香少许。

用法　用虾蟆剖腹取胆，加麝香覆盖患处。一日一样，连贴七
　　　只痊愈。注意：用此方贴覆患处出紫血为有效，若无紫
　　　血，则难治。

（5）

方名　鲫鱼膏。

主治　乳癌。

处方　活鲫鱼肉、鲜山药各等分，麝香少许。

制法　鲫鱼肉、鲜山药共捣如泥，加入麝香少许。

用法　涂于患处，如觉痒勿搔动。七日一换。

（6）

方名　乳癌简效方。

主治　乳癌。

处方　全瓜蒌四钱，全当归四钱，生草节一钱，大贝母三钱，制
　　　乳香、没药各一钱，制香附三钱，橘叶十片。

用法　煎浓汁，每日一帖。

（7）

方名　乳癌方。

主治　乳癌。

处方　人参八分，青皮三钱，甘草末一钱半，生姜汁一匙

用法　水煎、每日一帖。

（8）

方名　乳癌溃烂方。

主治　乳癌溃烂。

处方　蚂蚁。

用法　放瓦上炙灰,研末,用菜油调敷。

（9）

方名　乳癌溃烂方。

主治　乳癌已破。

处方　荷叶蒂七只。

用法　烧灰存性研末,陈酒送下。

（10）

方名　乳癌方。

主治　乳癌。

处方　犀黄一钱,麝香一钱,乳香一两,没药一两,石菖蒲五钱,柴胡五钱。

用法　共研细末,炼蜜为丸。每服三钱,临睡时服用。

11. 鹅掌疯（8方）

（1）

方名　鹅掌疯方。

主治　鹅掌疯、皮肤粗糙、裂缝、灰甲等。

处方　麻黄(去节)一两,黄白蜡一两,麻油二两,大风子肉或大风子二两。

制法　研极细,先将麻油入锅,用文火熬滚,入麻黄熬枯去渣,再入黄白蜡熬滚,投入大风子肉熬滚即好。待冷,再搅匀。

用法　每日早晚各搓一次,用纱手套套好,至病痊愈为止。不可洗石灰水、石碱水。

（2）

方名　鹅掌疯方。

主治　鹅掌疯。

处方　五加皮三钱,青防风二钱,大风子肉十个,川花椒一钱,荆芥三钱,烟胶三钱,皂角一角,梧桐叶二片,地骨皮三钱,明矾四两,芙蓉叶二两。

用法　共研细末,用白凤仙花一碗,白茄子一个同捣用米醋斤许,将药调匀,灌入猪尿胞内,将患手入尿胞扎好连浸七天。

(3)

方名　鹅掌疯方。

主治　鹅掌疯。

处方　麻黄三钱,浮萍五钱,刺蒺藜三钱,白芷三钱,荆芥二钱,防风二钱,白鲜皮三钱,土梧桐五钱,土槿皮三钱,樟脑三钱。

制法　共研细末,用米醋二十两代水烧开。

用法　待温时将患手浸之。每天浸泡。

(4)

方名　鹅掌疯方。

主治　鹅掌疯。

处方　全蝎十三条,生百部五钱,黄柏二钱,生大黄二钱,苦参片三钱,土槿皮五钱,当归三钱。

制法　用醋浸药二十小时以上。

用法　将患手浸入药内,连浸七日。灰甲也可新生。

(5)

方名　鹅掌疯方。

主治　鹅掌疯。

处方　白凤仙花连根二大棵,醋八两,明矾四两。

用法　捣烂,拌匀。搽患处。最宜大伏天。

(6)

方名　鹅掌疯方。

主治　鹅掌疯。

处方　密陀僧一两,热馒头一只。

用法　密陀僧为末,热馒头一分为两段,将药末放入合拢,两
　　　手把馒头捺住吸热三次即可。

（7）

方名　鹅掌疯方。

主治　鹅掌疯。

处方　梧桐叶数片,醋少量。

制法　梧桐叶切碎,放入碗内加醋浸透,放饭锅蒸,取出。

用法　将汁涂于患处,用布裹手入眠。

（8）

方名　鹅掌疯方。

主治　鹅掌疯。

处方　热豆腐浆一大碗。

用法　每天早晨将患手浸于热豆浆至冷,连续一个月。

12. 灰指甲（2 方）

（1）

方名　灰指甲方。

主治　灰指甲。

处方　白凤仙花连根叶。

用法　洗净,捣烂,敷于患处数次即愈。

（2）

方名　灰指甲方。

主治　灰指甲。

处方　甘蔗皮少许。

用法　将甘蔗皮放入炉中（炉火不宜过旺）,用其烟薰患处。如
　　　灰指甲严重,要用刀尽量将灰指甲刮掉些。

13. 皮肤干裂（3方）

（1）

方名　治裂方。

主治　皮肤干裂。

处方　麻油一两,黄蜡一两,生地二钱。

制法　先将麻油烧开,次将生地放入油内煎滚后取出生地渣,再放黄蜡。

用法　待熔化为止凝膏后涂抹患处。

（2）

方名　手指龟裂方。

主治　手指龟裂。

处方　羊骨髓。

用法　搽患处即愈。

（3）

方名　治裂方。

主治　手足裂开。

处方　取鲜虾肉捣烂。

用法　拭裂缝处,隔夜即愈。

14. 瘘管（2方）

（1）

方名　瘘管方。

主治　瘘管。

处方　蛞蝓数条（约二钱）放在泥罐中,纳入炭火炙之。熊胆八分,麝香五分,冰片三分。

用法　共研细末,饭糊做成条子,插入管内;久瘘用五六条,近者用二三条;瘘管化为脓水,再用生肌散敷之即愈。

(2)

方名　瘘管方。

主治　人身软档紧要处瘘管。

处方　甘草,蜒蚰,煅马牙硝。

用法　用顶上甘草薄片(生晒研极细末,需过眼药筛),每净末一两加煅马牙硝末五分和匀研极细,另取肥大蜒蚰10条置放碗内一二日,听其自然,将所化洁白肥脂泡和甘草硝末适度,放于玻璃片上搓成条子(粗若灯草或火柴梗样),阴干一二日,再用薄纸包裹,放日光中晒干。待用。插入管内。

15. 冻疮(11方)

(1)

方名　冻疮方。

主治　冻疮红肿起块,痛痒难熬。

处方　皮硝。

用法　先以皮硝放于盒内,再以开水冲化,以患处浸入皮硝溶液内烫洗,待药液渐冷时可放于火中炖热再烫洗。

(2)

方名　冻疮方。

主治　冻疮已溃。

处方　马勃。

用法　选以片状的马勃盖贴患处。

(3)

方名　冻疮方。

主治　冻疮初起,红肿又痒又痛。

处方　杉木上的霜。

用法　杉木堆放在外,天冷了逢有霜的早晨,用刀刮下,置于瓶内,以水敷于患处(第一次霜最好)。

(4)

方名　冻疮方。

主治　冻疮。

处方　黄鳝血。

用法　将新鲜黄鳝血放于消毒器皿中,即用消毒棉球涂于患处。不论冻疮已溃未溃,都可涂拭。

(5)

方名　冻疮方。

主治　冻疮溃烂。

处方　蚶子壳。

用法　蚶子壳研极细,以麻油调搽患处。

(6)

方名　冻疮方。

主治　冻疮。

处方　辣椒、萝卜不拘多少。

用法　煎汤。以汤洗冻疮(冻疮未烂者)。

(7)

方名　冻疮方。

主治　冻疮。

处方　高粱酒。

用法　蒸热,常搽冻疮未溃烂者。

(8)

方名　冻疮方。

主治　冻疮。

处方　鲜白皮山药四两,红糖二两。

用法　同捣烂,敷于患处。

（9）

方名　冻疮方。

主治　已破冻疮。

处方　陈棉花。

用法　陈棉花炙成灰敷于已破冻疮。

（10）

方名　冻疮方。

主治　冻疮。

处方　黄柏三钱，鸡蛋白二只。

用法　黄柏焙灰存性研极细末，用鸡蛋白调成膏涂患处。

（11）

方名　冻疮方。

主治　冻疮破烂。

处方　野鸭脚一对。

用法　放在瓦上焙干，研细末，用麻油调搽。

16. 漆疮（4方）

（1）

方名　漆疮方。

主治　闻漆生疮。

处方　用鲜蟹黄不拘多少。

用法　搽之立见奇放。

（2）

方名　漆疮方。

主治　漆疮。

处方　韭菜半斤。

用法　韭菜半斤绞汁，分二次饮服，每次饮服相隔六小时；再用韭菜渣擦患处，每日擦六次。

方名　漆疮方。

主治　漆疮。

处方　蟹壳二两。

用法　煎汤待微温,洗患处。切忌热时洗。

方名　漆疮预防方。

主治　漆疮。

处方　川椒。

用法　川椒口嚼烂,敷鼻孔。

17. 痔疮（11方）

方名　痔疮搽药。

主治　痔疮。

处方　鸡冠花、五倍子各一钱,冰片少许,猪胆汁。

用法　共研细末,猪胆汁调,搽于患处。

方名　痔疮方。

主治　内痔剧痛。

处方　槐花四钱,地榆一两,猪大肠一条。

用法　将槐花、地榆放猪大肠内久煎服汤。

方名　痔疮方。

主治　痔疮疼痛。

处方　五倍子一钱半,海螵蛸四钱,川连五钱五分,白蔹五钱
　　　五分,牛膝五钱五分,冰片一分。

用法　共研细末,田螺水调敷患处。

（4）

方名　痔疮薰洗方。

主治　痔疮。

处方　连翘二钱,刺猬皮二钱,桔梗二钱,川椒二钱,甘草二钱,防风三钱,马钱子三钱,皮硝三钱,青盐二钱,车前草三钱,透骨草三钱,葱三钱。

用法　煎汤薰洗。

（5）

方名　痔疮方。

主治　痔疾肿痛,大便血喷。

处方　金针菜二两,赤砂糖二两。

用法　同入瓦罐,水煎取汁空肚饮服。

（6）

方名　枯痔散。

主治　痔疮。

处方　信石、枯矾、乌梅各一钱,红升丹五分,辰砂三分。

制法　共研细末,用凡士林调匀。

用法　将药均匀涂在沙布上,然后敷贴在痔疮上。贴三五天即愈。如大便时则取下再贴。

（7）

方名　痔疮搽药方。

主治　外搽痔疮。

处方　甲鱼头一只煅灰,木鳖子毛五分,冰片少许。

用法　共研细末,搽涂患处。

（8）

方名　痔疮出血方。

主治　痔疮出血。

处方　活甲鱼一只约一斤重左右,冰糖半斤。

用法　共煮浓汁。服食。

（9）

方名　痔瘘消管方。

主治　痔瘘消管。

处方　花蜘蛛七个，推车虫十个，水马十五个（在池塘水面走如飞的虫）。

制法　以上三味药瓦上炙存性加冰片、麝香同研细末。

用法　敷于患处，外用膏药掩盖。其管即烂成脓水，其瘘即平，可生肌收口。

（10）

方名　追管丸。

主治　痔瘘。

处方　胡黄连姜汁炒一两，刺猬皮一两瓦上炙干，麝香二分。

制法　共研细末，和匀，以软饭捣为丸如麻子大。

用法　每服一钱。饭前以酒送下。如服后脓水加多，不必惧怕，此乃药力到处的表现。

（11）

方名　完善丸。

主治　凡患痔瘘其病已愈恐后复发。

处方　夏枯草十两，连翘五两，甘草节五两，金银花四两。

用法　共研细末。以山东金银花一斤熬浓汁泛丸，如绿豆大。每早空肚用淡盐汤送下三钱。

18. 疥疮（5方）

（1）

方名　癞疥疮方。

主治　癞疥疮。

处方　枯矾三钱，蛇床子三钱，硫黄一钱，大风子肉一钱，铜绿三钱,樟脑一钱,水银一钱。

制法　共研细末,用生猪油打烂,和药拌入成团。

用法　用厚布将药包好向患处擦之。

（2）

方名　硫黄膏。

主治　疥疮。

处方　硫黄三两,鸡蛋三只(用鸡蛋黄加麻油蒸熬出油)。

用法　以鸡蛋油调硫黄,用布包好擦患处。

（3）

方名　疥疮杀痒散。

主治　疥疮痛痒。

处方　大风子油一两,明矾二两,水银一钱,烛油三两。

用法　捣匀,布包擦患处。

（4）

方名　脓湿疥疮方。

主治　脓疱疥疮。

处方　生硫黄粉一两,油核桃肉一两,生猪油一两,水银一钱。

用法　共捣烂成膏。以麻油调薄涂于患处。

（5）

方名　疥疮方。

主治　疥疮。

处方　明矾、盐卤、花椒不拘多少。

用法　和米泔水煎汤。洗涤患处。

19. 天疱疮（4方）

（1）

方名　天疱疮方。

主治　天疱疮。

处方　蚕豆壳一两煅灰,冰片一钱,另用麻油二两。

制法　共研细末,用麻油调成薄糊。

用法　搽患处,忌水洗。

(2)

方名　天疱疮方。

主治　天疱疮。

处方　鲜丝瓜或叶,不拘多少。

用法　捣烂取汁。涂于患处。

(3)

方名　天疱疮方。

主治　天疱疮。

处方　蛤粉二钱,轻粉一钱,青黛一钱,枯矾一钱。

制法　共研细末。

用法　在涂药之前,必须用丝瓜络煎汤洗清患处。

(4)

方名　热疮方。

主治　脓水热疮。

处方　冬笋根。

用法　炙灰研细末用麻油调敷患处。

20. 黄水疮(4方)

(1)

方名　黄水疮方。

主治　黄水疮。

处方　松香、五倍子、枯矾、黄丹、青黛各等分。

用法　共研细末,麻油调匀敷于患处。

(2)

方名　肤痒方。

主治　皮肤痒出水。

处方　铜绿一钱,烟胶一钱,蛇床子二钱,花椒一钱,枯矾一钱,樟脑一钱,东丹一钱五分,白芷二钱,松香二钱。

用法　同研细末麻油调。敷患处。略有痛觉。

(3)

方名　黄水疮方。

主治　黄水疮。

处方　黄豆末或绿豆粉麻油调。

用法　搽于患处。

(4)

方名　黄水疮方。

主治　黄水疮。

处方　老菱壳。

用法　老菱壳烧灰,麻油调搽。

21. 坐板疮(3方)

(1)

方名　坐板疮方。

主治　坐板疮。

处方　胡椒三钱,铅粉一两,枯矾一钱。

用法　共研细末。生猪油捣烂敷于患处。

(2)

方名　坐板疮方。

主治　坐板疮。

处方　西瓜皮一把。

用法　晒干,研细末。有脓干搽,无脓猪油敷少顷。

(3)

方名　坐板疮方。

主治　坐板疮。

处方　黄柏末二钱,风化石灰一两。

用法　用麻油调或腌猪肉油调黄柏末,涂于患处。治其他疮也有效。

22. 广东恶疮(2方)

(1)

方名　广东恶疮方。

主治　广东恶疮。

处方　雄黄一钱,白杏仁三十粒,轻粉一钱。

制法　共研细末,以雄猪胆汁调。

用法　将疮口洗净,敷上药;二三日即愈。

(2)

方名　广东恶疮方。

主治　广东恶疮。

处方　银朱、轻粉各一钱,黄蜡、清油各一两。

制法　蜡、油先化烊,再加入成粉状的银朱、轻粉,和匀,摊在油纸上。

用法　贴敷于患处。

23. 羊须疮(2方)

(1)

方名　羊须疮方。

主治　羊须疮。

处方　羊须一把,冰片二分,麻油。

用法　羊须炙灰,麻油调搽数次。

(2)

方名　羊须疮方。

主治　羊须疮。

处方　水杨枝一两煅灰，山羊须灰五钱，松香一两，枯白矾三钱。

用法　研细末，敷于疮上。或菜油调敷。

24. 秃疮（癞痢头）（6方）

（1）

方名　癞痢方。

主治　癞痢。

处方　蜂房一个，白矾少许。

用法　煅炭，共研细末，用麻油调搽。

（2）

方名　癞痢方。

主治　头上癞痢。

处方　大鲜虾。

用法　大鲜虾去壳，将肉打如泥，涂于剃去头发的患处，三次即愈。

（3）

方名　烂头癣洗方。

主治　烂头癣。

处方　川椒二钱，银花一钱，百部二钱，枯矾一钱，甘草一钱，葱头一个。

用法　煎汁，洗数次患处。

（4）

方名　秃疮方。

主治　秃疮。

处方　烧酒曲。

用法　烧酒曲捣烂为末，麻油调敷数次，疮自消。

(5)

方名　癫痫头方。

主治　癫痫头(鸡屎癞)。

处方　生鸡蛋五只。

用法　搅匀放入热锅内,半熟时摊开覆于患处,包扎二十四小
　　　时后取下,即愈。

(6)

方名　癫痫头方。

主治　癫痫头。

处方　硫黄二钱,花椒二钱,升药底二钱,烟胶三钱,冰片一
　　　钱,白信五分。

用法　共研细末,搓涂头上痒处,后用鸡皮覆盖。

25. 口唇疮(4方)

(1)

方名　口唇出疮方。

主治　口唇出疮。

处方　黄连一钱,黄柏一钱,儿茶一钱。

用法　研细末和蜜,涂于疮上。

(2)

方名　口中生疮方。

主治　口中生疮。

处方　西瓜皮。

用法　将西瓜皮炒焦研细末,敷于口中疮处,日三次。

(3)

方名　清火丹方。

主治　口内破碎。

处方　青果核三钱,冰片四分。

用法　青果核烧灰磨细加冰片,搽破碎处。

（4）

方名　清火方。

主治　口舌生疮。

处方　寒水石五钱,硼砂一钱,雄黄五分,冰片一分。

用法　研成极细末,吹入口中患处。

26. 疔疮（13方）

（1）

方名　疔疮方。

主治　疔疮、搭背、对口疽。

处方　赤砂糖四两,米醋四两,糯米半斤,五倍子研末四两。

制法　以糯米煮汤,去米入锅,再入米醋、砂糖、五倍子搅匀熬膏。

用法　敷于患处。能消炎止痛,拔毒去腐,生肌收口。

（2）

方名　疔疮方。

主治　疔疮,痈疽,疮疖。

处方　麻油三两,草麻仁四十九粒,净松香八两,铜绿二两化水研。

制法　用麻油煎草麻仁,煎枯去渣,投入松香熬膏,倒入盆内,用柳枝搅拌,待稍冷投入铜绿水,搅冷入清水,浸一日可用。

用法　用手捏薄,摊布上贴之,一日一换。

（3）

方名　疔疮方。

主治　疔疮疼痛剧烈,麻木,痒,憎寒发热,疔毒走黄。

处方　猪牙皂、白矾各三钱研末,真干蟾酥一两。

制法　将蟾酥用烧酒浸软,加矾、皂二味粉末和匀,捣丸如绿
　　　豆大,晒干收贮。

用法　每服一丸,开水送下或葱汤送下。每天吃一次。

（4）

方名　疔疮方。

主治　疔疮。

处方　白菊花三钱,地丁草三钱,半枝莲三钱,金银花三钱,甘
　　　草一钱,当归尾三钱,赤芍三钱。

用法　水煎。每天服一剂。二天可愈。

（5）

方名　疔疮方。

主治　疔疮。

处方　雄黄、大黄、巴豆(去皮膜)各三钱。

制法　三味药研细末,以面粉和陈醋糊丸,如凤仙子大。

用法　病重者服二十三丸,轻者服二十一丸,再轻者服十九
　　　丸。开水送服。有特效。

（6）

方名　疔疮方。

主治　疔疮。

处方　雄鸡冠血。

用法　刺雄鸡冠取血涂患处,干则再涂,不计次数。

（7）

方名　指头疔疮方。

主治　指头肿痛成疮。

处方　猪胆一只,入雄黄末一分。

用法　不去胆汁入雄黄末。套在指上扎好,两日一换。

（8）

方名　散疔方。

• 424 •

主治　一切疔疮。

处方　蟾酥三钱,明矾三钱,僵蚕五分,牛黄一钱,冰片一钱,麝香七分。

用法　共为细末,用黄占滚化稍冷入前药末,和丸如麻子大。每服七分,葱头白酒送下,取微汗。

（9）

方名　蛇头疔方。

主治　指头上生疔疮。

处方　鸡蛋三只去黄,蜈蚣一条,雄黄一两。

用法　共研细末,将药末入蛋内拌匀,患指浸入其中。

（10）

方名　拔疔神方。

主治　疔疮。

处方　蜒蚰五钱,银砂一钱,雄黄八分,冰片一分。

用法　共捣烂,涂于患处。并内服菊叶汁一杯。

（11）

方名　雄黄散外用方。

主治　疔疮初起。

处方　雄黄二钱,轻粉五分,蟾酥二分,冰片一分。

用法　共研细末,以清洁水调浓,敷于患处,外用薄纸盖之,日换三四次。

（12）

方名　疔方。

主治　痈疽、发背。

处方　露蜂房炙带子者三钱,飞青黛五钱,陈石膏一两,雄黄三钱,腰黄五钱,东丹二钱,倭硫黄三钱,炙丝瓜络三钱,元寸香一分,大梅片三分。

用法　共研细末。敷于患处,提腐生肌,神效无比。

方名　疔方。

主治　痈疽初起,能使消散。

处方　露蜂房(炙灰)二钱半,老赤梗(炙灰)二钱,龙衣(炙灰)
　　　一条。

用法　共研细末,陈酒送服一钱。日服二次。

27. 流疽(6方)

方名　流疽方。

主治　体虚流疽。

处方　大母鸡一只,生黄芪四两,皂角针四两。

制法　将鸡去毛去肠杂,黄芪置其内,皂角针插入鸡身上,煮
　　　熟。

用法　连鸡随量服食。使溃者即敛,肿者即消。

方名　穿骨流疽方。

主治　穿骨流疽。

处方　全黑毛狗骨一全只。

用法　将全黑毛狗骨洗净磨粉,服时用鸡蛋一只,狗骨粉一匙
　　　拌和,开水冲服。日服三次。患在上者饭后服,患在中
　　　者饭后二小时服,患在下者饭前服。

方名　阴疽方。

主治　阴疽。

处方　蜂房、水蛭等分。

用法　煅灰研末。醋调敷患处。

（4）

方名　颊车疽方。

主治　颊车疽。

处方　薄荷一钱,大力子二钱,荆芥一钱半,赤芍二钱,甘草八
　　　分,桔梗一钱,马勃八分,杏仁二钱,连翘二钱,象贝母
　　　三钱,僵蚕一钱半,生蒲黄三钱。

用法　煎服。

（5）

方名　对口疽方。

主治　对口疽初起。

处方　桃叶七片。

用法　捣烂贴患处。

（6）

方名　落头疽方。

主治　鲜猪眼睛一对,银杏十粒。

用法　二药捣烂,敷于患处。

28. 痄腮（4 方）

（1）

方名　痄腮方。

主治　痄腮。

处方　青黛、芒硝等分。

用法　共研细末,醋调敷。

（2）

方名　痄腮方。

主治　痄腮。

处方　葛根一钱半,大力子二钱,板兰根三钱,金银花三钱,净
　　　连翘三钱。

用法　煎汤服之。另用生南星醋磨涂患处。

（3）

方名　疟腮肿大外敷方。

主治　孩子、大人疟腮肿大。

处方　飞青黛三钱，玉露散一两，蜜糖一两，醋一两。

用法　以上药共和调匀。敷于患处。

（4）

方名　疟腮外敷方。

主治　疟腮疮。

处方　洋樟脑块研粉和 30％鱼石脂油膏。

用法　调和，贴患处。

29. 无名肿毒（4方）

（1）

方名　一笔消外搽药。

主治　无名肿毒。

处方　藤黄五钱，黄柏一两，青黛一两。

用法　以上药共研细末，用醋调涂患处。

（2）

方名　无名肿毒方。

主治　无名肿毒。

处方　冰片五厘，白芨一钱，密陀僧、硃砂各五厘，轻粉五分，
　　　乳香、没药各二钱。

用法　共研细末，掺在膏药上贴之可消。

（3）

方名　无名肿毒方。

主治　无名肿毒。

处方　全蝎一只，蜈蚣一条，胡桃一枚用肉并留壳勿碎。

制法 共研细末,放入胡桃壳内,合拢用线扎好,并以白面包
好,火炙存性。

用法 黄酒冲服。

30. 瘰疬(11方)

(1)

方名 瘰疬方。

主治 瘰疬。

处方 活的癞蛤蟆七只。

制法 装入猪肚子内,用线缝好,猪肚不用洗,再用黄酒七碗,
文火三日三夜煮成一碗。

用法 一次服完。无脓者自消,已脓者出头,已出头者收口。此
方有毒,需慎重试用。

(2)

方名 瘰疬方。

主治 男女瘰疬。

处方 牡蛎煅研五两,玄参三两。

用法 将上药用糊为丸,如梧桐子大。每服三十丸,酒送下。日
服三次。

(3)

方名 瘰疬方。

主治 颈项瘰疬。

处方 夏枯草(新鲜)十斤。

用法 煎成浓膏。每次服一匙,饭后服用。

(4)

方名 瘰疬方。

主治 瘰疬初起。

处方 凤仙花熬膏。

用法　涂敷,三日即消。

(5)

方名　消瘰丸。

主治　颈项瘰疬。

处方　玄参四两,牡蛎四两,贝母四两。

用法　研细做成丸子。每服三钱,每日服二次。

(6)

方名　瘰疬方。

主治　瘰疬破烂。

处方　煅透石灰,晒干研末,用桐油调敷烂处。

用法　在调敷前,先用花椒葱头煎水洗患处。

(7)

方名　太乙瘰疬膏。

主治　瘰疬。

处方　斑蝥五钱去头足,黑丑一钱半,炒昆布三钱,炒海藻二
　　　钱,角针二钱,乳香二钱,轻粉一钱,没药二钱,樟脑一
　　　钱。

制法　共研细末,用青油一斤同熬待滚,用柳枝不停搅,然后
　　　将葱白七个先以一个放下,待焦再放其他几个,以尽
　　　为度。再入黄丹收膏,取出放冷水内浸一日,以拔尽其
　　　火毒。

用法　摊布上贴于患处。

(8)

方名　疬子颈方。

主治　疬子症。

处方　鲫鱼一条,红矾少许。

制法　鲫鱼不刮鳞,将鱼剖开,把红矾塞进鱼腹内,然后把鱼
　　　挂一日夜,在鱼鳞上把白的东西(即是霜)刮下来。

用法　将刮下的霜涂于患处。

（9）

方名　瘰子颈方。

主治　瘰子颈。

处方　壁虎尾塞入鸡蛋内。

用法　烧熟，服食。

（10）

方名　瘰病痰核方。

主治　痰核。

处方　用出过小鸡蛋壳三只。

用法　出过蛋壳三只放好醋浸一日，瓦上煅黄，研末，热醋调
　　　敷四五次，即愈。

31. 梅毒（1 方）

方名　不二散。

主治　杨梅结毒，发于咽内，腐烂疼痛。

处方　炙西硫黄一钱，靛花一分。

用法　共轧研细末。凉水一杯调服。

32. 流火丹毒（11 方）

（1）

方名　流火内服方。

主治　流火。

处方　皮硝一钱，桂圆十只。

制法　加水，隔水炖烊。

用法　吃汁一二次。

（2）

方名　流火方。

主治　流火。

处方　米醋七两,鸡蛋七只。

用法　混和煎熟。分数次服完。

（3）

方名　流火外敷方。

主治　流火红肿发热。

处方　芙蓉叶二两,加冰片少许,白蜜,冷茶汁。

用法　研细末,用冷茶汁、白蜜调匀。敷于患处。

（4）

方名　大脚风方。

主治　丹毒所致大脚风。

处方　白凤仙花数根洗净。

用法　煎汤。乘热时先蒸薰,候温洗之。

（5）

方名　丹毒方。

主治　丹毒。

处方　陈海蛰皮一张。

用法　包脚患处。

（6）

方名　流火单方。

主治　流火。

处方　醋,小便。

用法　共烧滚,倾入盆中,置一块青砖,青砖上放一只或二只
　　　草鞋,将脚踏上薰之。

（7）

方名　流火胀外敷方。

主治　流火胀肿。

处方　嫩豆腐去水,樟脑研粉。

· 432 ·

用法　共打烂,敷患处一二次可消胀。

（8）

方名　流火丹毒方。

主治　丹毒及流火。

处方　活大黄鳝数条。

用法　取血,涂滴患处。

（9）

方名　丹毒方。

主治　丹毒。

处方　羊角一只,杜红花。

用法　羊角孔内塞满杜红花,再用炭火煅灰存性,陈酒吞服。

（10）

方名　流火方。

主治　流火。

处方　鲜车前草。

用法　鲜车前草打烂,敷于患处。

（11）

方名　流火方。

主治　流火。

处方　芭蕉树根三两。

用法　洗净打汁,加食盐搽患处三四次。

33. 脱发（4方）

（1）

方名　脱发方。

主治　发易脱落。

处方　榧子三个,核桃三个,侧柏叶一两。

用法　共捣如泥,泡雪水梳头,可使发不落,光润。

（2）

方名　乌须发方。

主治　脱发。

处方　生地五两,生姜一两,黑芝麻四两,桑椹子四两,旋复花一两。

用法　共研细末,炼蜜为丸,如弹子大。每晚用盐水送服一丸。

（3）

方名　脱发方。

主治　脱发。

处方　当归一两,川芎八钱,杭菊一两,明天麻八钱,羌活八钱,熟地二两,木瓜六钱,菟丝子二两。

用法　共研细末,白蜜为丸,如绿豆大。每日早晚饭后各服三钱,开水送下。

（4）

方名　脱发方。

主治　脱发。

处方　艾叶三钱,薄荷二钱,防风三钱,藁本三钱,藿香二钱,甘松二钱,荆芥三钱。

用法　用布袋包好置放锅内煎汤洗头,每日一次,一剂用四天。

34. 收口药（3方）

（1）

方名　收口药方。

主治　化腐收脓水。

处方　海螵蛸三钱,煅人中白一钱半,制甘石一钱半,血竭五分。

用法　共研细末,搽患处。

方名　收口药方。

主治　烂疮不收口。

处方　鲜百合加红糖。

用法　二味药捣烂如泥，敷患处，即日长好而愈。

方名　收口药方。

主治　余腐未尽而不收。

处方　赤石脂、儿茶、海螵蛸、血竭各一钱，月石、乳香、没药各二钱，轻粉三分。

用法　共研细末，搽患处。

35. 骨痨（1方）

方名　骨痨方。

主治　骨痨虚损流注穿骨流疽。

处方　克蛇乌龟一只（与平常不同，腹下有纹一条）。

制法　将乌龟用泥封固，在炭上煅焦，去泥研细末。

用法　每服三钱，每日二次。

36. 破伤风（3方）

方名　破伤风方。

主治　破伤风，角弓反张，咬牙缩舌，势在垂危。

处方　天南星（姜汁炒）、防风、白芷、天虫（炒断丝）。

用法　以上四味研成细末，每服三钱，好酒送下。

方名　破伤风方。

主治　破伤风，邪在半表半里，头汗身无汗。

处方　榆皮、紫花地丁、防风、马齿苋各五钱。

用法　研末，用米汤调服三钱。

（3）

方名　破伤风方。

主治　破伤风。

处方　天麻、制南星、白芷、羌活、防风、全虫各一两，生白附子
　　　十二两。

制法　共研细末、装入瓶内，勿泄气。

用法　每服一钱至三钱，小儿减半。外用香油调搽。

37. 鸡眼（3方）

（1）

方名　鸡眼方。

主治　鸡眼。

处方　荸荠粉与荞麦粉等量。

用法　调敷患处数次，鸡眼自脱。

（2）

方名　鸡眼方。

主治　鸡眼。

处方　满天星（又称遍地金钱，又名破铜钱。生阶砌及花盆周
　　　围）。

用法　捣烂，厚敷鸡眼上。一日一夜，根自拔。

（3）

方名　足生茧方。

主治　足上生茧。

处方　糯稻根。

用法　糯稻根泡在沸水中,然后将老茧浸入水中洗。每日洗一次,连洗数日即消。

38. 皮肤瘙痒(1方)

方名　皮肤瘙痒方。
主治　皮肤瘙痒。
处方　石碱。
用法　烧汤洗浴。

39. 热疖(3方)

(1)

方名　热疖方。
主治　热疖。
处方　丝瓜叶一两,明矾一钱。
用法　共捣烂,敷患处。

(2)

方名　热疖破疖方。
主治　热疖破疖,久不愈者。
处方　乌龟胆一只。
用法　用胆汁涂患处。

(3)

方名　蜗牛一笔消方。
主治　疖毒夏日暑疖。
处方　文蛤、蟾酥、藤黄、黄柏、大黄、青黛、蜗牛各等分。
制法　共研细末,同蜗牛捣烂为泥做成锭。
用法　以火酒磨敷患处。

40. 汗斑（3方）

（1）

方名　汗斑方。

主治　紫色呈块汗斑或一般性汗斑。

处方　雄黄三钱,密陀僧一两,熟白附子一两。

用法　上药共研细末、以鲜生姜擦之、日擦三次。

（2）

方名　汗斑方。

主治　汗斑。

处方　雄黄、雌黄、硫黄、轻粉、蛇床子、密陀僧各等分。

用法　共研细末掺斑上。

（3）

方名　汗斑方。

主治　汗斑。

处方　生姜一块,信石一钱。

用法　将生姜挖空,放入信石在内,隔水蒸熟,取信石生姜擦
　　　患处,数次即愈。

41. 雀斑（2方）

（1）

方名　时珍整容散。

主治　雀斑。

处方　猪牙皂、紫背浮萍、白梅肉、甜樱桃枝各一两。

制法　焙干加鹰粪白三钱,共研细末（极细）,收贮。

用法　每早晚用少许在手心内调浓搓面上良久,以温水洗面。
　　　用七八次,其斑皆没。

方名　雀斑方。

主治　雀斑。

处方　绿豆八两,滑石二两,白芷二两,白附子一两。

用法　共研极细末,洗面时擦洗。

42. 眉毛脱落（3 方）

方名　眉毛不生方。

主治　眉毛不生。

处方　桑叶三钱。

用法　日日洗之。

方名　眉毛脱落方。

主治　眉毛脱落。

处方　蔓荆子四两。

用法　炒研末和醋,涂之。

方名　眉毛不生方。

主治　眉毛不生。

处方　黑芝麻花。

用法　黑芝麻花阴干浸油,涂于患处。

43. 脚抽筋（3 方）

方名　脚转筋方。

主治　脚转筋。

处方　大蒜头。

用法　以大蒜头擦脚心使之热，以冷水吞大蒜头一瓣。

(2)

方名　脚抽筋方。

主治　脚抽筋。

处方　甲鱼、冰糖。

用法　甲鱼煮冰糖，服食。

(3)

方名　膀牵筋方。

主治　膀牵筋。

处方　丝棉、醋。

用法　以丝棉浸醋中蒸热，裹脚，冷即易。

44. 狐臭（5方）

(1)

方名　狐臭方。

主治　狐臭。

处方　凤仙花。

用法　不拘红白，捣成大丸，挟腋下待干再易。每天三、四次。

(2)

方名　狐臭方。

主治　狐臭。

处方　田螺、明矾。

用法　田螺去盖，置入明矾，田螺内肉变化水，将水搽腋下。

(3)

方名　狐臭方。

主治　腋下狐臭。

处方　热蒸饼,密陀僧一钱。

用法　热蒸饼劈作两,掺密陀僧,裹好挟在腋下,候冷弃之。

（4）

方名　狐臭秘方。

主治　狐臭。

处方　大蜘蛛二只,轻粉一钱。

制法　将蜘蛛泥封,煅炭后去泥,取蜘蛛同轻粉研末。

用法　擦二腋下。

（5）

方名　狐臭方。

主治　狐臭。

处方　牛骨脂和铅粉,不拘多少。

用法　调匀,涂腋下。

45. 阴虱（2方）

（1）

方名　阴虱方。

主治　阴毛内生虫痒不可忍。

处方　生白果肉（不拘多少）。

用法　嚼烂,搽擦患处,即愈。

（2）

方名　阴虱方。

主治　阴毛生虱。

处方　百部草五钱,烧酒四两。

用法　将百部草用布包浸入酒内隔水炖热,擦二三次即愈。用
　　　时先将阴毛剃去。

46. 竖头肉（1方）

方名　竖头肉方。

主治　竖头肉。

处方　水红菱柄。

用法　擦于患处，永不复生。

47. 止痛（1方）

方名　止痛散。

主治　诸疮溃烂。

处方　乳香、没药各二钱，寒水石四钱，滑石四钱。

用法　共研细末，搽于患处。

48. 拔毒长肉（1方）

方名　八宝丹。

主治　拔毒长肉。

处方　熟石膏一两，冰片一分，西黄七分，血竭三钱。

用法　研极细末，外敷。

49. 膀胱结石（1方）

方名　膀胱结石方。

主治　膀胱结石。

处方　金钱草一两五钱。

用法　煎汤，分五杯服。

50. 胆结石（2方）

（1）

方名　胆管结石方。

主治　胆管结石。

处方　金钱草一两,炒柴胡三钱,炒枳实三钱,茵陈一两,炒山栀四钱,炒丹参四钱,川郁金三钱,赤芍三钱,白芍三钱,赤茯苓六钱,生甘草一钱半。

用法　煎汤汁饮服。

（2）

方名　胆结石方。

主治　胆结石。

处方　生泥鳅鱼六条。

用法　去头去肠杂,抽骨打碎,生吞服。每日二次,每次三条。

51. 面上粉刺（1方）

方名　面生粉刺方。

主治　面上粉刺。

处方　紫背浮萍三钱,鲜苍耳草五钱。

用法　煎水。每日早晨用以洗面一次,连洗十余天。

52. 脚底起泡（1方）

方名　脚底起泡方。

主治　脚底起泡。

处方　生白面或炒萝卜子、白矾。

用法　用水调生白面涂之；或用炒萝卜子、白矾共研细末铺鞋底上，行则无痛。

53. 竹木刺入肉（1 方）

方名　竹木刺入肉方。

主治　竹木刺入肉。

处方　活蝼蛄一只。

用法　活蝼蛄一只捣烂，敷于患处三四次，刺自出。

54. 蚂蟥入肉预防法（1 方）

方名　蚂蟥入肉预防法。

主治　蚂蟥入肉。

处理　可先用菜油或凡士林厚涂足部，以免之。

55. 脚跟痛（1 方）

方名　脚跟痛方。

主治　脚跟痛。

处方　桂圆核。

用法　桂圆核烧灰研细末，开水送服。

56. 麻药（1 方）

方名　麻药

主治　止一切痛。

处方　川椒八分，蟾酥八分，生半夏八分，生南星八分，生草乌八分，淮山药八分。

用法　共研细末，水调，敷于患处。

57. 误吞害物（6方）

（1）

方名　误吞铜钱方。

主治　误吞铜钱。

处方　桑柴炭。

用法　研末,米汤调服二钱。

（2）

方名　误吞铜铁,金银方。

主治　误吞铜铁金银等物。

处方　砂仁。

用法　砂仁煎浓汤,饮服。

（3）

方名　误吞五金方。

主治　误吞金银铜铁锡铝。

处方　羊胫骨或羊前腿膝盖骨。

用法　烧枯为末。米汤调服二三钱。一日必出。

（4）

方名　误食水虫方。

主治　误食水虫。

处理　食蜜即化。

（5）

方名　误食铁针方。

主治　铁针入肚,疼痛不止。

处方　螺丝肉、韭菜。

用法　螺丝肉或韭菜干煮,适量食之,针即从大便出。

(6)

方名　玻璃入腹方。

主治　误食玻璃。

处方　赤豆、生山药。

用法　赤豆煮粥食之,再服些腹泻药(赤豆能裹玻璃)。或将山
　　　生药打烂吞下,能软化玻璃,随大便出。

58. 诸虫入窍（4方）

(1)

方名　蜒蚰入耳方。

主治　蜒蚰入耳。

处方　羊乳。

用法　羊乳滴入耳内,化水流出。

(2)

方名　壁虎入耳方。

主治　壁虎入耳。

处方　鸡冠血。

用法　鸡冠血滴入耳内,即出。

(3)

方名　诸虫入耳方。

主治　诸出入耳。

处方　猫尿。将大蒜头塞猫鼻,必下尿。

用法　将猫尿滴入耳内。

(4)

方名　蛇入七窍方。

主治　蛇入七窍。

处方　割母猪尾血。

用法　将血滴入,即出。

59. 毒虫咬伤（10方）

（1）

方名　恶虫咬伤成疮方。

主治　一切恶虫咬伤成疮。

处方　雄黄、卤砂、白矾、露蜂房各等分。

用法　共研细末，麝香少许同研匀，醋调涂疮上。

（2）

方名　黄蜂刺人肿痛方。

主治　黄蜂刺人。

处方　瓦松花，或芋艿梗。

用法　煎浓汁洗患处，即效。或以芋艿梗擦患处。

（3）

方名　蜈蚣咬伤方。

主治　蜈蚣咬伤

处方　活蜒蚰数条。

用法　将蜒蚰打烂，涂于咬伤处，其痛即止。

（4）

方名　蝎咬方。

主治　蝎咬。

处方　生姜汁和硫黄。

用法　将生姜汁和硫黄敷于患处。

（5）

方名　壁虎咬伤方。

主治　壁虎咬。

处方　桑柴灰。

用法　桑柴灰水煮沸取汁调白矾搽敷。

（6）

方名　鼠咬方。

主治　鼠咬伤。

处方　荔枝肉不计多少，或苍耳子。

用法　荔枝肉嚼烂敷于患处；或苍耳子煎汤洗患处。

（7）

方名　刺毛虫痛方。

主治　刺毛虫刺人

处理　用草纸（最好黄纸）弄成几层堆在患处，加烧酒印湿纸上，能使刺毛虫的毛全部拔掉。

（8）

方名　猫较伤方。

主治　猫咬。

处方　薄荷或川椒。

用法　煎汤汁洗之。

（9）

方名　猪咬方。

主治　猪咬溃烂。

处方　龟板、麻油。

用法　龟板煅灰存性，麻油调搽患处。

（10）

方名　虎咬方。

主治　虎伤人。

处方　猪血肉、地榆粉各一斤，三七末三两，苦参末四两。

用法　将地榆粉、三七末、苦参末共研细粉；猪血肉贴伤处随换速用药粉掺之。

60. 疯狗毒蛇咬（5方）

（1）

方名　疯狗咬伤方。

主治　疯狗咬。

处方　奎濂珠一钱，西黄一钱，玛瑙一钱，腰黄二钱，卤砂一钱，梅片一钱，当门子一钱，白硝二钱。

用法　上八药研细末，装入小磁瓶；计重一两一瓶，分装一百瓶，用蜡漆封口，勿令泄气、受潮。用时分男左女右，将药点入眼角即近鼻梁眼角，点后闭目仰视；轻者点三次可愈，重者可连服一小瓶，用温开水送下。孕妇忌点。

（2）

方名　疯狗咬良方。

主治　疯狗咬。

处方　木鳖子三个去皮土炒，刘寄奴五钱，斑蝥七个去头足米炒，大黄五钱，茯苓五钱，麝香一分。

用法　共研细末，黄酒调服三钱，一服而毒全消，七月内皆能奏效。

（3）

方名　毒蛇咬伤方。

主治　毒蛇咬伤。

处方　雄黄五钱，五灵脂一两。

用法　共研细末，每服三钱，黄酒送下。

（4）

方名　蛇咬方。

主治　蛇咬。

处方　用竹木杆烟筒里的烟油。

用法　将烟油用冷水洗伤口。

（5）

方名　毒蛇咬方。

主治　毒蛇咬。

处方　辣椒。

用法　生食十余枚如指长大的辣椒，不要圆小的。被咬中毒之人食辣椒不但不知其辣，反而觉得甘美；还可嚼数枚敷于患处，患处起小泡流水，定痛而愈。

61. 解煤毒（1 方）

方名　解煤毒方。

主治　救中煤毒者。

处方　萝卜汁二两。

用法　将萝卜汁灌入即苏醒，苏醒后用白糖汁灌入更佳。

62. 蒸笼头（1 方）

方名　饭时出汗方。

主治　蒸笼头。

处方　玄参一斤，天、麦冬各一斤，生地一斤，五味子四两，枣仁半斤。

用法　共研细末，为丸，开水送服，每日服一两。

63. 灭害虫（8 方）

（1）

方名　不生臭虫方。

处理　桃树叶铺床。

（2）

方名　治臭虫方。

处理　螺壳烧烟熏之。

（3）

方名　除臭虫方。

处理　用刺叭花之叶与蔓草枯槁者研成细末分播各处，不一
日臭虫自毙。

（4）

方名　烟熏臭虫方。

处理　用干燥辣茄、蟹壳、鳝鱼骨、白芷、艾叶、桐油灰烧烟熏
之。

（5）

方名　驱蚊方。

处理　米醋浸浮萍，阴干，取而炙之则蚊自毙。

（6）

方名　治虱方。

处理　黄瓜子、木瓜屑、甘草各等分，研末，遍洒褥上并无污
渍。

（7）

方名　头发生虱方。

处理　苦参子打碎拌高粱酒倒在头上，用布包扎，一夜就能杀
尽。

（8）

方名　除米虫方。

处理　米桶中放置螃蟹壳或大蒜头数枚，则米虫消失。

五、伤 科 (26方)^①

1. 跌打损伤(15方)

(1)

方名 压打伤方。

主治 于足肩背重物压伤。

处方 苏木、降香。

用法 苏木煎汁用降香拌和,敷伤处。

(2)

方名 腰痛伤方。

主治 腰痛伤。

处方 甘草三钱,归尾一钱,大黄三钱,杏仁三钱去皮尖。

用法 童便煎服,或酒水煎服。

(3)

方名 跌伤腰疼方。

主治 跌伤腰疼。

处方 红花二钱,当归二钱,黄酒四两,白芥子五钱。

用法 上药用碗盖好,隔水蒸透,内服须二三次。

(4)

方名 偷鸡散。

主治 内外损伤。

处方 桑寄生五分,地骨皮一钱,原红花五分,自然铜四分,白

---

① 以下伤科诸方选录自上海市黄浦区卫生局编印的《三方汇编》(1959年,铅印本)。
方中用药剂量为旧制。

芷一钱,紫藤皮八分,威灵仙一钱,香附一钱,苏叶六分,沉香五分,麦冬八分,归尾一钱,枳壳一钱,乳香七分,人中白五分,落得打一钱。

用法　共研细末,用陈酒一杯冲服。

(5)

方名　七厘散。

主治　金刃重伤,跌打损伤,骨断筋折,血流不止者。

处方　上朱砂一钱二分,真麝香一钱二厘,花冰片一分二厘,净乳香一钱半,红花一钱半,明没药一钱半,血竭一两,粉口儿茶二钱四分。

用法　共研细末,调陈酒先服;再以七厘散敷伤处镇痛止血。

(6)

方名　外伤方。

主治　外伤。能止血,重伤者治。

处方　生白附子十二两,白芷一两,天麻一两,生南星一两,防风一两,羌活一两。

用法　共研细末,用黄酒冲服五分;青紫肿痛者用水调敷患处。有贫血、心脏衰弱者不可内服。

(7)

方名　接骨方。

主治　骨部损伤。

处方　土鳖二钱用新瓦焙干用醋淬七次,自然铜、乳香、没药、菜瓜子各一分。

用法　上药共研细末,用黄酒吞服一分半,上体伤食后服,下体伤空肚服。

(8)

方名　续骨外敷方。

主治　跌打续骨。

处方　生地二钱,红花一钱,归尾二钱,升麻一钱,泽兰二钱,
　　　栀子一钱半,无名异二钱,骨碎补二钱,续断二钱,川
　　　芎二钱,首乌二钱,五灵脂二钱,白芍二钱,杜仲二钱,
　　　田七二钱。

用法　上药共研细末,用好酒调敷伤处。

(9)

方名　元戌接骨丸。

主治　**骨部损伤。**

处方　**乳香、没药、当归、川芎、川椒、白芷、自然铜、芍药、炙龟
　　　片等量。**

用法　共研细末为锭状,用热酒磨化一锭内服。

(10)

方名　损腰方。

主治　损腰,腰痛。

处方　红花三钱研末,地鳖虫三钱炙研末,冰糖四两,胡桃一
　　　斤捣碎。

用示　用黄酒冲服。

(11)

方名　挫闪方。

主治　腰痛不能伸屈者。

处方　牙皂半厘,雄黄半厘,麝香半厘。

用法　共研细末,以少许点人中穴,令人挟患者周围行数次,
　　　腰痛即消失。未效再点,痛止为度。

(12)

方名　扭伤方。

主治　扭伤。

处方　香樟木。

用法　煎水外洗。

方名　跌打损伤方。

主治　跌打损伤。

处方　地龙一条,青蛙二只,七厘散一钱。

用法　地龙、青蛙放瓦上焙熟与七厘散以黄酒吞服。

方名　跌打伤方。

主治　跌打去淤、能散淤血。

处方　生韭菜。

用法　捣烂敷患处。

方名　八仙丹。

主治　**跌打损伤。**

处方　乳香二钱,没药二钱,巴霜二钱,骨碎补二钱,半夏二
　　　钱,归尾五钱,硼砂三钱,自然铜醋炒三钱,大黄一钱,
　　　血竭三钱,无名异二钱。

用法　上药共研细末,每服五分酒吞下。

2. 创伤出血（8方）

方名　心血封肌丹。

主治　刀伤出血。

处方　花蕊石火炼一昼夜醋淬三两,乳香(炒)、没药各二两,
　　　麝香少许。

用法　共研细末,加麝香少许搽伤口上,用包布扎紧。

方名　刀作品出血方。

主治　刀伤出血。

处方　用乌贼鱼骨。

用法　乌贼鱼骨磨粉,敷患处,血立即止。

(3)

方名　刀伤散。

主治　刀伤。

处方　桂圆核三钱,石榴皮七钱,梅片三分。

用法　研细末,外敷患处,止血后无疤。

(4)

方名　止血方。

主治　外伤流血不止。

处方　陈石灰(城墙)二斤,大黄一两。

用法　将石灰与大黄一起炒成桃花颜色,将大黄丢掉,用细筛
　　　筛过,装瓶,埋地下三星期,就可用敷于破伤处。

(5)

方名　白金散。

主治　外伤出血。

处方　老松香一两,生半夏五钱。

用法　二味药研末,搽出血处,能立止血。

(6)

方名　金疮出血方。

主治　金疮出血。

处方　血竭五钱。

用法　研末,敷之立止血。

(7)

方名　止血散。

主治　内伤吐血。

处方　血见愁一钱半,马兰头三钱,三七八分,旱莲草一钱半。

用法　共研细末,用开水吞服。

方名　打伤血涌方。

主治　打伤血涌。

处方　三七、血见愁、马兰头、全当归等分。

用法　研细末,每服一钱五分,陈酒送下。

3. 伤筋(2方)

(1)

方名　伤筋方。

主治　损伤后筋不能伸。

处方　蔓荆子二两,续断八钱,海桐皮八钱,鸡脚骨八钱,犬骨
八钱,秦艽七钱,独活七钱。

用法　共研细末,每服一钱五分。

(2)

方名　伤筋方。

主治　于足伤筋后发肿。

处方　月季花连叶带枝整枝洗净。

用法　打烂成糊状,敷于患处。数日肿退。

4. 下颌脱落(1方)

方名　下颌脱落方。

主治　下颌脱落。

处方　南星末二钱,生姜汁一盅。

用法　调和,涂两腮颊上,一夜即愈。

六．眼 科(**19方**)[①]

1. 青盲(**1方**)

方名　视网膜静脉周围炎方。

主治　青盲眼视网膜静脉周围炎。

处方　阿胶珠二钱,炒牛蒡三钱,杏仁三钱,炙甘草一钱半,糯米三钱(以上成人用量)。

用法　水煎内服。

2. 夜盲(**2方**)

(1)

方名　夜盲方。

主治　夜盲。

处方　胡萝卜六根。

用法　胡萝卜切片油炒后再加水煎汁,加盐、味精后内服。连服十天。

(2)

方名　鸡盲眼方。

主治　鸡盲眼。

处方　夜明砂一钱,猪肝三钱,石决明五钱。

用法　陈酒炖服。

---

① 以下眼科诸方选录自上海市黄浦区卫生局编印的《三方汇编》(1959年,铅印本)。方中用药剂量为旧制。

3. 明目（2方）

（1）

方名　明目方。
主治　明目。
处方　黑木耳五钱。
用法　煎后连渣一起饮服。

（2）

方名　目糊方。
主治　目糊。
处方　枸杞子、桂圆。
用法　用桂圆肉包枸杞子，每日空肚吞服七粒。可使眼目清亮。

4. 赤眼（2方）

（1）

方名　赤眼方。
主治　赤眼。
处方　钩藤三钱，蝉蜕一钱，全当归三钱，川芎一钱，制香附四钱，焦白芍三钱。
用法　煎汤内服。

（2）

方名　火眼方。
主治　红肿火眼。
处方　新鲜荸荠汁。
用法　将汁洗眼，一天三次。

5. 眼中起星（2方）

（1）

方名　眼中起星方。

主治　眼中起星。

处方　荸荠汁，真象牙。

用法　用荸荠汁磨真象牙，晒干成粉点眼。或以人乳磨象牙，点眼也有效。

（2）

方名　眼中生星方。

主治　眼中生星。

处方　鲜移星草打烂。

用法　打烂取汁，服一匙。

6. 眼底出血（1方）

方名　眼底出血方。

主治　眼底出血虚症。

处方　移山人参一钱，黄芪四钱，全当归五钱，川芎一钱，白芍三钱。

用法　水煎内服。

7. 沙眼（1方）

方名　沙眼方。

主治　沙眼。

处方　灯草一根。

用法　将灯草消毒后擦沙眼。

8. 眼癣（1方）

方名　眼睑生癣方。

主治　眼睑生癣。

处方　蓖仁霜五钱。

用法　去壳打烂，用菜油调敷患处。

9. 目疾散光（1方）

方名　目疾散光方。

主治　目疾散光，流泪、沙眼等症。

处方　桑椹子（即桑果）。

用法　开水冲服，每日服三次。

10. 眼痛（2方）

（1）

方名　清凉膏。

主治　红眼睛痛。

处方　芙蓉叶末。

用法　捣烂水和，贴太阳穴。

（2）

方名　眼珠夜痛方。

主治　眼珠夜痛。

处方　荠菜根一两。

用法　煎浓汁温服。

11. 烂眼沿（2 方）

（1）

方名　烂眼沿方。

主治　烂眼沿。

处方　胆矾二钱。

用法　烧研泡汤，每日洗眼。

（2）

方名　红烂眼角方。

主治　红烂眼角。

处方　黄柏（或川连）。

用法　浸人乳，贴在患处。

12. 双目流泪（1 方）

方名　双目流泪方。

主治　双目时时流泪。

处方　鲫鱼胆七个，人乳一杯。

用法　和匀，在钣锅上蒸透，每日点三次，每次点半粒米大小。

13. 睫毛倒人（1 方）

方名　睫毛倒人方。

主治　睫毛倒人。

处方　金石斛、川芎等分。

用法　研末，吸入鼻内。

七．耳 科(**12方**)^①

1. 耳痛(**2方**)

(1)

方名　耳痛方。

主治　耳忽大痛。

处方　芭蕉根,不拘多少洗清。

用法　捣烂取汁,滴入耳中有效。

(2)

方名　耳痛方。

主治　耳肿疼痛。

处方　冬青叶四两,烧酒二两。

用法　捣烂,敷患处。

2. 耳生疮(**1方**)

方名　耳内生疮方。

主治　耳内生疮。

处方　枯矾一钱,黄丹一钱,大梅片五分。

用法　共研细末,待用。将浓茶水洗耳;候干后,用药末搽之即
　　　愈。

---

① 以下耳科诸方选录自上海市虹口区卫生局编印的《采方选编》(1959年铅印本)。方
　中用药剂量为旧制。

3. 耳闭（1方）

方名 耳闭单方。

主治 耳闭不通又作痛。

处方 养在水缸内的大田螺一只。

用法 拨开螺盖，将螺水滴入耳内，每次饭前滴。

4. 耳烂（5方）

（1）

方名 耳烂方。

放治 耳烂有脓。

处方 青黛一钱，煅人中白一钱，生甘草四分，冰片三分，元寸香少许。

用法 研细末，待耳内用棉球卷净后吹药入耳。

（2）

方名 吹耳方。

主治 中耳炎。

处方 枯矾三钱，五倍子三钱，炒煅橄榄核十二个，大梅片一钱。

制法 共研极细末，装瓶备用。

用法 先用麻油或甘油将棉球卷洗耳内，待耳内略干，吹入药末，然后加塞棉球。每日一次，重者二次；脓多者另加服六神丸。数日可愈。

（3）

方名 耳烂方。

主治 烂耳边及胎毒。

处方 轻粉二钱，雄黄三钱，红丹二钱，松香三钱。

用法　共研细末,搽患处。

(4)

方名　耳下腺炎外用方。

主治　耳下腺炎。

处方　金黄散一两,芙蓉叶三钱,白蜜一两。

用法　共捣和匀白蜜调搽患处。

(5)

方名　小儿耳疮方。

主治　小儿耳轮前后流水久不愈者。

处立　蛇床子一两,轻粉三钱。

制法　共研细末,以麻油调和。

用法　搽患处;如胎火盛者,以白螺壳研细和冰片麻油调搽。

5. 耳聋(2方)

(1)

方名　耳聋方。

主治　两耳聋闭。

处方　活鲤鱼一条。

用法　取鱼脑髓,碗盛,饭上蒸出油。将油滴入耳内。

(2)

方名　耳聋方。

主治　耳聋。

处方　芝麻八两,胡桃八两(要绿色)。

用法　各研细末,拌匀再研。早晚各服五钱。

八. 喉 科(12方)[①]

1. 骨梗在喉(1方)

方名　骨梗在喉方。

主治　喉头鱼骨刺入。

处方　威灵仙五钱。

用法　煎汤，缓缓呷咽。

2. 乳蛾(4方)

方名　乳蛾方。

主治　喉生乳蛾。

处方　生大蒜。

用法　捣烂如米粒大，贴虎口处(即合谷穴)。左贴右，右贴左，五小时后即起水泡，挑破挤出水液。

(2)

方名　乳蛾喉痛未腐方。

主治　喉痛红肿。

处方　生甘草一钱，苦桔梗一钱，山豆根三钱。

用法　煎汤漱口。

(3)

方名　乳蛾方。

主治　单双乳蛾红肿。

---

① 以下喉科诸方选录自上海黄浦区卫生局编印的《三方汇编》(1959年，铅印本)。方中用药剂量为旧制。

处方　薄荷二钱,牙硝二钱,硼砂一钱,蒲黄五分,川连四分,
　　　朱砂二分,冰片三分。

用法　共研细末,吹喉。

（4）

方名　乳蛾方。

主治　扁桃腺肿痛。

处方　川连八分,板兰根三钱,射干二钱,玄参一钱半,马勃一
　　　钱,天花粉三钱,银花三钱,连翘三钱,西青果一钱半,
　　　皂角刺三钱。

用法　水煎汤汁,饮服。

3. 喉疯（2方）

（1）

方名　缠喉风热结方。

主治　缠喉风热结于喉肿、麻痛。

处方　牵牛鼻绳。

用法　炙灰研细末,吹喉。

（2）

方名　金酥散。

主治　烂喉痧紧喉风。

处方　煅人指甲五分,硼砂一钱,人中白八分,川连八分,飞青
　　　黛五分,元明粉五分,九制陈胆星五分,山豆根八分,大
　　　梅片五分。

用法　共研细末,吹喉。

4. 喉闭（1方）

方名　喉闭方。

主治　喉闭。

处方　青鱼胆汁,甘草粉。

用法　搅匀,晒干,研末,吹喉。

5. 烂喉(2方)

(1)

方名　喉腐方。

主治　喉间里臭腐烂。

处方　铜绿一钱二分,灯芯灰六分,川连三分,冰片二分。

用法　研细末吹喉。

(2)

方名　喉痛烂喉方。

主治　喉痛烂喉。

处方　元明粉七钱,雄黄二钱,杜牛膝五钱。

用法　研细末用二三钱调入萝卜汁,炖温一大碗,以毛笔蘸汁
洗拭或漱口,吐出老痰。

6. 喉痛(2方)

(1)

方名　喉咙痛方。

主治　喉痛。

处方　鲜大蓟草要开白花的,连根。

用法　捣汁将汁漱喉,痰吐出自愈。

(2)

方名　喉痛方。

主治　喉痛。

处方　玄参三钱,麦冬三钱,鲜生地四两。

用法　煎汤内服。

九．鼻　科(9方)[①]

1. 鼻瘜肉(1方)

方名　小儿鼻瘜肉方。

主治　小孩鼻瘜肉。

处方　通草五钱,细辛一两。

用法　研末,取药如绿豆大,以棉球包好塞鼻中。

2. 鼻痔(1方)

方名　鼻痔方。

主治　鼻痔。

处方　轻粉二钱,杏仁霜五分,白矾五钱。

用法　研末极细,吹鼻中。

3. 鼻疳(1方)

方名　鼻疳方。

主治　小儿鼻疳。

处方　胆矾。

用法　胆矾烧烟尽研末掺之。

4. 鼻痈(1方)

方名　鼻痈方。

---

① 以下鼻科诸方选录自上海市长宁区卫生局编印的《群众献方》(1960年,铅印本)。
方中用药剂量为旧制。

主治　鼻痈鼻息不通。

处方　马齿草。

用法　捣烂,炒热,敷鼻上,如凉换热。

5. 鼻疔(1方)

方名　鼻疔方。

主治　鼻疔。

处方　蟾酥丸。

用法　研细末,吹入鼻内。

6. 鼻衄(2方)

(1)

方名　鼻衄方。

主治　鼻衄。

处方　茜根、侧柏叶各三钱,黄芩二钱,生地五钱,甘草一钱。

用法　煎汤,内服。

(2)

方名　鼻衄方。

主治　鼻衄。

处方　消毒棉球、醋或明矾。

用法　消毒棉球浸醋或蘸明矾塞鼻孔。

7. 酒齄(渣)鼻(2方)

(1)

方名　酒齄鼻方。

主治　酒齄鼻。

处方　蛤粉五钱,轻粉二钱半,青黛一钱半,川黄柏二钱半,煅石膏五钱。

用法　上药研细末;先洗面,后涂药。

（2）

方名　酒齄鼻方。

主治　酒齄鼻。

处方　水银、冰片、樟脑、胭脂各一钱,火麻仁五钱,核桃仁五钱。

用法　共捣成泥,涂于患处。

十．口腔科(23 方)①

1．牙痛(4 方)

（1）

方名　牙痛方。

主治　牙痛。

处方　淡竹叶三钱,石膏一两,冬青树叶。

用法　煎汤,饮服。或将冬青树叶咬在痛处。

（2）

方名　牙痛方。

主治　牙痛。

处方　细辛三钱,猪牙皂角三钱。

制法　各炒,共研细末,捣大蒜叶为丸,用雄黄一钱半,一半入前末内和丸,一半为衣。

用法　左牙痛塞右耳内,右牙痛塞左耳内。或为丸如桐子大,每用一丸以棉裹塞。

---

① 以下口腔科诸方选录自上海市长宁区卫生局编印的《群众献方》(1960 年,铅印本)。方中用药剂量为旧制。

方名　牙痛方。

主治　牙痛，治虚火。

处方　地骨皮、金银花等分。

用法　煎汤，饮服。

方名　牙痛方。

主治　牙痛。

处方　花椒、艾叶各一钱。

用法　将好醋四两煎汤、漱口。

2. 走马牙疳（3方）

方名　走马牙疳方。

主治　走马牙疳。

处方　胆巩、龙胆草各一两。

用法　煅成性，研末加冰片二分，贴于腐烂处。

方名　走马牙疳方。

主治　走马牙疳。

处方　生附子一钱，麝香三厘。

用法　共捣烂，作饼，贴足心，外用膏药盖覆，男左女右。

方名　走马牙疳方。

主治　走马牙疳。

处方　鲜生地四钱，真芦荟八分，川升麻四分，生石膏一两，甘
中黄八分，胡黄连五分，银柴胡一钱，京赤芍一钱，苦桔
梗一钱，薄荷叶八分，京玄参三钱，活贯众三钱，鲜竹叶

三十片,活芦根一两。

用法　水煎服。

3. 牙疳(3方)

(1)

方名　牙疳方。

主治　牙疳。

处方　小蓟、百草霜、蒲黄微炒、香附醋浸晒干各五钱。

用法　共研细末,搽牙上半刻,温茶嗽之。

(2)

方名　牙疳方。

主治　牙疳。

处方　马兰头。或丝瓜藤。

用法　马兰头捣烂塞于患处。或丝瓜藤炙灰,擦之。

(3)

方名　牙疳方。

主治　牙疳。

处方　蚕茧二只。

用法　蚕茧炙灰,为细末,点搽于患处。

4. 一般牙病(3方)

(1)

方名　牙龈肿烂方。

主治　牙龈肿烂。

处方　芥菜干。

用法　芥菜干烧枯研末,敷于患处。

(2)

方名　牙龈黑臭方。

主治　牙龈黑臭。

处方　苦参。

用法　煎汤漱口。

（3）

方名　牙痈方。

主治　牙痈。

处方　薄荷叶一钱半,大力子三钱,生草节一钱,苦桔梗二钱,连翘三钱,大贝母三钱,僵蚕三钱,赤芍二钱,天花粉三钱,鲜竹叶三十片。

用法　煎汤饮服。

5. 口疳（2方）

（1）

方名　口疳方。

主治　口疳。

处方　黄柏二两,青鱼胆一两。

制法　黄柏火上炙干,取起以鱼胆涂上,再炙,再涂,以胆尽为度。切片研末,加入人中白三钱,青黛三钱半,梅片三钱,硼砂三钱。研极细末。

用法　吹于患处。

（2）

方名　口疳方。

主治　口疳。

处方　橄榄核煅灰存性三钱,儿茶三钱,人中白三钱,凤凰衣三钱。

用法　共研细末,加冰片三分,吹搽患处。

6. 口舌病（7 方）

（1）

方名 舌出血方。

主治 舌出血。

处方 槐花。

用法 槐花炒研末掺之。

（2）

方名 舌出血方。

主治 舌出血。

处方 蒲黄末掺上。玉黄连一钱，连翘三钱，竹芯甘根。

用法 蒲黄末掺于患处。其他药水煎内服。

（3）

方名 舌缩入方。

主治 舌缩入。

处方 生艾叶。

用法 捣烂敷。

（4）

方名 舌肿伸出口外方。

主治 舌肿。

处方 黄连三钱。

用法 水煎浸后饮之。

（5）

方名 舌疮方。

主治 舌疮。

处方 丁香三钱，山豆根五钱。

用法 水煎，含口中少顷吐出，再换而含之。

（6）

方名　舌疮方。

主治　舌疮。

处方　黄连、黄柏、儿茶等分。

用法　研末和蜜,涂于患处。

（7）

方名　唇裂方。

主治　唇裂。

处方　白荷花瓣。或橄榄。

用法　白荷花瓣贴于患处。或橄榄泡茶,服用,并开核将仁取
　　　出研烂敷于燥裂处。

（沪）新登字 202 号

责任编辑 陈士强
责任校对 马金宝

www.ingramcontent.com/pod-product-compliance
Lightning Source LLC
Chambersburg PA
CBHW030415290526
45786CB00001B/1